新 潮 文 庫

脳はなにかと言い訳する

—人は幸せになるようにできていた⁉—

池 谷 裕 二 著

新 潮 社 版

8970

はじめに

目を閉じたままでも、ご飯を口に運ぶことができます。

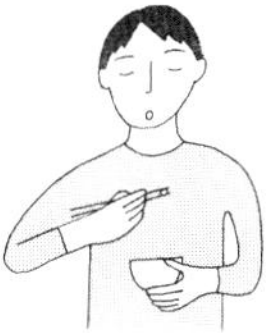

視界にいつも見えているのに、自分の鼻を邪魔に感じません。

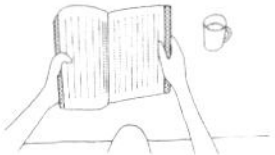

何を今さら当たり前のことを、という声が聞こえてきそうです。でも、とても不思

議なことなのです。そもそも、箸《はし》でつかむ対象が違えば、手の描く軌道も異なります。目を閉じていても、腕や手指の筋肉一つひとつを微調整して運ぶことができるわけです。これはもちろん脳の働きです。無意識に筋肉の運動を計算しているのです。

視野に見える鼻はどうでしょう。なぜ気にならないのでしょう。顔をどこに向けても、鼻先はいつも同じ場所に見えています。自分の身体《からだ》でもっとも馴染《なじ》み深いのは鼻だといってもよいくらいです。でも、鼻の存在はまったく気になりません。見えている気さえしません。これもまた脳の作用です。無意識に視野の鼻を消しているのです。

脳には不思議なことがたくさんあります。ただ、はっきりしていることは、「意識できること」よりも「無意識のまま脳が実行していること」のほうがはるかに多いということです。日常生活に思いを巡《めぐ》らすとき、もちろん意識にのぼることしか意識できませんから、意識で感知しえたことのみが、あたかも「自分のすべて」であると勘違いしがちです。でも本当は、無意識の大海原にこそ、脳の大部分の活動が潜んでいます。

無意識を知ることは、脳を知ることの醍醐味《だいごみ》でもあります。この本のテーマである「脳はなにかと○○する」とは、無意識の世界を皆さんと一緒に探検しようという試みです。

服のボタンを掛けている自分の姿を思い浮かべてください。幼い頃は、ボタンを掛けるという行為にはひどく苦労しました。今ではたやすくこなすことができます。家族と会話をしながらでも、テレビを見ながらでも、滞った仕事のことを考えながらでも、ボタンを掛けることができます。ほとんど無意識です。掛けはじめは意識したかもしれませんが、開始してしまえば、あとは指がオートマティックに動いて、ふと気づけばボタン掛けは終了しています。

でも、どうでしょう。もし、ボタンが一つとれていたら。

おそらく、黙々と作業をこなしていた指はそこで止まって、皆さんの脳に意識が立ち表われることでしょう。「あれ、ボタンがない」。何事もなければ無意識のまま作業が終了しますが、いつもと違うことが起こると意識が生まれます。

これはいったいどういうことでしょう。理由はわかりません。そもそも理由などないのかもしれません。ただ、意識を一種の「警告システム」であると考える学者がいます。想定外の事件が生じたときに、意識が生まれ、私たちに知らせるという考え方です。ボタンがきちんと揃《そろ》っている予定調和の状況では、無意識に体が動いて、事務的に処理していればよいわけです。わざわざ深く考える必要などありません。一方、ボタンがないときには、原因や解決策を考えなくてはいけません。そのとき「意識」

がムクッと頭をもたげるのです。

意識が〝意外性〟の反映だとしたら、面白い側面が見えてきます。意識が表われたとき、脳は周囲の状況を解釈し、その情報を活用して、次の行動を決定しようとしています。「ボタンを急いで縫い付けるためには」「今後ボタンをなくさないためには」。意識が生まれると、一気に脳が柔らかくなって、適応能力が上がります。つまり、意識は「脳回路の成長」や「知恵の育成」を促すものだと解釈できそうです。

本書は「脳の本」です。脳にまつわる知識や考え方を述べた本です。脳の活動はほとんどが無意識ですから、おそらく皆さんの意識がふつうに理解しているようには、実際の脳はできていません。ですから、脳のしくみを知ると、意外な発見があったり、驚きがあったり、ときには、どうしようもない恐れを感じることもあるでしょう。

これこそが本書のねらいです。無意識の〝意外さ〟を知ることで、皆さんの意識が刺激されます。先ほども書きましたように、意識が刺激されれば、それは脳の成長のチャンスです。脳の柔軟剤――そんな本になれば嬉《うれ》しいと考えました。

取り上げた内容は多彩です。恋愛やダイエット、ダジャレといったごく日常的な話題から、脳の未来像、哲学、生命の進化などといった知的な話題まで、私の個人的なアイデアを自由に発散させています。結果として、「こんな本はあまり例がないのでは」というユニークな書物になった、いや、なってしまったと感じています。

と同時に、たいていの「脳の本」には載っていないような、できるだけ新しい知見を紹介しようと努めました。数年以内に学会で報告された活《い》きのよい新鮮なネタを、私なりの調理法で味付けしています。最終原稿の〆切《しめきり》直前、つまり本書が出るわずか一カ月前に発見されたピチピチの情報までもが含まれています。これは私たちの日常的な世界から、脳科学の最先端の、さらに最先端の現場へ、一気に皆さんと歩みたいと思ったからです。本当の最先端とは、常にワクワクする刺激で満ちています。そんな世界に少しでも触れていただきたかったのです。

本書は主に、私が寄稿させていただいていた『VISA』誌（VISA社）での連載エッセイが元になっています。編集部の提案で、各エッセイについて追加したい内容を口頭で話し、録音テープから文章を起こすという作業が行なわれました。

書き下ろしでなく、語り書きを選んだ理由は二つあります。一つは、私自身の執筆負担を軽減するためです。文章を書くという行為は、相当なエネルギーを要します。私の本業は、サイエンス・ライターではなく、神経科学の研究ですから、慣れない執筆作業に体力と時間を取られ、研究に差し障《さわ》りがあっては本末転倒だろうと考えました。理由の二つめは、多少思い切った言葉を使ったとしても、話し言葉のほうがはるかにわかりやすいからです。各章は「オリジナル・エッセイ」と「語りによる追記」というペア構成になっています。各二部構成というのは少々読みにくいかもしれませんが、本書の経緯からご了承いただければ幸いです。

さて、心の準備はいかがでしょうか。いよいよ脳科学の世界へご案内しましょう。本書を通じて、最近忘れかけていたあのワクワクする興奮を感じていただけることを心から祈っております。もし皆さんに「刺激に溢《あふ》れたグルーヴ感こそが科学の魅力なのだ」と少しでもお伝えすることができたら、本書の目的は達せられたと思いますし、同時にそれは、科学者としての誇りと勇気を皆さんからいただけたことにもなるのです。

目次

脳はなにかと言い訳する

―人は幸せになるようにできていた!?―

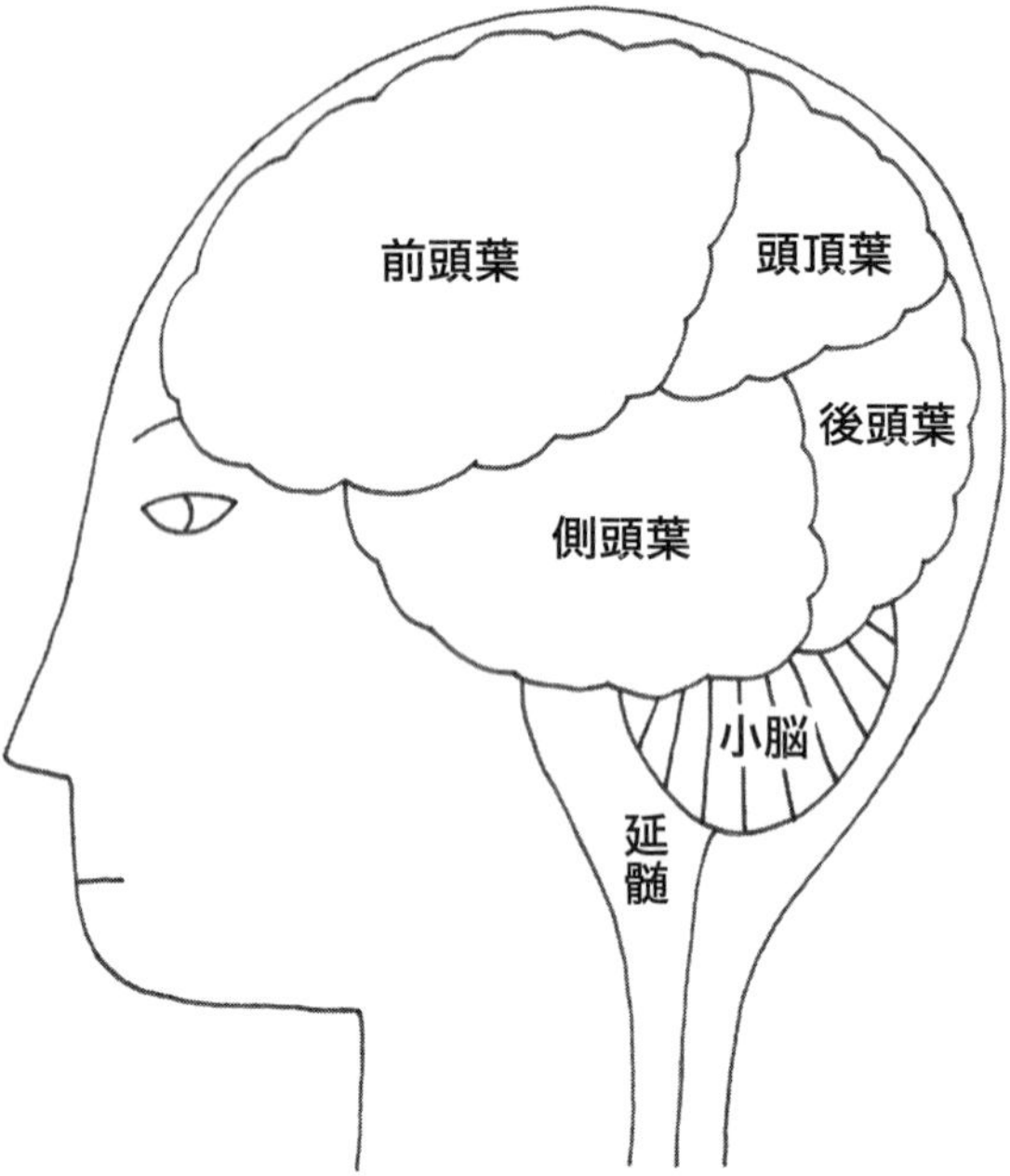

頭のなかは、こうなっている

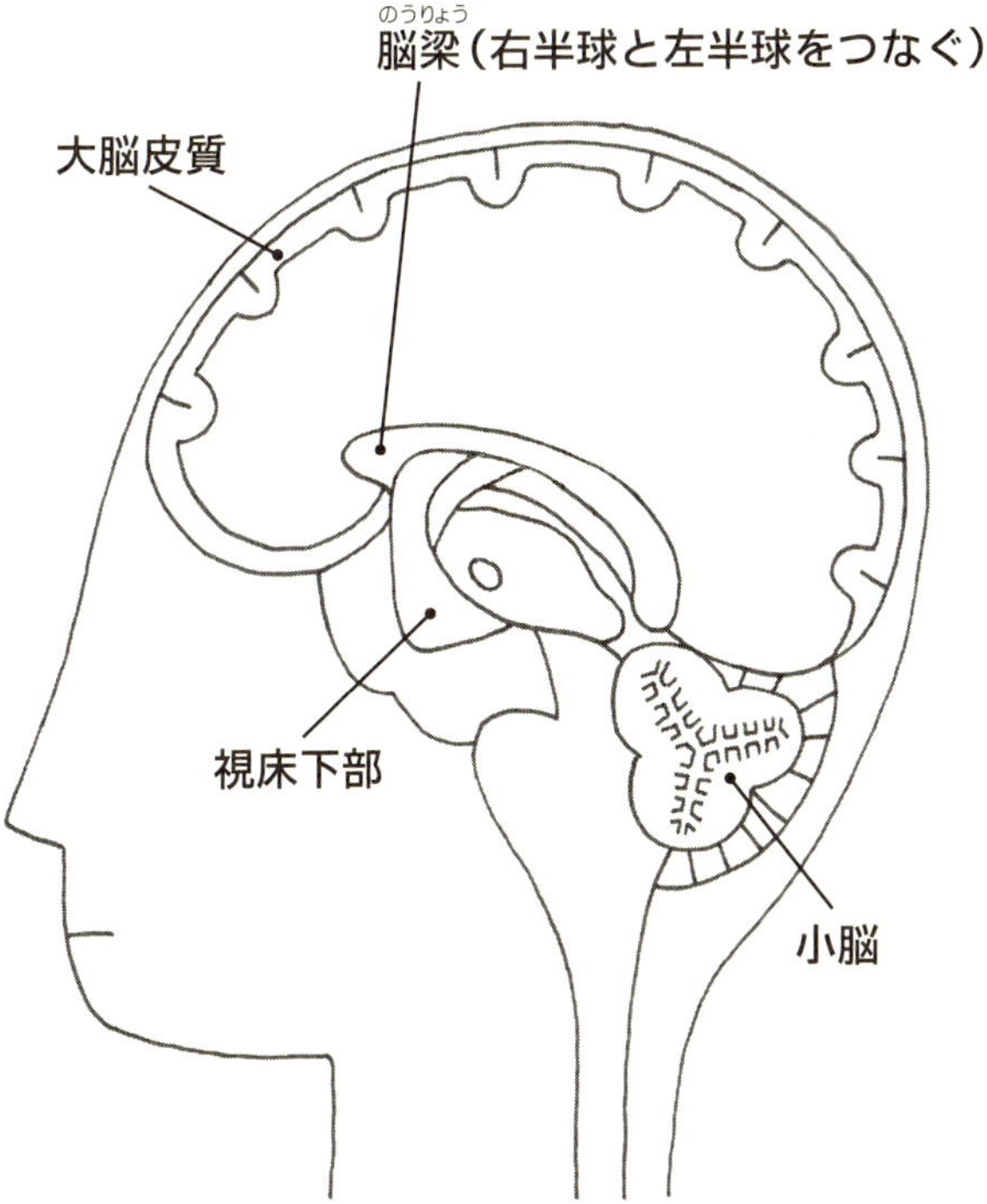

脳を中心線から左右に割ると、断面図はこうなっている

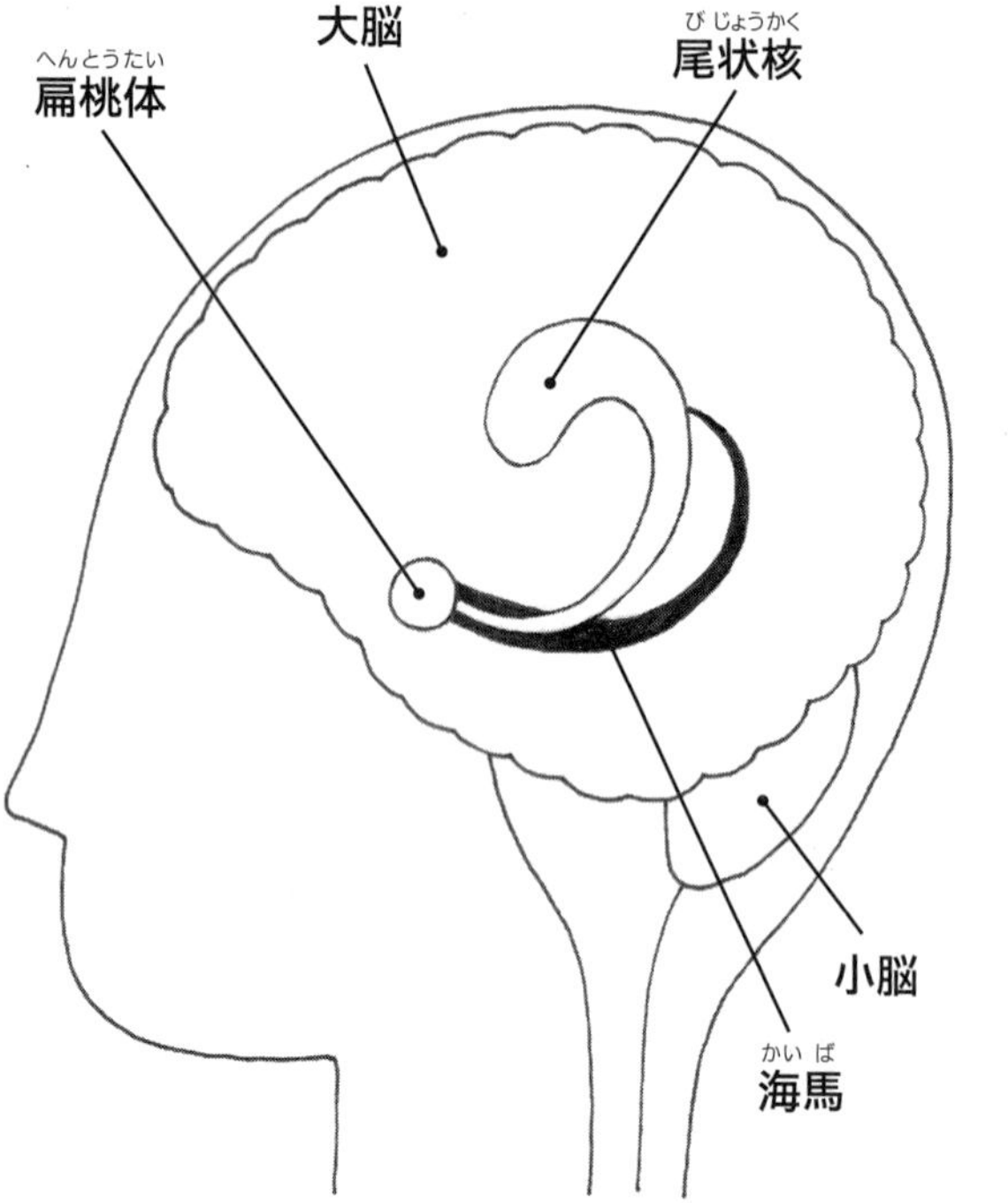

脳を透かして見ると、あの「海馬」はこうなっている
海馬は「大脳皮質」の一部

神経細胞とシナプス

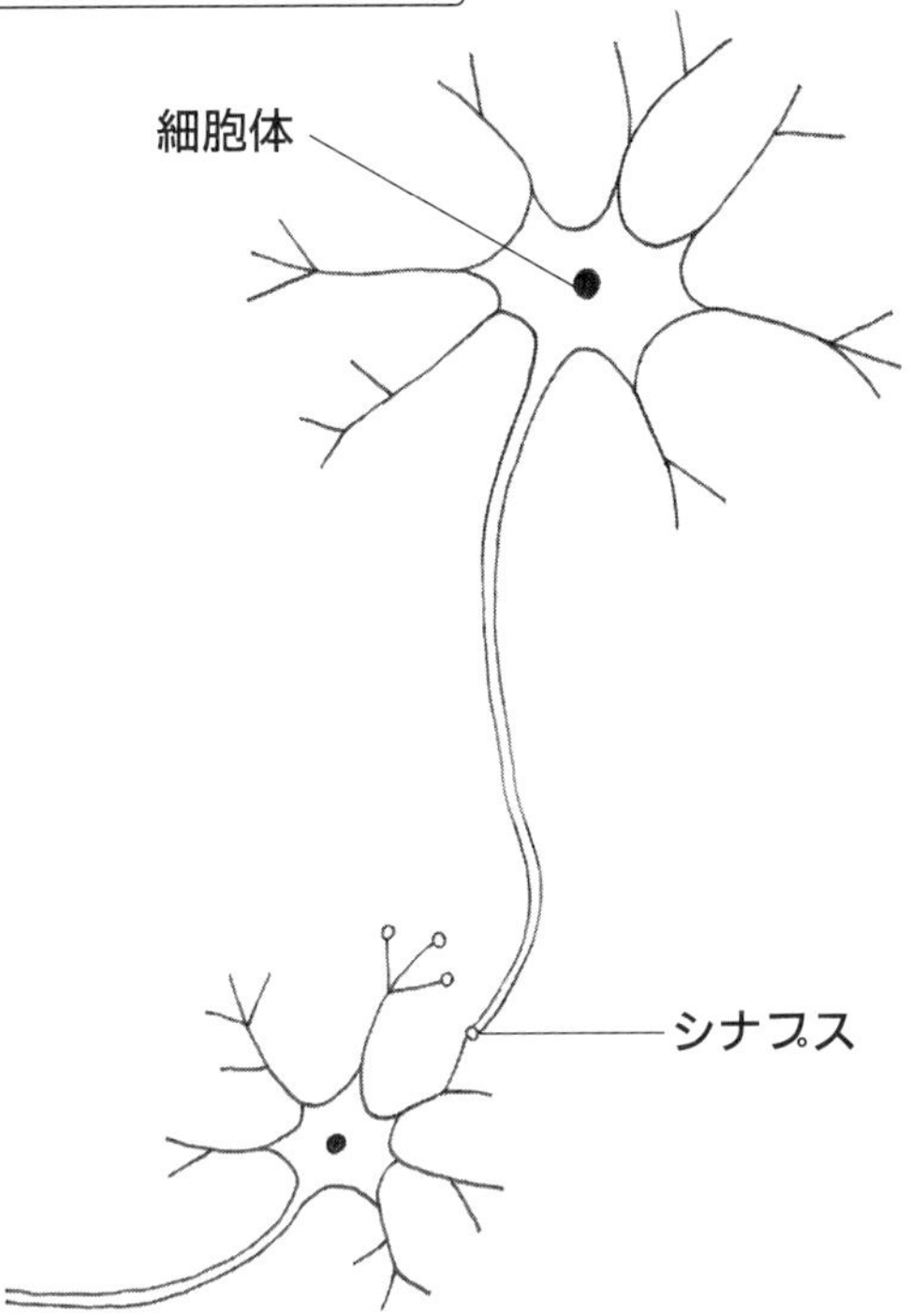

脳を活動させる神経細胞（ニューロン）とシナプス（神経細胞と神経細胞をつなぐ接合部）
たとえば、神経細胞が1000億個あったら、脳は無駄なく使いこなす

イラスト　祖父江ヒロコ
図版制作　三潮社

①脳はなにかと記憶する

――「海馬《かいば》」はどれほど凄《すご》いか

「歳《とし》をとれば脳細胞は減る」——巷《ちまた》では通説となっているようだ。それゆえ、年齢を重ねれば脳力が衰えるのは仕方のないことだと人は悲観的になる。しかし最近の脳研究によれば、この〝通説〟は正しくない。神経細胞（ニューロン）は増えうるのだ。生涯にわたって増え続けることさえできる。

神経細胞が増えるといっても、いつでもどこでもというわけではない。脳の中でも、ある特定の場所の神経だけが増殖する力を持っている。中でも、よく知られたものは「海馬《かいば》」の神経細胞だ。海馬は記憶をコントロールする部位である。となれば、記憶力と神経増殖には深い関係がありそうだと容易に想像できるだろう。この研究分野では三人の女性科学者が世界的に活躍している。

まず、ラトガーズ総合大学のショアーズ教授が、科学雑誌『神経科学雑誌』に報告した論文から紹介しよう[1]。彼女はネズミの記憶力を調べる過程で、物事を学習することが海馬神経の増殖能力を高めることを発見した。新しく生まれた神経は、覚えた記憶が脳内に留まっている期間は生き延び続ける。面白いことに、記憶テストの成績がよかった場合ほど、多くの神経が新たに生まれていたという。『米国科学アカデミー紀要』で展開された論文で、ロンドン大学のマグアイアー教授は独創的な視点からアプローチしている。[2]彼女はロンドン市内の道を走るタクシー運転手に目を付けた。ロンドン市内の道は蜘蛛《くも》の巣のように巡らされている。運転手になるためにはこの複雑に入り組んだ道をすべて把握しなければならない。マグアイアー教授は多くの運転手の脳を丹念に調べあげ、ベテラン運転手ほど「海馬」が大きいことを見つけた。海馬が大きいということは、それだけ神経細胞がよく増殖したという可能性がある。

こうした一連の研究のなかで、プリンストン大学のグールド教授が『ネイチャー』誌に報告した実験は決定的だった。[3]ネズミの海馬の神経から増殖能を奪ってしまうと、記憶力が哀れなほどに低下してしまうことを発見した。つまり、神経の増殖は学習には必須《ひっす》なのだ。

これらの成果から、記憶力を高めるためには、神経の増殖能力を高めることが重要だということが想像できる。幸いなことに、海馬神経の強化は、日頃の訓練でも可能なようである。もっとも効率的な方法は日々、勉学自体に励むことであろうが、それ以外にも、マンネリを避けて刺激ある日常生活を心がけることも効果的だという。実際、ネズミの飼育箱に回り車やはしごなどの遊び道具を入れておくと、神経増殖が活発になることが明らかにされている。[4] その他、適度のランニング、[5] 食べ物を良く噛《か》むこと、[6] 社交の場に積極的に出ること、[7] ストレスを避けること、[8] 幼児の場合だったら母親の愛情をふんだんに受けることなどが、[9] 海馬神経の増加に有利に働くとされる。

グールド教授が後に報告した続報の論文は面白い。[10] 社会の現場で優位な対人関係にいる者ほど神経細胞の増殖力が高まるというのだ。海馬の健康を考えたら、上司の前ではペコペコとしながらも、内心はちょっと相手を見下しているくらいの自信を隠し持っているのがいいのかもしれない。

〈『VISA』／「ビジネス脳のススメ」〉

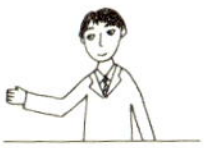

さらにさらに解説

「海馬」がこんなに注目される理由

「海馬」は広義では、大脳皮質の一部です。

「大脳皮質」は、進化の過程ではわりと最近になって発達してきたのですが、その中でも、より新しい「新皮質《しんひしつ》」と、より原始的な「古皮質《こひしつ》」とがあります。海馬はそのうちの古皮質に含まれていまして、海馬周辺は、大脳の隅のほうにあるということで、特別に「大脳辺縁系《だいのうへんえんけい》」などと呼ばれたりします。

海馬は系統発生的に古いだけあって、構造は比較的単純です。「大脳新皮質」はさまざまな種類の神経細胞が六つ層をなして並んでいます。ヒトでは層がもっと細分できて複雑です[11]。ところが、海馬は二層しかありません。私を含めて世界の研究者が海馬に着目する一つの理由は、まさにこの明快な構造にあります。

海馬の構造や機能、回路の微細構造、神経細胞の機能、そういうものが解明できれば、その知識を通じて、より複雑な新皮質も理解しやすくなります。

新皮質は、意思決定、記憶貯蔵、行動計画、価値判断といった高次な脳機能を司《つかさど》っています。最終的には、この新皮質を知りたいと多くの研究者が思っています。そのための最初のステップとして海馬に着目するのは悪くありません。

もう一つ重要なことは、海馬もまた独自な機能を持っていることです。

海馬という部位の存在自体は、自然科学の黎明期《れいめいき》から知られていたようです。ただ「海馬（ヒポキャンパス hippocampus）」という名前が登場したのは比較的最近で、ルネッサンス後期のイタリアの解剖学者アランティオが晩年に著した本のなかで初めて出てきます。

「ヒポキャンパス」の由来は、アランティオ自身が本に書いていないのではっきりしませんが、いくつかの説があります。たとえば、ヒポキャンパスは、〝タツノオトシゴ〟という意味でもあるので、タツノオトシゴが尾を巻いた状態が、海馬の形状に似ているからという説、あるいは、ギリシャ神話の海の神ポセイドンが操る海獣ヒポカンポスの尾に似ているからという説などが有力です。

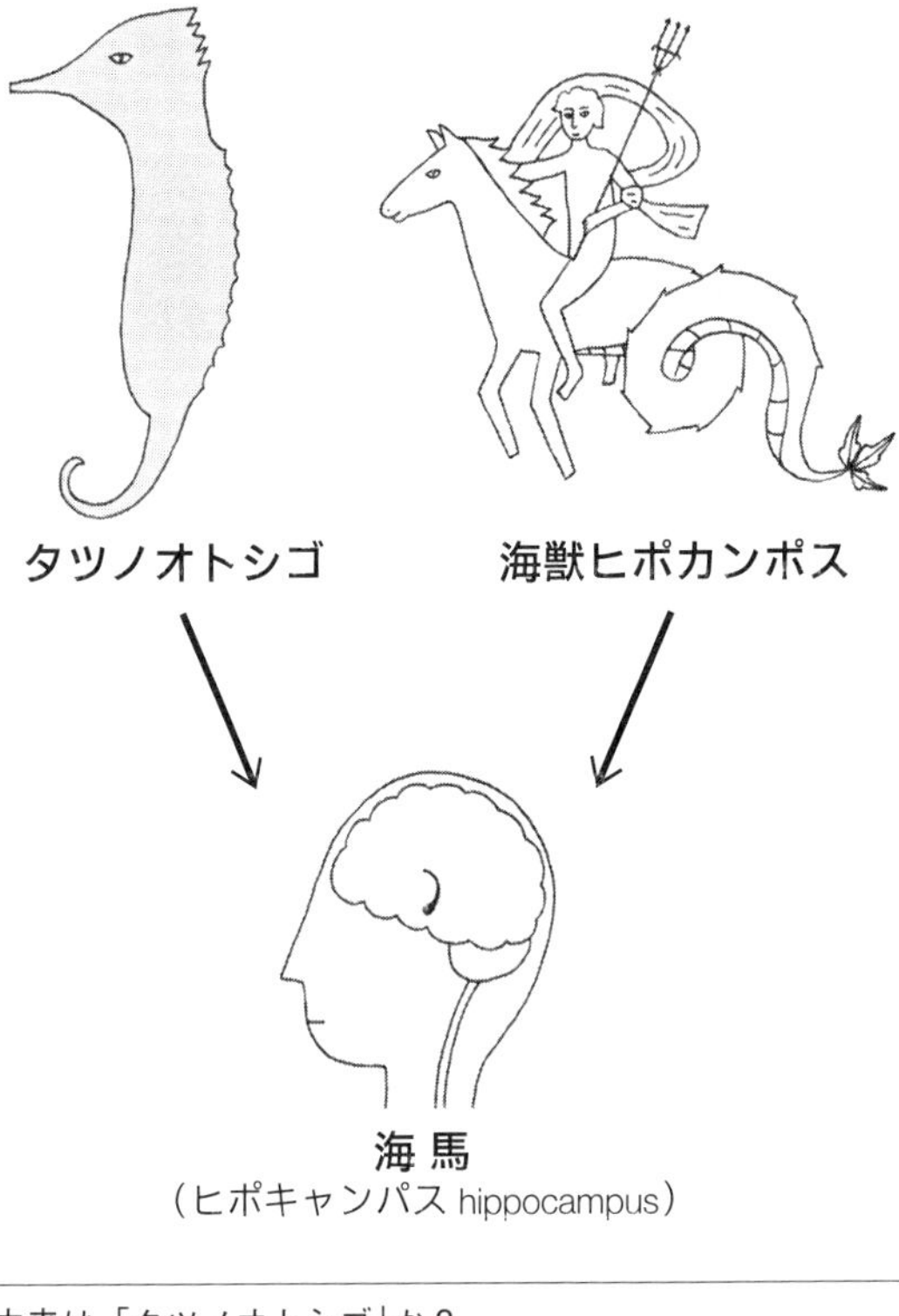

その由来は、「タツノオトシゴ」か？
はたまた「海獣ヒポカンポス」か？
記憶は、ここでつくられる

記憶を脳に「刻み込む」ために必要な場所

海馬が脳のなかで何をやっているのか、アランティオが活躍していた当時はわかりませんでした。海馬について正確に報告されたのは、1957年のスコヴィルとミルナーの二人による論文が初めてでしょう。[12] この論文には一〇人の症例が出ていますが、とりわけ有名なのはケース1のH.M.の例です。H.M.は患者のイニシャルです。

論文発表に先立つこと四年、1953年にある事件が起こっています。

ペンシルバニア州の病院にH.M.がやってきます。彼はてんかんを患《わずら》っていました。「側頭てんかん」と呼ばれるタイプのてんかんがひどく悪化したもので、薬では治すことのできない重度の症状でした。検査の結果、てんかん発作の焦点になっている場所が、どうやら海馬の周辺らしいということで、神経外科医スコヴィルは、海馬を含む側頭葉の内側の部分を大きく取り除く外科手術を行ないました。1953年9月1日のことです。二、三日後、H.M.の意識は正常に戻り、手術の成功が確認されました。てんかん発作は完全に消えるということはありませんでしたが、薬で止めることができる程度にまで改善されました。

ところが、予期しなかった副作用が生じたのです。海馬を失ったH.M.は、新しいことを覚えられなくなったのです。

Ｈ．Ｍ．は手術以前の記憶は、比較的よく覚えていました。自分の名前もわかりますし、会話も普通にできます。判断力も正常です。それどころか手術前はＩＱ（知能指数）は、１０４だったＩＱ（知能指数）は、１１２にまで上がっていました。医者が診察しても、質問への受け答えは迅速で的確です。しかし、新しいことが覚えられないのです。時を尋ねると、本人は１９５３年３月だと答えました。Ｈ．Ｍ．の脳には、新しい記憶が残らなかったので、時間が手術前の時点で停止しているのです。翌日、医者が再び診察すると、「はじめまして」と言います。翌日どころではなくて、数分間しか記憶が保持できず、少しでも意識をそらすと、記憶は瞬《また》く間に消えてしまいます。そうすれば、また「はじめまして」になってしまうのです。

本人が言うには「夢から目覚めたばかりのような感じがいつもする」のだそうです。スコヴィルは、カナダの精神科医のミルナーに、心理テストを依頼し、彼女との連名でＨ．Ｍ．の症状を報告したのです。それが１９５７年の論文です。

こうした症例から、海馬は「記憶をつくる」のに重要だということがわかりました。ここで重要な点は、古い記憶は残っているというところです。つまり、海馬は記憶作りには重要だけれども、「記憶を蓄える場所ではない」ということを意味しています。海馬で記憶を製造したら、それは別の場所に保管されるということです。海馬は一時的には記憶を留めるかもしれないけど、長い目で見ればもっと別の脳部位に保存されるというわけです。別の部位とは、おそらく大脳皮質だろうと考えられています[13、14]。もう一つ重要な点は、記憶を思い出すためにも、海馬は重要ではないということです。海馬がなくても言葉はスラスラしゃべれるし、昔の記憶も思い出せます。海馬は記憶を脳に刻み込むために必要な脳部位であることが、H.M.の症例からわかります。

海馬を鍛えれば記憶力は上がるか

では、「海馬を鍛えれば記憶力が上がる」のでしょうか。日常生活レベルでどこまで海馬を鍛えることができるか、確定的なことは言えませんが、予感させる論文は少なくはありません。

先に紹介したグールド博士は、ネズミの実験とはいえ、海馬の神経増殖に与える数々の因子を、広範に研究している研究者です。彼女は、たとえば、ネズミを一匹で飼うよりも、何匹か一緒に一つのカゴで飼育したほうが、神経細胞の増殖能力が高くなるという発見をしています。しかも、オスとメスを一緒に混ぜたほうが効果的らし

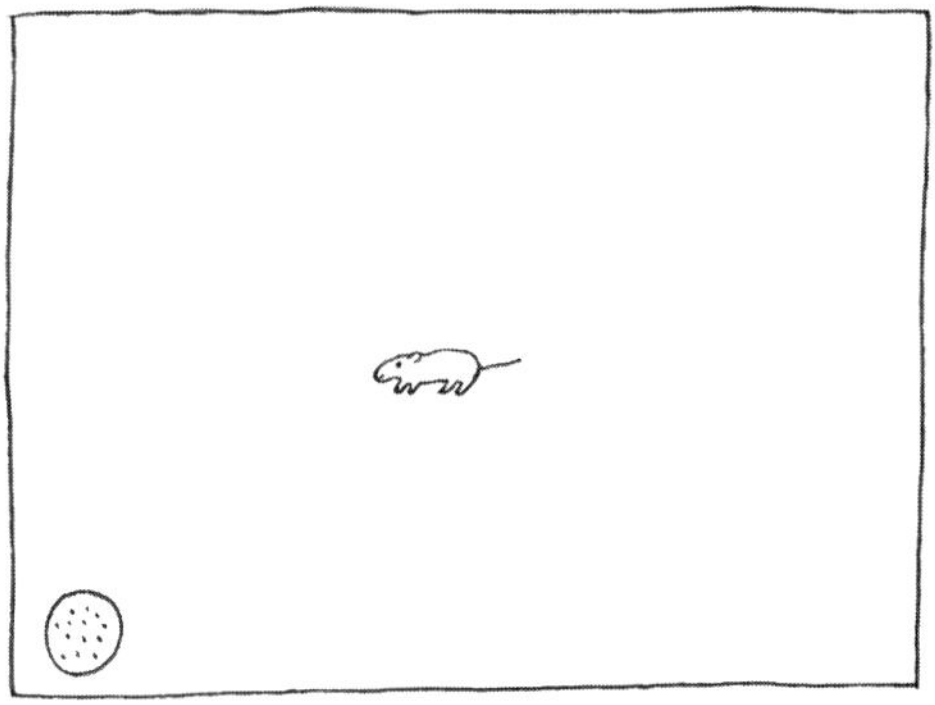

ひとりぼっちのネズミのカゴ

「………………」

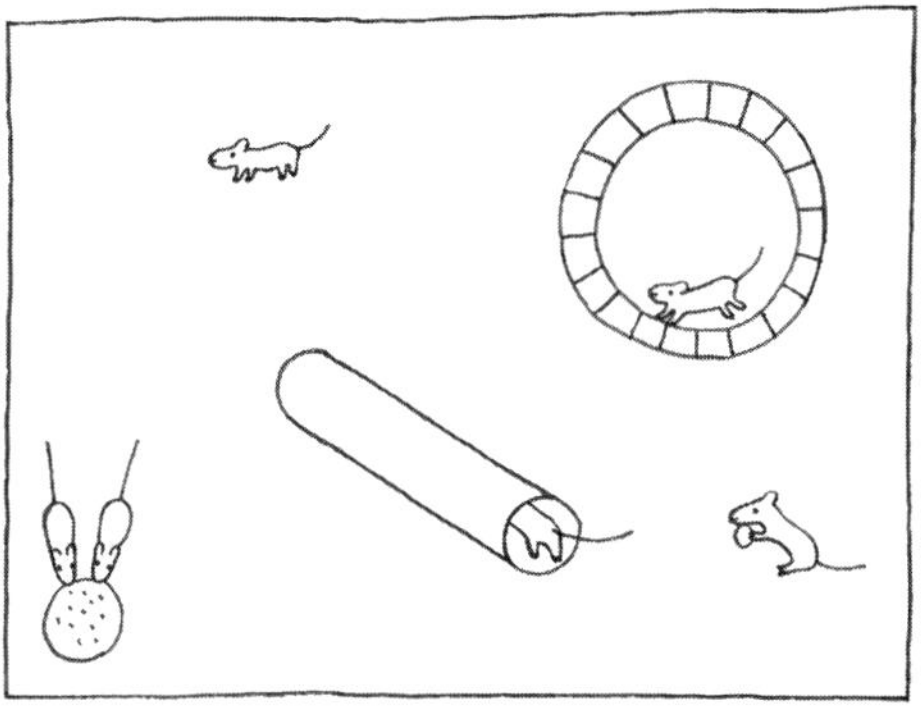

仲間と一緒のネズミのカゴ

「楽しい！」「面白い！」「♥！」

いのです。

ただし、複数匹をまとめて飼育すると、集団のなかで、強いネズミと弱いネズミが出てきます（このあたりは人間社会と似ています）。このとき社会的に有利な立場にいるネズミのほうが、細胞の増殖能力が高かったと言っています。集団で生活して、さらに運動をすると、効果が高まるとも言っています。何より面白いのは、「学習すること」で海馬の増殖度が高まることでしょう[15]。

ただ、こうした実験結果は、マスコミ受けすることもありまして、特定の側面ばかりが強調されて一人歩きしがちです。現実的には、どこまでヒトに当てはめられるかは、少しばかり慎重に見ていかなくてはいけないと思っています。

ちなみに私が個人的に期待したいことは、海馬の神経細胞が増殖能力を持つことを利用して、たとえば、シャーレの中で増やして、これを脳に再移植し、脳疾患を治療できるのではないかという可能性です[16]。ｉＰＳなどの再生医療とともに、神経移植は可能性を秘めた医療だと思っています。

②脳はなにかと疲れを溜《た》める

――記憶とストレスの意外な関係

新しい年度が始まった時期は、とかくストレスが溜《た》まりやすい。新しい環境、新しい仕事、新しい人間関係……こうしたストレスが容赦なく押し寄せる。この忙しい時期にストレスに負けてしまっては大きな損失。ライバルにも水をあけられてしまう。できればストレスは避けたいところだ。

ストレスが脳にとって有害なのは言うまでもない。その科学的な理由も比較的はっきりしている。体がストレスを感じているときに副腎皮質《ふくじんひしつ》で作られる「コルチコステロン」[1]、この舌を嚙《か》みそうな名のホルモンが鍵《かぎ》を握っている。このホルモンは脳にとって必要なものではあるが、量が多すぎると問題である。血中を伝って大量に脳に流れ込むと神経細胞（ニューロン）の働きが抑えられて、記憶力が低下したり仕事効率が落ちたりと好ましくない作用が現われる。

従来、ストレスによる能力の低下は誰にでも普遍的に生じる現象で、ストレスに強い脳・弱い脳があるわけではないと考えられていた。しかし最新の脳研究は、ストレスから脳を守ることが可能であることを示している。神経生物学者マッゴー博士の論文によれば「環境に素早く慣れることが秘訣《ひけつ》」ということらしい。[2] 新しい環境に慣れさえすれば、仮にコルチコステロンにさらされても能力は低下しないというのだ。

意外に思われるかもしれないが、ストレスに慣れることは一種の「記憶の作用」である。環境そのものは変わっていないにもかかわらずストレスが減る——これは「現在の環境をストレスに感じる必要はない」と脳が〝記憶〟した結果なのだ。

心理学者ヘンケは、ストレスと「海馬《かいば》」の関係について一連の研究を行なっている。[3] 海馬を麻痺《まひ》させると記憶ができなくなる。実際に試験をしたところ、海馬を麻痺させたネズミは新しい環境にうまく順応することができず、いつまでも強いストレスを感じ続けた。この結果から、ストレスに慣れることは海馬を使った脳の作用によるもの、つまり「記憶」だということがわかる。逆に海馬を刺激するとストレスは減少した。記憶力を高めることでストレスが解消されたのだろう。つまり、記憶力にとってストレスは天敵だが、ストレスもまた記憶力を天敵としているのだ。

記憶力のためにはストレスを避けたほうがよいのは言うまでもないが、ビジネスの世界では現実問題としてストレスが避けられない場合も多々ある。そんなケースでは新しい環境にできるだけ早く順応しないと大切な記憶力が侵されてしまう。ヘンケの実験によれば記憶力が高ければこうした危機に直面しても受けるストレスが少なくて済むことがわかる。これは貴重な記憶力を保護できるというだけではなく、精神衛生的な観点からも好ましいことである。不可避なストレスに直面するときの備えとして、普段から記憶力を鍛えておくという視点もあながち奇抜な考えではなかろう。ストレスによる痛手を最小限に食い止め、さらに記憶力を高める。そんな好循環が生まれたらしめたものだ。

〈『ＶＩＳＡ』／「ビジネス脳のススメ」〉

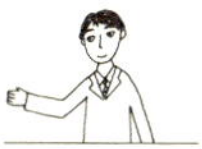

さらにさらに解説

「ストレス」と「ストレッサー」の根本的な違い

私たちはよく、「上司に怒られたから、今日はストレスがいっぱいだ」などと言います。ストレスは日常的な用語となっていますが、しかし、この例にみるストレスは正確には、ストレスではなく、〝ストレッサー〟です。

ストレスは主観的な負荷や重圧のこと、ストレッサーはその個人に掛かる環境的な刺激などを指します。ですから、「受験はストレスだよね」という言い方は、科学的には間違いで、正しくは、「受験はストレッサーだね」になります。もちろん、普段の会話では、言葉の用法に厳密になる必要などありませんが。

「ストレスを感じる人と感じない人がいる」とはよく聞く話です。つまり、受験というストレッサーとしては同じだけれども、それをストレスに感じる人と、感じない人

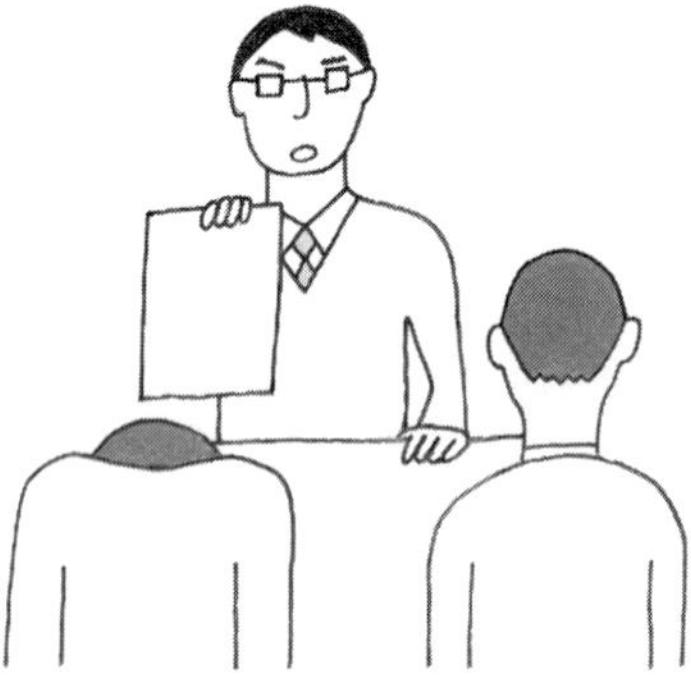

すぐに怒りだす上司=ストレッサーは変わらないが……

がいるというわけです。人によってストレスの感じ方が違うだけでなく、同じ人でもそれまでストレスだったものが、ストレスに感じなくなることもあります。つまり、ストレッサーは変わらないけれど、受け手の主観であるストレスは変わりうるものだといえます。裏を返せば、ストレスは克服できるものであるともいえるわけです。

　その典型が〝場馴《な》れ〟です。人前でしゃべるのが苦手で、結婚式で挨拶《あいさつ》をするときに緊張していた人が、場数を踏むうちに馴れて緊張しなくなった、などはよい例です。人前でしゃべるという環境＝ストレッサーは変わっていないけれど、しゃべれるようになった。何が変わったかといえば、自分自身です。この環境はストレスに感じる必要はないという自分に変化したのです。ストレスを克服するとはそういうことです。

当たり前のことを言っているようですが、これは重要です。つまり、「馴れ＝記憶」なのです。馴れは、ストレッサーを感知しなくなること。つまり、感受性を修復し、それを記憶することが、いわゆるストレスの克服なのです。

「海馬」は、「記憶」だけでなく「ストレス」も担当

「馴れ」を記憶の作用と捉《とら》え直すと、記憶の司令塔「海馬《かいば》」が浮上してきます。

海馬は、恐怖の記憶にも重要な役割を演じています。

「恐怖記憶」には二種類あります。一つは、何かのきっかけで感じる恐怖記憶。もう一つは、状況に応じて感じる恐怖記憶です。

詳しく説明する前に、そもそも恐怖の記憶実験を、ネズミを使って、どうやるのかという話をしましょう。

ネズミをある箱のなかに入れます。箱の底には金属グリッドが張られて、そこから電流を通すことができます。電気ショックです。私たち人間もそうですが、電気でビリビリするあの刺激は不快です。たとえば、ネズミにブザー音を聞かせて電流を与え

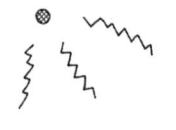

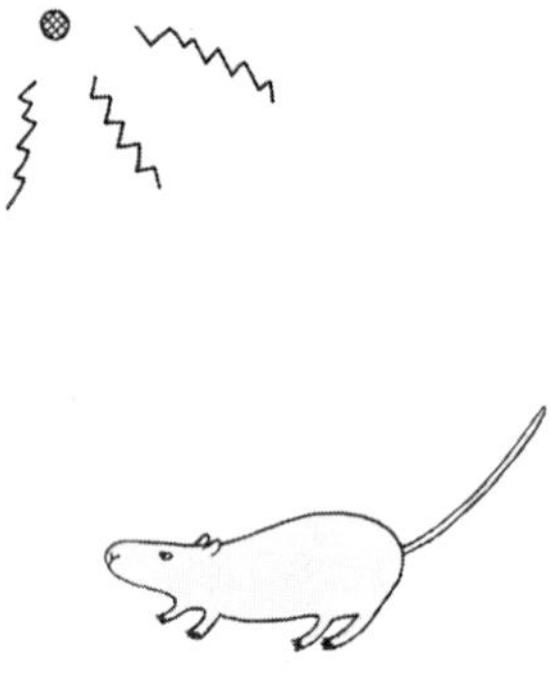

恐怖記憶に、「怖くない」という別の記憶が上書きされた。
そこで海馬の登場！

ると、そのネズミは飼育カゴに戻っても、音を聞かせるだけで、ブルブルと震えるようになります[4]。怖がっているわけです。

これと似ていますが、もう一つの実験ができます。ネズミを先ほどの箱に入れますが、今度は音を与えないで、しばらくしたら突然、電流を与えます。そして、次の日、同じ箱に入れます。するとネズミは、箱に入っただけでブルブルと体を震わせます。

音への恐怖、箱への恐怖。この二つの反応は一見よく似ていますが、脳内ではまったく違う動きによっています[5、6]。音だけで体が震えるという恐怖記憶は、「扁桃体《へんとうたい》」という脳部位が関係しています。一方、電流を受けたことのある箱に戻しただけでブルブルする恐怖記憶は、「海馬」が関係しています。

たとえば、教官室で先生に怒られたとします。その後、遠くのほうで先生の声が聞こえただけで緊張するというのは「扁桃体」が、また、教官室に入っただけで先生がいなくても緊張するというのは「海馬」が関係しているというわけです。

海馬は、恐怖を記憶するけれども、ストレスへの対処も担当します。先ほどの実験で、一度、怖い思いをした箱にネズミを戻すと最初はブルブル震えますが、それ以上、電流を流さないままでいますと、やがて震えなくなります。「なんだ、ここは、ちっとも怖くないな」と感じるようになったのでしょう。これは恐怖が消えたというよりも、恐怖記憶の上に、「怖くない」という別の記憶が上書《うわが》きされて、蓋《ふた》をされた状態だと考えられています。こうしてストレスが減ります。海馬を刺激すると、ストレスを防ぐのが早くなったという研究もあります[3]。おそらく、海馬が活性化すればするほど、ストレスへの順応が早くなるということなのでしょう。また、長い間、ストレスを受けていると、海馬の細胞が減ってストレスに負けてしまうこともわかっています。

つまり、ストレスに打ち克《か》つことで海馬は発達し、次に新しいストレスが来ても打ち克つことができ、それによってまた海馬が発達し、さらに大きなストレスをも克服できるようになるわけです。極論すれば、海馬を発達させることで、私たちはしだいに強いストレスに勝てるということになります。

それまで平社員だった人が、一気に取締役になったら、取締役という重責のストレスを克服することは難しいかもしれません。それよりも、まずは平社員から係長に昇進し、そこで小さなストレスに馴れ（＝克服）、次に課長になって、そこでまたストレスに馴れ、という順を踏むことで、より強いストレスにしだいに順応していけるようになります。

このように、ストレスに打ち克つ脳は、生まれつきストレスに強かったというより、むしろステップアップによって育《はぐく》まれたものなのでしょう。

③脳はなにかと思い込む

——虹《にじ》はほんとうに七色か？

大空に掛ける七色の橋——こう聞けば誰もが「虹」を思い浮かべるだろう。太陽光が織りなすこの芸術のプリズムは、『万葉集』にも詠《よ》まれているほど、古来馴染《なじ》みの深い自然現象である。

ところで虹は本当に「七色」だろうか。太陽光をスペクトル分光すると、光の波長は連続量であって、七つに分けられるものではないことに気づく。色帯の分類には、言ってみれば、国民一人ひとりを巨人ファンかアンチ巨人かに分けるような、強引で曖昧《あいまい》な作業が伴っている。

実際、虹を七色とする国は珍しい。イギリスやアメリカでは虹は六色とされているし、フランスや中国では五色、琉球《りゅうきゅう》（沖縄）にいたっては二色とかなり少ない。日本でも七色の虹になったのは江戸末期であって、それ以前はここまで細分されていなかった。

つまり同じ虹を見ても、文化背景によって心に浮かぶ色数は異なるわけだ。脳は目の前にある事実ではなく、「思い込み」という色眼鏡を通した虚構を眺めていることになる。

この点において、ウィスコンシン大学のニツケ博士が『ネイチャー神経科学誌』で報告した論文が面白い。[1] ニツケ博士は色ではなく、味について調べている。四三人の被験者に、ブドウ糖のような甘い化合物や、キニーネ（植物成分の一種）のような苦い薬物をさまざまな濃度で提示し、どれほど快く感じたか、もしくはどれほど不快に感じたかを質問した。同時に「第一次味覚野《みかくや》」の活動をモニターしていく。第一次味覚野は、舌で感知した味覚情報を初めに処理する大脳皮質である。

ニツケ博士は、ここでちょっとしたトリックを使った。化合物を与える前に、それがどんな味かを「とても不快」や「少し不快」などとあらかじめ教えたのだ。ところが、この合図には時々間違っているものが含まれている。ウソの情報が与えられたとき、脳はどう反応するだろうか。

驚いたことに、とても濃いキニーネなのに「少し不快」という誤った情報が与えられると、第一次味覚野は、本来の苦さに比べて、弱い反応しかしなかった。そこで被験者にどんな味だったかを聞いてみると、確かに、その味の苦さを低く評価していたのだ。逆に「とても不快」と知らされてから、実際にとても苦いキニーネを舐《な》めさせると、第一次味覚野の活動は強まり、同じ味をより一層苦く感じた。甘さについても、苦さほどではないが、ほぼ同じ傾向が得られた。

こうした研究を眺めてみると、人は「先入観」に踊らされてしまいがちで、本来のとおりに正しく味を評価できないことがわかる。料理は、味だけでなく盛りつけや食器や雰囲気までをも含めた総合芸術であると言われるが、脳研究のデータを見てもこれは正しいと言える。不味《まず》そうに見えてしまったら、その時点で失敗なのだ。

先入観が影響するのは、なにも味や色の判断だけではなさそうだ。たとえば、電化製品がずらりと並んだ量販店では、テレビCMで観たことがあるブランドに思わず好感を持ってしまうだろう。お見合いも、当人同士を会わせる前に相手のことを褒めておけばうまくいくことが多いという。

私たちの心は想像以上に外部情報に操られているのかもしれないし、逆に、ヒトのこんな性癖にこそ意外なビジネスチャンスが隠れている可能性もあるだろう。

〈『VISA』/「ビジネス脳のススメ」〉

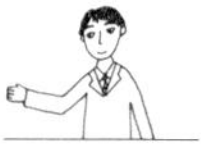

さらにさらに解説

脳が最初から情報をゆがめる理由

この話には、二つのポイントがあります。一つは、「第一次味覚野」です。

舌で受け取った味の情報は、基本的には大脳皮質の第一次味覚野でまず処理され、その情報が脳の上位に伝えられ、そこでまた処理され、さらに上位に送られ……とリレー方式で処理されながら、だんだん高次的、抽象的なものになっていくと考えられています。

ですから、第一次味覚野は、外の情報をもっとも正確に写し取っているはずです。ところが、「これは美味《おい》しそうだ」と思うときと、「不味そうだ」と思うときでは、第一次味覚野での反応が違っている。つまり、情報が大脳に入ってくる開始点のところで、すでに情報にバイアス（偏《かたよ》り）がかかっているということです。脳がいかに思い込みが強いか、いかに頑固か、もっと思い切った言い方をすれば、脳はなんと偏見に満ちているか、という意味で、ニツケ博士の論文は、私にとって大きな驚きでした。

もう一つのポイントは、「味覚野である」ということ。同じ感覚系の領域でも、たとえば、「視覚野」は、その情報が自分にとって価値がある・ないで、同じものを見ても活動が違うことは、すでにわかっていました。[2] 価値がある・ない、という判断は、過去において、自分が得したか損したかという個人の経験や記憶に拠《よ》っています。味覚野も、過去の経験から生まれた先入観によって、強く反応したり、しなかったりする、というこの論文は、私にとって、「味よ、おまえもか」という感じで、とても面白いものでした。

自分の家がいちばん大きく描かれた日本地図

脳が情報をどういうふうにゆがめているかというと、自分にとって興味のあるものを好んで拡大するということです。

たとえば、幼い子どもに、「日本地図を描きなさい」と言うと、たいていの子どもは、まず自分の家を大きく描き、次に近所周辺の道路を描き――というようによく知

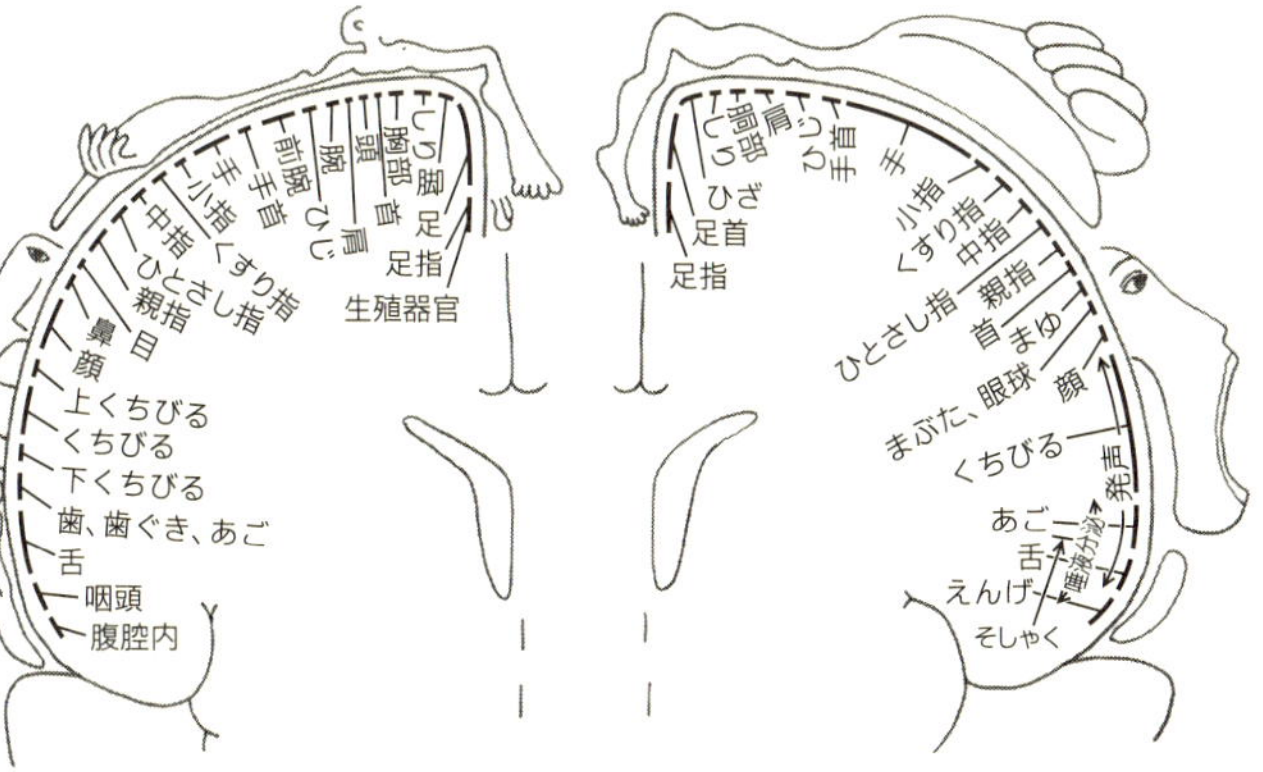

「脳地図」（カナダの脳外科医ペンフィールドによるもの）
脳の中で、からだのどの部位が対応しているかを示す
手、指先などに多くの神経細胞を割り当てられている

っているところを異常に拡大して仕上げていきます。結果として、日本地図は本人の興味を中心にしてゆがめられてしまいます。世界地図の場合も同様で、まず日本を大きく描いて、次にアメリカやロシアなど他の国々を描きます。しかも、日本以外の国は小さく描く。

それはなぜかというと、自分にとって興味のあるもの、大切なものは、脳の中では大きいからです。これは、理に適《かな》っています。なぜならば、「世界地図を描け」と言われて、たとえばカサブランカの街路図だけを詳しく描いた地図ができたとしても、日常の生活には役に立ちません。自分の生活と直接インタラクション（相互作用）するのは、私たちの体であり、脳である以上、たとえゆがめてもいいから、身近で大切なものを重要視するわけです。ですから、その情報が自分にとって価値があれば、それに対してより強く反応するのは当然のことなのです。

これに関して、古典的な例では、ペンフィールドという人が作った「脳地図」があります。脳の中で、手に対応しているところはどこか、足は、腕は、と一つひとつ調べていき、脳の感覚地図を作ったのです。それを見ると、腕に対応しているところより、手や指先、とくに人差し指に対応している脳の領域が広いのです。これも、脳が、大切なものを重要視することを反映しているのではないかと思います。

人が思い込みをする理由

「脳は思い込みが強い」と前述しましたが、それゆえに私たちは日常において注意が必要になります。これは苦くないと信じたら苦くないと感じることは確かに大切です。しかし半面、そうだと思い込んでしまったら、その思い込みから逃げることができなくなってしまう不自由さ、先入観に機能が縛られてしまう危険性を伴っているということです。逆にいえば、新しい発想、人とは違う個性とは、先入観や思い込みだけで流されてしまわないで、ほかに何か可能性がないだろうかと考えていくところから出てくるのかもしれません。

では、人はなぜ思い込みをしてしまうのでしょうか。

たとえば、目の前にあるものを、これはコップだろうか、紙だろうか、鉛筆だろうかと、毎回一つひとつを疑っていたら大変です。もっといえば、哲学的に、「コップとはそもそも何ぞや」などと常に考え込んでいたら、日常生活に支障が出ます。それよりも、一目見て、「これはコップだ」と一瞬で判断して、それ以上は深く考えないでおくほうが、ほかの重要な作業に打ち込めます。そんなわけで、先入観や思い込みによって、脳は次々に入ってくる情報を素早く処理していっているのです。

これは反面、先ほど述べたように、それによって通り一遍の見方しかできなくなってしまうことにもなりますから、やはり脳は面白いなとつくづく思います。「迅速な情報処理」と「マンネリ化」というトレードオフの絶妙なバランスの上に、脳は存在しているのです。

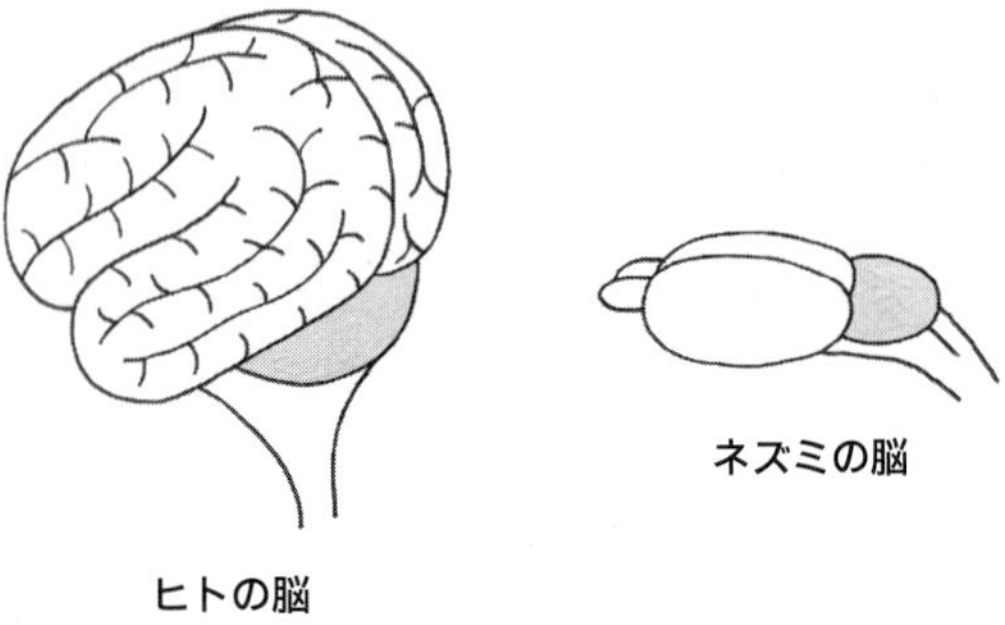

ネズミの脳とヒトの脳の比較

小さく、シワもないネズミの脳

ニッケ博士は、この論文の中で、第一次味覚野の反応が、快さ（甘さ）よりも不快さ（苦さ）において強く生じるということについて述べています。

私たちは、喜びや幸福感、楽しい、悲しい、苦しい、辛《つら》い、怖いなど、多様な感情を持っていますが、そのなかでも「恐怖感」は動物にとって大切です。私は毎日のように動物実験でネズミと接していますが、「ネズミは、楽しいとか悲しいとか、どこまで感情を持っているのだろうか」と疑問に思うときがあります。仮にネズミが感情を持っていたとしても、人間ほどにははっきりとした意識を持っていないような気がしていません。ネズミは言葉を話してくれないのでわかりませんが、長年ネズミを見ていて、そんな感じを受けます。

その一方で、これは間違いなくネズミも持っている感情だろうと思われるものもあります。前項で紹介した「恐れ」です。恐れの感情は、原始的な動物であってもよく発達しているように思います。

進化の話をするとき、ヒトには楽しいとかユーモアというポジティブな感情があるけれども、下等な動物にはなさそうだ、だからヒトのほうが高等だと考える人がいます。たしかにそういう側面はあるかもしれませんが、私はこういう考えはあまり持ちません。むしろ、楽しいという感情が、ヒトやサルなど比較的高等な哺乳類《ほにゅうるい》にしかないとしたら、楽しいという感情は生命の維持という基本機能において、あまり重要ではないのだろうと考えます。

ヒトの「大脳皮質」はよく発達しています。[3-5] 一方、ネズミの脳を見てみると、小さく、シワもありません。相対比でみると大脳皮質以外のところが大きい。これも同じことで、「大脳皮質は、高次な知能を生み出すには重要だが、基本的な生命維持には必ずしも重要ではない」と見ることができます。

快楽よりも恐怖や不安を強く感じるのは、なぜか

感情でいえば、下等な動物が備えている感情こそが、生命にとってより本質的といえます。ですから、ネズミが恐怖感を持っているということは、恐怖感が生命を維持するうえで重要だからと考えられます。

恐怖には、二つの目的があるように思われます。一つは、森などで危険な場所や動物に遭遇したときに、それが生命を脅《おびや》かすものだと察知、感知して素早く身を守るため、もう一つは、そういう危険な状況に再び陥らないように記憶し、次回の危険を未然に防ぐためです。

一つ目については、こうも考えられます。森の中を歩いていると、何かがいることに気づいた。それは自分にとって危ない存在、敵ではないかもしれないけれど、とりあえず警戒しておいたほうがいいだろう。警戒、それが恐怖の感情と密接に関係しているのではないでしょうか。つまり、森で出会った何かを安全なもの、あるいは味方だと判断を誤って生命を落とすよりも、多少判断ミスがあったとしても、見たものにできるだけ早く恐怖を感じたほうが、動物には有利なのです。

そのようなことから、不快な情報は、快楽よりも、先入観や思い込みによって、よ

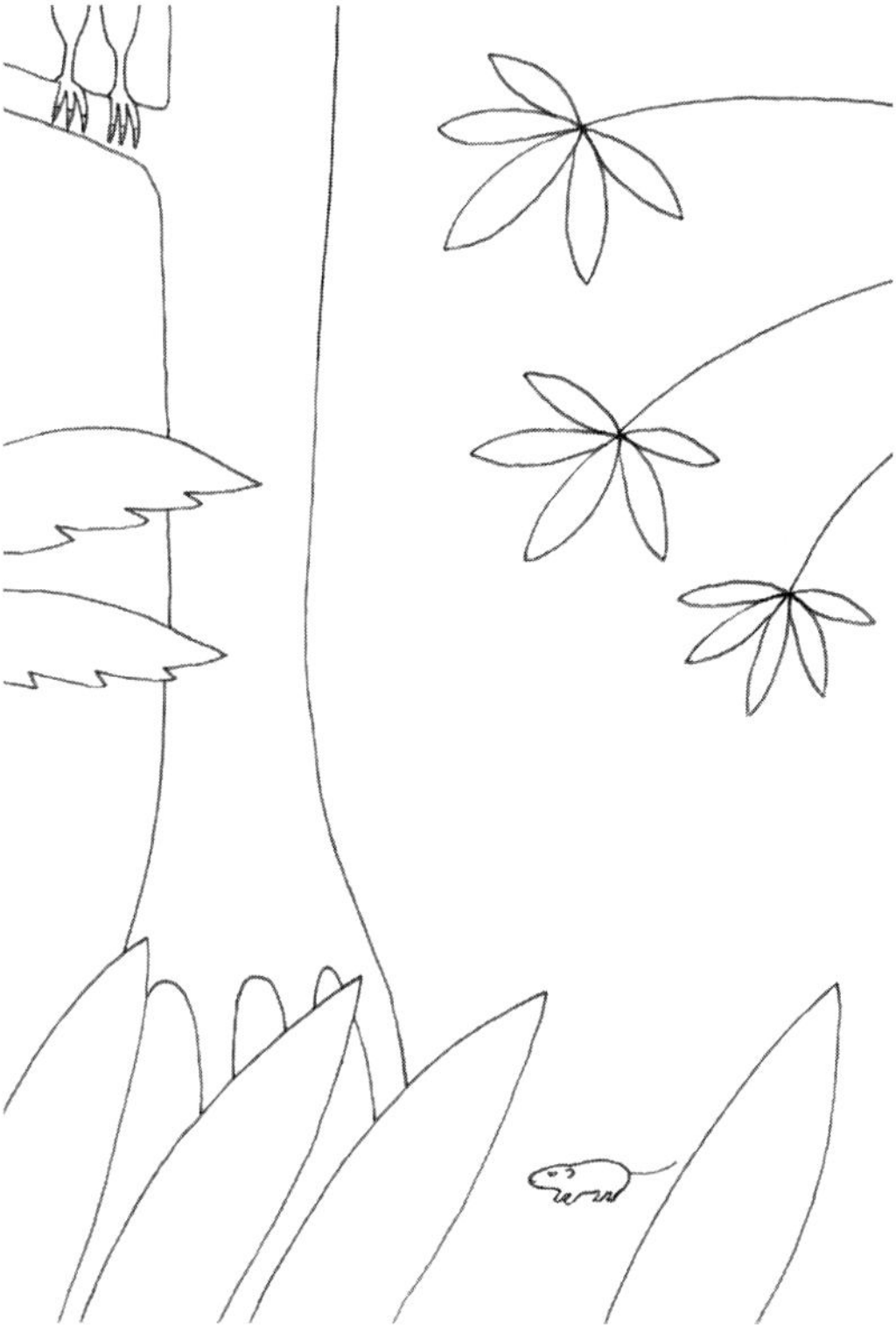

とりあえず「警戒」するに越したことはない

り増強されやすくなっていると思います。そうした負の感情がまず脳の根幹にあり、それに枝葉や飾りを付けるようなかたちで、後から楽しい、愉快といった他の感情が生まれてきたのでしょう。

このように考えていけば、ニッケの論文にあった、快さ（甘さ）よりも不快さ（苦さ）において先入観がより強く生じた、という話も納得していただけるのではないでしょうか。

うつ病は、この不安感がひとつの基盤となっているのかもしれません。動物の進化の過程で、いかに周辺に警戒心や不安を素早く抱くか、という能力の延長上にうつ病があるような気がするのです。一方、少なくとも今の脳の進化のレベルでは、楽しさや愉快さが過剰になってしまった病気というのは、うつ病などに比べて、あまり社会問題にはなっていないようです。もちろん、今後、進化の過程で脳がどう変化していくかはわかりませんが。

④脳はなにかとやる気になる

——モチベーションはどうやって高める？

「馬の鼻先に人参《にんじん》」という言葉がある。視界の先にニンジンを吊《つ》り下げると、餌《えさ》欲しさに馬がどこまでも走りつづけるという、いわば喩《たと》え話である。この方法で本当に馬を効率よく走らせることができるかどうかは私にはわからない。ただ、モチベーションを高めるために〝エサ〟を用いることは、私たちも日常生活で頻繁に行なっている。「仕事が成功したら打ち上げだ」などと自分や仲間を鼓舞する人もいれば、「苦手な国語で九〇点以上を取ったら、ご褒美《ほうび》に好きな物を買ってやろう」と親に言われて気合いの入る学生もいるだろう。

報酬を使う方法は、心理学では「外発的動機付け」と呼ばれ、古くから仕事の効率を高める手段としてよく知られている。実際に、外発的動機がないと学習能力がひどく落ちることが確認されており、動物にいたってはまったく学習しなくなってしまうケースもあるという。

アメリカ国立精神保健研究所のリッチモンド博士の講演を聴いたことがある。彼は、設楽宗孝《しだらむねたか》博士との共同研究で、「外発的動機付け」に関する優れた成果を残している。

彼らはサルに単純な試験を行なわせることで、興味深い現象を見出《みいだ》した。試験とは、目の前に置かれたモニターに、赤色のサインが表示されたらレバーを押し、サインが緑色に変化したらレバーを離すというものである。この一連の行程をミスなくこなせたら、サルはご褒美のジュースがもらえる。赤色のサイン中にレバーを離してしまったり、緑色に変わってもすぐにレバーを離さなかったりしたら、ジュースはもらえない。この程度の簡単な作業であれば成功率は九七%を超える。

ところが、試験を連続させると意外な結果が見えてくる。たとえば、一回成功しただけではダメで、四回連続で成功したときに初めてジュースがもらえるような複合課題にすると、成功率は格段に下がるのだ。博士らが2002年5月の『サイエンス』誌に報告した論文によると、四回連続テストの場合、初回の試行では、なんと七五%以下にまで成功率が落ち込むという[1]。試行二回目では八〇%、三回目は九三%と徐々に改善し、ジュースがもらえる最後のステップでは通常どおりの九七%の成功率に戻るという。

報酬に辿《たど》り着くまでのステップ数が多くなると仕事のエラー率が高くなるというわけである。逆に言えば、同じ単純作業の繰り返しにもかかわらず、行程が進み、ジュースにありつけるまでの残り作業が少なくなると成功率が高まるともいえる。こうした報酬への〝期待〟と仕事の〝精度〟の関係には、前頭葉《ぜんとうよう》の働きが関与しているようだ。

「期待と精度の関係を崩すためのうまい手立てはない」とリッチモンド博士はいう。つまり、仕事の正確度を高めたければ、多くの行程をひとまとめにせず、細かなステップに分け、そのたびに報酬を与えるほかないというわけだ。

報酬は目に見えるご褒美である必要はない。何かをやり遂げたという達成感もまた外発的動機となる。実際、目標を達成したときの〝感激〟は十分な報酬である。「目標は高いほうがよい」とよく言われるが、これでは達成して報酬を得る回数が減るばかりか、達成できずにむしろ挫折《ざせつ》を味わうことにもなりかねない。大きな仕事を成し遂げるためには、最終目標以外にも、小さな目標、達成可能な目標を随時、掲げていくことが大切なのだろう。

〈『VISA』／「ビジネス脳のススメ」〉

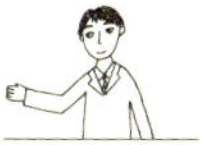

さらにさらに解説

バイオリニストの「指」の脳領域

何らかの褒美を使うことで、やる気が生まれるということはよくありますし、誰もが経験していることだと思います。ご褒美を使うのは動機が不純だという人がいますが、必ずしもそうだと言えません。報酬のない状態で「やる気」を出そうとしても、やはり難しいものです。

脳を考えるポイントは、「単体では存在し得ないもの」を前提とすることです。体があっての脳です。脳は頭蓋骨《とうがいこつ》という暗箱に入っていて、外部とは接点を持っていません。環境を感知したり、環境に働きかけたりするのは、すべて体です。脳は、すべて乗り物である体を通じて初めて、外部と接することができます。

つまり、脳にとっては「体」こそが環境であって、そのすべてを体に依存しているといってもあながち言いすぎではないでしょう。一時期の「脳ブーム」のせいでしょうか、私たちは、ともすると脳の価値を、体よりも上位に置きがちですが、脳などなくても十分に生きていける原始生物を見ればわかります。体あっての脳なのです。「手を動かす」から、「手を動かすための脳部位」ができるのであって、手に指令を送る脳部位がまずあって、それで手が動くわけではありません。脳を中心に考えすぎると、脳偏重主義に陥りやすいので、注意が必要です。

バイオリニストやピアニストは、指を動かす脳領域が普通の人に比べて広いのです。これは、普通の人に比べて指の脳領域が広いからバイオリニストができるのでなく、バイオリニストをやっているから広くなったと考えるべきでしょう。その証拠に、事故や感染症などで手足の切断を余儀なくされてしまった状況では、脳の対応する部分は萎縮《いしゅく》したり、他の領域に占領されたりします。

脳は体がなければ無知である

もちろん、体さえあればよいと言っているわけではありません。脳にとって体は、環境との唯一《ゆいいつ》のインターフェイス（接触面）だと言いたいわけです。体からの信号が

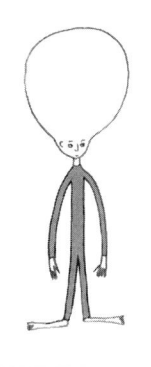

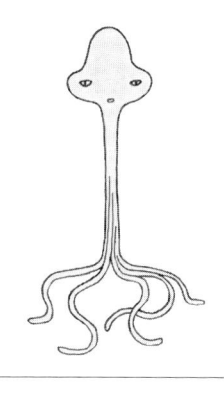

脳が先か、体が先か？

なければ、脳は、世界を知り得ないのです。

以前、理学療法の先生方と話をする機会がありました。リハビリをすると、若い人と年配の方とでは、若い人のほうが早く回復して、早く退院します。それについて、一般に、若い人のほうが「神経の再生」が早いからだと言われているのですが、今、これとは視点の異なった説も唱えられています。

脳自体は、若い人も歳《とし》とった人も、比較的、回復するのは早い。つまり、神経はあまり老化しない。では、何が年齢によって違うかというと、体の元気さです。若い人のほうが、体がよく動くので、体から脳にバシバシと情報が送られます。一方、歳をとった人は、同じ時間だけリハビリをやっても、体があまり動かないので、結局、脳の回復が遅れてしまうというのです。

ですから、どちらかというと脳よりも体のほうが大切で、「体に引っ張られる形で脳も活性化してくる」と私は考えています。よく人類の未来像として、脳は異常に発達しているけれども、体は退化してしまっているSF生物のイラストを見かけますが、実際には、体が衰えれば脳も衰えるだろうなあと、私には思えるのです。

「作業興奮」のススメ

さて、話を戻しましょう。どうやってモチベーションを維持するか。一つは、「外発的動機付け」です。つまり、ご褒美によってモチベーションを高める方法です。外発的動機付けという名前のとおり、脳の内側から動機を与えるのでなく、外から与えるというわけです。環境主導型の考えです。

もう一つは、体を実際に動かしてみることです。やる気がなくてもまず始めてみる。年賀状を書く気になれなくても、まずは机に座って書き始めてみる。そうすることで、脳がしだいに活性化し、やる気が出て、のめり込んでいくことがあります。これを「作業興奮」といいます。興奮とは、「脳の神経細胞が活性化する」という意味です。

　私は、本当は、朝が弱いのです。布団《ふとん》から出ないでもっと寝ていたい、とくに冬は、温かい布団の中が気持ちよくて、起き上がりたくないと、強く葛藤《かっとう》します。でも、「作業興奮」という脳の現象を知ってからは、すぐに動き出すようにしています。脳が目覚める目覚めないではなく、まず体を起こして、歯を磨いたり、カーテンをあけたり、顔を洗ったりして、体を動かすことによって、それに引きずられる形で脳が目覚めるのです。布団の中にいたらいつまでも脳は覚めません。

　芥川龍之介《あくたがわりゅうのすけ》が『侏儒《しゅじゅ》の言葉』の中で、「我々を恋愛（の苦痛）から救うものは、理性よりも多忙である」と言っています。これなどは、「考えていてもだめで、体を動かして忘れよう」という〝体主導型〟の重要性を謳《うた》っているわけです。

　環境主導（ご褒美）でも、体主導でも、結局は、やる気を内側から生み出すことは根本的に難しいという考えに基づいているわけです。先生が学生に、「あなたはどうしてやる気がないの！」と怒っても、それで直るというようなものではありません。「外発的動機付け」は、やる気やモチベーションを維持するための心理学的に確立された方法です。「ご褒美をもらえたら嬉《うれ》しい」。快楽や喜びや心地よさを求めて、やる気を維持するわけです。決して不純な方法ではありません。

脳の「報酬系」を喜ばせる

外発的動機付けとなるものは、何か食べられるとか、この書類が終わったらタバコを吸おうとか、一カ月間働いたら給料がもらえる、といった具体的な褒美である必要はなく、もっとも原始的で安上がりな方法は、「褒《ほ》めること」です。褒められたら、どういうわけかわかりませんが、人間は嬉しくなります。不思議な生き物です。

もう一つは、何かを達成したり、理解できたときの「嬉しさ」。それまでわからなかったことが、「なるほど、こういうことだったのか」と理解できたときの快感、これも不思議です。ヒトはなぜやり遂げたり、理解したときに喜びを感じるのでしょう。進化の過程で有利だったのでしょうか。なぜそんな脳回路をわざわざ用意したのでしょう。たまたまでしょうか。

理由は何にせよ、人間にこうした快感がある以上、「達成感」はよい動機付けになります。心地よさを感じる脳部位「報酬系」に働きかけるのであれば、何でも動機付けになるということです。

「私にはこの人しかいない♥」このとき脳では何が⁉

では、「報酬系」はどんなしくみになっているのでしょうか。

重要なキーワードがあります。

「ドーパミン」です。昔から「快楽を生み出す神経伝達物質」だといわれています。ドーパミンを放出する神経細胞がたくさん集まる場所に、「腹側被蓋野《ふくそくひがいや》」があります。そこを刺激すると、ドーパミンがたくさん出ます。ネズミの腹側被蓋野を刺激すると、どうも気持ちよさそうだというのがわかるのです。とはいってもネズミは「気持ちいい」とは言ってくれないので、ネズミの腹側被蓋野に電極を刺して、自由にスイッチを押させます。すると、ネズミは喜んでスイッチを押して脳を電気刺激します。飲まず食わずでも、そのスイッチを押し続けてしまうくらいです。自分を見失ってしまうくらいの快感なのでしょう。腹側被蓋野のように快感を与える脳部位のことを、報酬の神経系ということで「報酬系」という名前がついています。

覚醒剤《かくせいざい》やニコチンなど快楽をもたらす薬は、どうやら腹側被蓋野を活性化するらしいのです。快楽のやっかいなところは、ただ気持ちよいだけでなくて、習慣性や依存を生むことがあるという点です。薬が切れるとまた欲しくなる薬物への「精神依存症」などは、スイッチ押しの実験で自分を見失ってしまうネズミを彷彿《ほうふつ》させます。

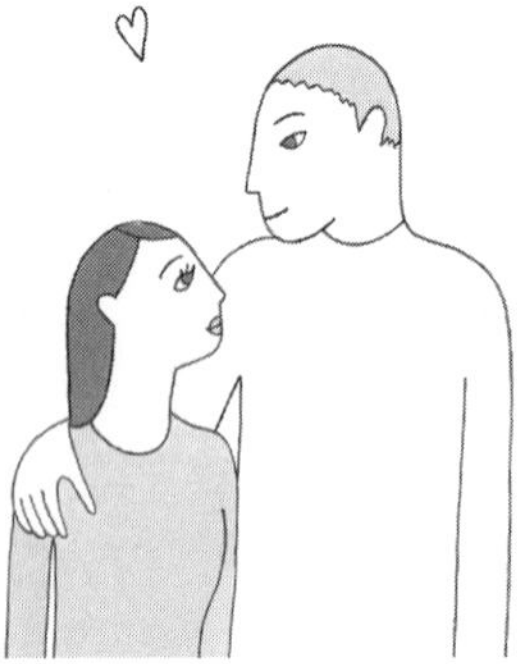

「私にはこの人しかいない」＝「腹側《ふくそく》被《ひ》蓋《がい》野《や》」活動中

２００５年の『神経生理学雑誌』に面白い論文が出ました[2]。

交際を始めてから間もないアツアツ恋愛中の男女に、愛する相手の写真を見せたとき、脳のどこが反応するかを調べました。どこが活動したでしょうか。まさに「腹側被蓋野」だったのです。つまり、恋愛というのは相手のことを想《おも》っているだけで気持ちいいという状態です。「恋愛中毒」という言葉があるのもうなずけます。

先ほどの実験でもわかるように、ネズミはスイッチを押すことに熱中して飲み食いさえも忘れてしまいます。生命維持を考えたら、スイッチよりも飲食のほうがはるかに重要です。スイッチを押してばかりいては、生命は維持できません。

このとき、脳に何が起こっているかというと、〈価値基準の置き換え〉です。生きることすらも超越した「盲目性」が生まれているのです。何が大切かがわからなくなってしまうくらいの強烈な「熱中力」。でも、外から見ると、盲目的すぎて怖い集中力です。覚醒剤中毒も、報酬系が強く刺激されるので、やめられないのです。恋愛もそうです。他の人が、「あの人とは付き合わないほうがいいよ」と忠告したくなるような恋愛でも、本人にとっては、飲み食いよりも大事なくらい必死なのです。熱愛中の人は、すべてを犠牲にしてでも愛を捧《ささ》げます。

ちなみに、薬物中毒は足を洗うのが難しいのですが、恋愛感情は急に冷めることがあります。冷める機構がわかれば、覚醒剤の精神依存の治療に使えるのではないかと思っているのですが、残念ながらまだ科学的に解明されていません。

ところで、人間にとりわけ近い哺乳類《ほにゅうるい》とされるチンパンジーには、恋愛があるのでしょうか。

チンパンジーは母親が子どもを育てます。いや、すべての哺乳類は、その授乳という性質上、子育ては母親の役目となります。ところがヒトと大きく異なるのは、その子の父親が誰であるかは基本的にわからないという点です。動物園のサル山のように、少数の集団でさえ、父ザルが誰かわからないのが普通です。となるとチンパンジーにヒトのような恋愛感情があるかどうかは怪しくなってきます。おそらく恋愛感情は、ヒトにしかないのではないでしょうか。となると、逆に、なぜヒトには恋愛感情があるのでしょうか。

恋愛は、ヒトを盲目的にする「危険因子」です。そういう危険因子をヒトに備えつけた目的は何だったのでしょう。多分、目的はなくて、たまたまできただけというのが、私の考えではあるのですけれども。でも、理に適《かな》っているところはあります。

結婚を、仮に「子孫を繁栄させるため」と割り切って考えると、動物としてヒトはできるだけ優秀な子孫を残さなくてはいけません。今、世界の人口は六〇億人を超えています。男女半々だとして、三〇億人の中から自分の求める最優秀の遺伝子を探すとなると、大変な労力を必要とします。現実的にすべての異性をチェックするのは不可能ですし、そんなに時間を掛けていたら、人生の繁殖適齢期を逃してしまいます。

これを避けるために、とりあえず手っとり早く、身近でベストな人を好きになって、「私にはこの人しかいない♥」と盲信することができれば、探す手間が省けて経済的です。ヒトを盲目的にさせ、自己満足にひたることができるようにするために、腹側被蓋野が活動し、それによって「この人で大丈夫かなあ」とさして疑問に思うこともなく、子孫を残していける。動物としての一つの「防御手段」かもしれません。そんなちょっと冷めた視点で眺めて見ると、恋愛というヒトの感情は、案外と滑稽《こっけい》なものにも思えてきます。

ドーパミンの「盲目的」パワーが生み出す原動力

ここで注目したいのが、ドーパミンの強力さ、盲目性です。

「給料が欲しいからもっと頑張る」、「出世したいから頑張る」、「人に褒められたいから頑張る」、「知識欲が満たされるから頑張る」、これらすべては、快感を求めようとして、それがやる気やモチベーションに繋《つな》がっているといえます。と同時に、快感を満たすドーパミンが活動することで、盲目的になれる。

この「盲目的になることができる」という部分はとても大切です。他人から見れば面倒で大変な仕事でも、本人にとってそれが快感であれば、苦労が苦労ではなくなります。そもそも、人間は、ある程度バカにならないと、希望を持てないものです。

趣味に打ち込む盲目性、恋愛する盲目性、夢に向かってひた走る盲目性。芸術に陶酔する盲目性。ヒトの原動力は、多かれ少なかれ「盲目性」によって麻痺《まひ》する精神構造から生まれているのではないでしょうか。外部から見ると滑稽かもしれないけれども、でも、盲目的になったときこそ、大きな転機を迎えているのかもしれません。

⑤脳はなにかと理性を失う

――アルコールでストレスは解消できるのか

とかくストレスが溜《た》まりやすいご時勢。たまには酒でも飲んで発散せねばやってられない――こう嘆くサラリーマンも少なくないだろう。

「ストレス」は目には見えない。溜まり具合を言葉で訴えても、客観的にその程度を推《お》し量《はか》ることは難しい。ストレスを感じていないつもりでも、体は強いストレスを受けていて、知らぬうちにやっかいな疾患に陥ることもあるし、ストレスを訴えてばかりいる人が案外ストレスに強かったりすることもある。主観的なストレスと体性的なストレスは異なるのだ。医学的により重要なのは、自覚されるストレスではなく、無意識であっても体が現実に感じているストレスのほうだろう。

ストレスに対する体の反応は、「視床下部《ししょうかぶ》」や「下垂体《かすいたい》」、「副腎《ふくじん》皮質」を軸にしてを出す。（HPA軸と呼ぶ）、全身の連鎖応答で生じる。これらの組織が「ストレスホルモン」を出す。ストレスホルモンとしてはACTHやグルココルチコイドなどがよく知られており、肥満や食欲不振、うつ症状を引き起こし、ひどい場合には神経細胞を殺してしまう。つまり、ストレスホルモンの血中量を測定すれば、体がどれほどのストレスを受けているかを客観的に知ることができる。

この観点から、ミシガン大学のアベルソン博士が『一般精神医学アーカイブ』誌に発表した論文は重要である。[1] 彼は二八人の被験者に、HPA軸を強引に活動させる刺激薬を点滴して、直接に体にストレスを与えるという、なんとも強烈な実験を行なっている。しかし、彼が発見したことの意味は大きかった。

その薬剤を投与すると、ストレスホルモンが一〇倍にまで増える。なにせ直接刺激薬である。しかし、投薬によってどんな副作用が起こりうるかの説明を受け、もし気分が悪くなったら自分で注射量を調節できるボタンを枕元《まくらもと》に用意してもらうだけで、ホルモンの上昇を八〇%も減らすことができるのだ。驚きである。

ここには二つのポイントがある。「予測」と「回避」である。生じる可能性があることをあらかじめ知っていること、そして、耐えられなくなったらいつでも回避できることを知っていることである。この二つだけで、いわゆる通常の環境因子によるストレスだけでなく、薬物で体に直接与えられたような強制ストレスさえも克服できるのである。これは知っておいて損はない知識である。すぐにでも日常に応用できるだろう。

次に、酒でストレスを発散する慣習について、和歌山県立医科大学の上山敬司《うえやまたかし》先生らの研究を紹介したい[2]。彼らはアルコールによる救済効果が、実際どれほどなのかを調べている。脳のストレスの目安として「ストレスホルモン」ではなく、「ｚｉｆ２６８」という風変わりな名前の遺伝子に着目している。ストレスがかかると脳のｚｉｆ２６８が動き出すのだ。ネズミにアルコールを飲ませたところ、ストレスを受けても大脳皮質のｚｉｆ２６８の活動は生じなかった。確かに、高次な脳のレベルではアルコールはストレスを軽減しているようだ。

ところが驚く結果はここからだ。なんと、「視床下部」のｚｉｆ２６８はアルコールを飲んでいても通常どおり活性化するのである。視床下部の活動は意識には上らないため自覚されないが、ここはＨＰＡ軸の枢要《すうよう》、つまり体のストレスを生み出す脳部位である。要するに、アルコールを飲むことは、ストレスを発散した気になっているだけであって、体は依然ストレスを感じ続けていることになる。酒は本当の意味ではストレス回避にはなっていないらしい。要注意である。

〈『ＶＩＳＡ』／「ビジネス脳のススメ」〉

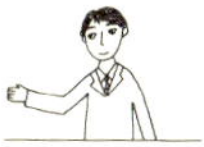

さらにさらに解説

「あなたはいつでもストレスから逃げられる」

「ストレス」は目に見えません。しかしストレスを研究するためには、何とかストレスを計量しなければいけません。測定できなければ研究の対象になりえません。

ネズミの場合は、ストレスを与えると胃潰瘍《いかいよう》ができますので、胃潰瘍の数や大きさから、「このネズミは、このぐらいのストレスを感じている」と測定できます。あるいは、グルココルチコイドやＡＣＴＨといった「ストレスホルモン」の血中濃度を測ることで、どれだけストレスを感じているかを推定することができます。ですから、「私はストレスを感じています」と言う人のストレスホルモンの血中濃度を測ったら、実際にはそんなに出ていなくて、「なんだ、本当はストレスを感じていないじゃないか、大げさだなあ」ということもありえるわけです。

「ペンタガストリン」という薬があります。胃潰瘍の治療などに用いられていますが、しかし、これを多量に注射すると、ストレスホルモンの量が増えます。つまり、直接体内にストレスを作り出す、なんとも恐ろしい薬であると言えます。前述のエッセイに書いたアベルソン博士の実験では、このペンタガストリンという薬を使っています。

この薬を治験者に点滴するのですが、あらかじめ「あなたの体はストレスを感じます。つらくなったり、吐き気がしてきたら、手元のボタンを押してください。そうすれば点滴が止まりますから」と伝えておきます。すると、手元にボタンがあるときは、ストレスホルモン量があまり増えないというのです。つまり、「ボタンを押せば、あなたはいつでもストレスから逃げられますよ」と教えてもらうだけで、実際にボタンを押さなくても、ストレスが減じるわけです。逆にいえば、逃げ道がない状況というのは、本当に怖いストレスだといえます。

重要なのはストレス解消ではなく、解消する方法を持っていること

「スポーツでストレス解消をする」「音楽を聴いて解消する」などとよく言います。スポーツや音楽が、実際にストレスを解消させているというのもあるとは思いますが、

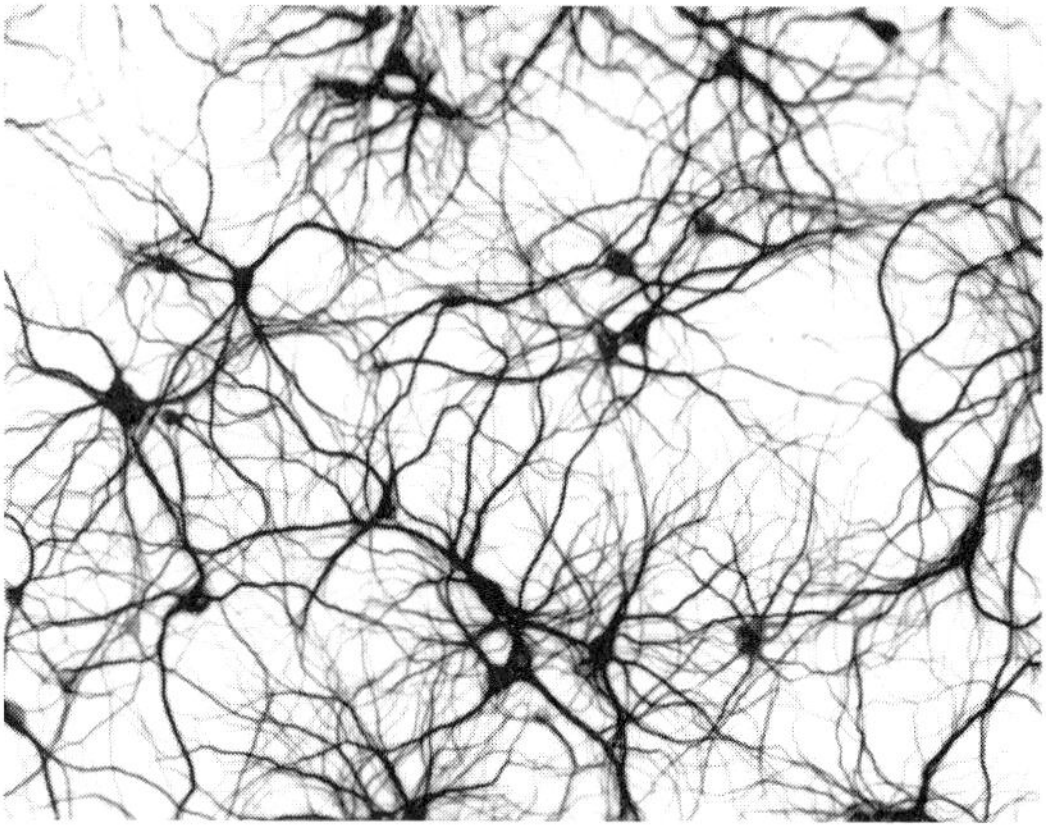

海馬の神経細胞（ニューロン）
シャーレの中でも数カ月、たくましく育ち続ける

それだけではなく、「スポーツをすることで解消できるんだ」と思い込み、一種の精神的な逃げ道をつくることで、間接的にストレスが減るという側面も少なからずあるでしょう。なぜならば、ストレスというものは基本的には慢性的なものです。ですから、スポーツを一時間やってストレスを解消したとしても、残りの二三時間はやはりストレスを感じているわけです。この意味では、ストレス解消になっているとは考えにくいわけです。

　つまり、重要なことは、ストレスを解消するかどうかではなく、解消する方法を持っていると思っているかどうかです。そして、それ以上に重要なことは、「別にストレスを感じていてもいいんだ」と考えることだと思います。ストレスをあまりに怖がりすぎると、実際にストレスを受けたときに、必要以上に反応してしまうはずです。それよりも、「ストレスはどうせ避けられないものであって、ストレスを受けても、私はいつでも解消できるのだ」と信じていることが肝心なのです。

うつ病の患者に対して、「頑張れ」という言葉は禁句だといわれています。それよりも、「今はそういう時期だからしばらく休んでいればいいのですよ」と言ったほうがいいわけです。とくに第一線で仕事をしていた人が、急に仕事を休むと、休むこと自体が焦《あせ》りや劣等感を生んで、ストレスとなります。しかし、「それでもいいや」と思えるようになると、うつ病はしだいに治ってくることが多いようです。

逃げ道を知っていること、逃げられるという自分の状況を把握することは大事です。誰にでも、逃げ道はあります。(これを言っては身もふたもありませんが)。絶対的な逃げ道は「死ぬ」ことです。私たちにはいつでも「死」という逃げ道が残されているのだから、まだまだ頑張れるともいえます。「死ぬ気で頑張る」とはよく使う表現です。この意味で、死は生への駆動力になっているといえます。

ちなみに、私のストレス解消法は、顕微鏡で「神経細胞(ニューロン)」を覗《のぞ》くことです。神経細胞は栄養さえ与えれば、シャーレの中でも数カ月間、健やかに育ちつづ

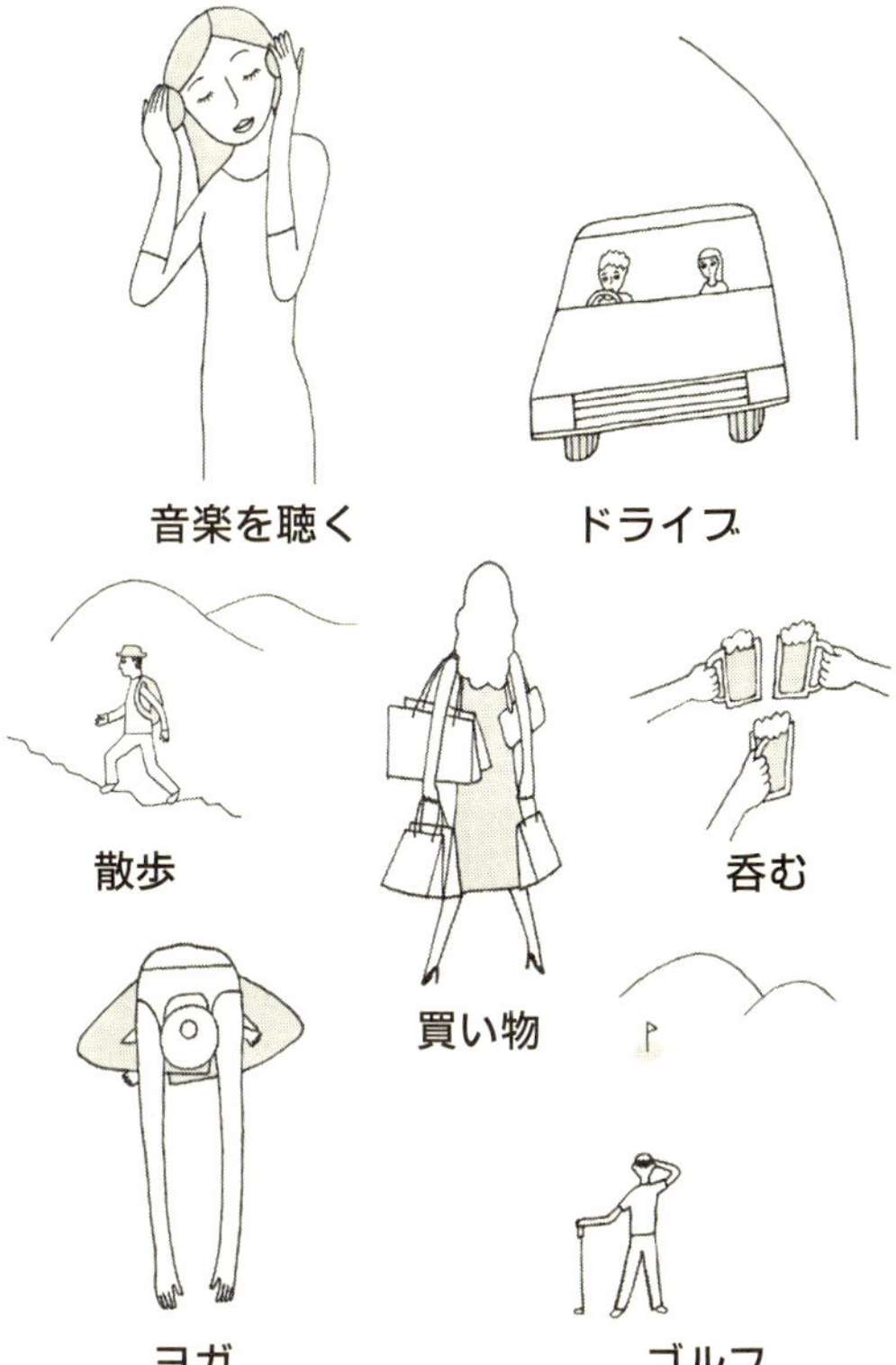

ストレスからの「逃げ道」を持っているだけでも効果が

けます。校庭の花壇の植物のように世話も簡単です。シャーレの中の神経細胞の生命力といったら、まるで悩みを知らない赤ちゃんのようにたくましいのです。

そこでつらくなったら私は神経細胞に心の中で話しかけます。「いいな、おまえは、すくすくと元気に成長していて。それに比べて、人間社会で暮らさなくてはいけない僕は大変なんだぞ。つらいこともいっぱいあるし」と。

なかなか笑える光景です。よく考えてみれば、神経細胞という細胞が脳に存在するからこそ、今こうやって私の「悲しみ」や「つらさ」がつくられるわけです。そう思い至ると、急に気が楽になります。「あ、そうか、この悲しみは、悲しみという実態があるわけではなくて、神経細胞の化学反応にすぎないんだ。今、顕微鏡で見えている目の前の君が、悲しみを作っているわけだ。悲しんだって、別にどうってことないや」と思えるようになってきます。これが私のストレス解消法です。

アルコールではダメだった！

お酒とストレス発散について、もう少し詳しく解説します。

「ストレスホルモン」は、血中を流れて脳に到達するので、ストレスを受けると脳の中にも存在します。しかし、量が少ないので測るのは楽ではありません。そこで、脳のストレスの指標として、ストレスホルモンではなく、「ストレス遺伝子」の発現量が使われます。ストレス遺伝子にはいろいろとあるのですが、上山敬司先生が使ったzif268はその一つです。ストレスがかかると脳のzif268が動き出します。ところが、ネズミにアルコールを飲ませると、「大脳皮質」のzif268は活動しませんでした。酔ったネズミは、意識の上ではストレスを感じていないようだと想像できます。

しかし、驚いたことに、脳のなかのすべてのzif268の活動がストップしたわけではありませんでした。たとえば、「視床下部」という部位のzif268は活動しつづけました。視床下部は、「脳や体のストレスをコントロールする」重要な場所です。視床下部のzif268が活動しつづけるということは、アルコールは体のレベルではちっともストレスの発散になっていないことになります。つまり、アルコールでストレス発散とはいかがなものか、という結論が得られるわけです。

そうでなくても、アルコールはあまり体によくありません。「酒は百薬の長」といわれますが、脳からすれば一滴も飲まないほうが望ましいようです。かくいう私も、お酒が好きで、毎日飲んでいますから、他人に「酒はダメだ」などという資格はありませんが。

ただ、一つだけ言えることは、「酒は本当は体によくないいんだよなあ」などと思いながら飲むのがいちばんよろしくない、という点です。そのことがストレスになるからです。同じ飲むなら、「これは大脳皮質を麻痺《まひ》させる、いわば麻薬だ。ほら、楽しいだろう?」ぐらいの楽観的な気持ちで飲むほうがいいと思います。だいたい人生から不要なものを削りすぎると、味気ないものになってしまいますから。

脳は地下鉄と似た「非効率な構造」

お酒が脳のなかでどう作用しているかは、分子レベルではあまりわかっていません。というより、いろいろな作用があるようなのです。その複合結果として「酩酊《めいてい》」という特殊な精神状態が生まれるのでしょう。はっきりしている脳への効果は、「大脳皮質の活動を強く抑制する」ということです。

動物の脳は、進化の過程で、大切な部位から順々に作られました。脳でいえば、脊《せき》髄《ずい》、延髄《えんずい》、間脳《かんのう》といった脳の本質的なところは、魚類や爬虫類《はちゅうるい》でもよく発達しています。哺乳類《ほにゅうるい》のような歴史の浅い動物では、その外側に大脳皮質が発達しています。つまり、脳の真ん中あたりに、より生命に本質的な部分があって、生命に本質でない部分は、外側にあります。大切なものは奥深くということですから、外傷などのケガを考えると合理的に思えます。

しかし、大脳皮質がいちばん外側にあるという歴史的経緯は、実をいうと、ちょっと残念な側面もあります。それは「構造的に非効率」なのです。なぜかというと、大脳皮質の神経ネットワークは、意志や意識などの高次な脳機能を生み出す場所です。つまり、ネットワークを綿密に張り巡らせる必要がある脳部位なのです。その綿密なネットワークが、ほぼ「球形」をした脳という物体の外面を覆《おお》っている。ということは、ネットワークを作るための配線の距離が長くなってしまいます。幾何学的に考えれば、綿密な配線が必要な部分は、相互に近い場所に配置したほうが、配線コストが減りますからよいわけです。それはコンピュータの「ＩＣ基板」を見ればよくわかります。ところが大脳皮質は脳球の表面で薄く伸びてしまっているので、遠くの神経細胞（ニューロン）同士を繋《つな》ぐのに、長い配線が必要なのです。なんとも非効率です。

もし神様が存在して、計画性をもって一から脳を設計したとしたら、こんなヘンテコな構造には作らなかったと、私は思うのです。進化の過程で少しずつ作り上げてきたので、いまさら脳の構造を根本から作り直すわけにはいかないのでしょう。

これはちょうど、東京の地下鉄網と似ています。新しい地下鉄を設営するときに、すでに存在している路線との兼ね合いで、結局、まだ掘削されていない地下の深いところまで掘らないといけないことが多いわけです。工事のコストがかかります。完成した後も、乗客は地下深くまで階段やエスカレーターで降りていかねばなりません。非効率です。かといって、都心大壊滅でも起こらない限り、いまさら全面的に地下鉄の路線を作り直すわけにもいきません。

脳もまさにそんな入り組んだ非効率な構造をしています。しばしば「生物は効率的で、すべての構造や機能には必ず合理性がある」などという、まるで幻想めいたことが言われますが、これはダーウィニズムの影響です。「自然淘汰《とうた》で勝ち残ってきたからには、私たちはさぞかし素晴らしい生物に違いない」という思い込みが、いまだに根強いようですが、生物はそんなに完璧ではありません。

アルコールは「大脳皮質＝理性」を抑制していた！

話を元に戻しましょう。アルコールの話でした。アルコールは大脳皮質の活動をよく抑えます。大脳皮質は進化の過程で新しくできたところです。ですから、こういう見方ができます。「脳幹《のうかん》などの脳の中心部は生命にとって大切な場所だから、アルコールごときの影響を受けないような強い設計になっているのではないか。それに比べて、新しくできた大脳皮質は、心などの高次機能に重要だとはいえ、生命の維持には必ずしも不可欠ではないので、簡単にアルコールのような外来物によって麻痺《まひ》してしまうのではないか」と。

もちろん、そんなことはありません。アルコールはたまたま大脳皮質によく効く化学物質であっただけのことです。逆に、たまたま「脳幹」の部分に作用するような薬物があったなら、それは生命を脅かす物質となりますから、毒です。もはや嗜好品《しこうひん》にはなりえません。アルコールは、偶然にも大脳皮質を比較的効率よく抑制する物質だったからこそ、こうして嗜好品になったわけです。人類の酒との付き合いは有史前に遡《さかのぼ》ります。よくよく考えてみれば、偶然とはいえ古代の人はなかなか面白い化学物質を発見したものです。

大脳皮質の働きの一つは「理性」を生むことです。理性の働きは本能を抑制することだと言えます。理性は、利己欲や性欲などの本能を抑制することで、ヒトを社会的な動物に作り上げています。本能は脳の中心部分から生まれます。つまり大脳皮質は、動物的な本能を抑制するように、後から発達してきた進化的に新しい構造だとも言えます。

その大脳皮質をアルコールが抑制します。つまり、アルコールは理性を抑制します。飲むと、笑い上戸《じょうご》になったり、泣き上戸になったりなど、人は性格が少し変わることがありますが、これは隠れていた本能や本性が表われてきたと見なすこともできます。もちろん酔ったときの性格が純粋にその人の真の正体なのかと言ってしまうと、それはそれで問題があるのですが、いずれにせよ、アルコールという化学物質を、大脳皮質の活動を抑える脳科学的ツールとして眺めてみると、そのような面白い側面が見えてきます。

⑥脳はなにかとド忘れする

——それは「歳《とし》」のせいではなかった！

「ド忘れ」——誰にでも経験があるだろう。物忘れは仕事上で困るだけでなく、心理的にも不快なものだ。あまりにド忘れを連発すると「私ももう歳かな」などと自己嫌《けん》悪《お》に陥ることさえある。

エジンバラ大学の認知神経学者モリス博士が『ＰＬｏＳ生物学』誌に発表した論文は興味深い。そのタイトルには《失った記憶を呼び戻す》とある。思わず読んでみたくなる論文だ。[1]

モリス博士は「水迷路」と呼ばれるネズミ用の記憶試験法を編み出した脳研究者として有名だ。[2] この論文の実験でも水迷路を活用している。このテストでは、水を張ったプールにネズミを放して、水を回避できる避難場所の位置を覚えさせる。

モリス博士は、訓練を積んで避難位置を覚えたばかりのネズミに脳手術を施した。「海馬《かいば》」を部分的に破壊する手術である。すると、ネズミは避難所を思い出すことができない。いわば「人工健忘」だ。これは脳研究者には広く知られている手術である。

この論文が圧巻なのは、それに続く新発見にある。驚くべきことに、こうして記憶を失ったネズミは、新しい別の水迷路を訓練することによって、古い記憶をしだいに取り戻したのだ。新しい情報入力がきっかけとなり、失われていた記憶が蘇《よみがえ》ったというわけである。

記憶を呼び戻すきっかけのことをモリス博士は「プライミング」と呼んでいる。ド忘れした内容もその多くはプライミングによって呼び出すことができる。

ここで気になるのは「どんなきっかけが最適なのか」という問いだ。先のネズミの実験例からもわかるように、一般的に「ド忘れする前と似た状況を作る」ことが最適なプライミングであるとされている。

たとえば、隣の部屋にやって来たものの、何が欲しかったのか、何をしたかったのかをド忘れしてしまったとき（私はこのド忘れをよくやる）、その場で「なんだっけ」と考え込むのではなく、元の場所に戻って周囲の状況を見渡してみるのがもっとも思い出す確率が高いとされている。

ところで、ド忘れは大人の脳だけに特有な現象ではない。大人になると、物忘れが増えたように感じるのは、「歳をとると記憶力が低下する」という通俗的な思い込みがあるせいである。自分の周囲にいる子どもたちをよく観察してみよう。子どもも頻繁にド忘れをしていることに気づくだろう。置き忘れや、し忘れなどは、むしろ、子どものほうが多いことが統計的に知られている。ただ、子どもたちは物忘れをいちいち気にしない。一方の大人は「歳のせいだ」と落ち込む。人によっては歳のせいにして逃げている。

ド忘れして落胆する前に、まず心に留めてほしいことは、子どもと大人ではそれまでの人生で蓄積した記憶量が異なるという点である。一〇〇個の記憶から目的の一つの記憶を探し出すのと、一万個の中から検索するのでは、かかる労力や時間に差があって当然というもの。大人のほうが多くの記憶が脳に詰まっているのだから、子どものようにすらすら思い出せなかったとしても仕方がない。これは大容量になった脳が抱える宿命なのだ。ド忘れしたときには「それだけ私の脳にはたくさんの知識が詰まっているのだ」と前向きに解釈するほうが健全だろう。

〈『VISA』／「ビジネス脳のススメ」〉

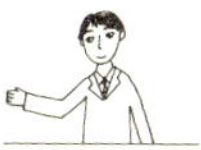

さらにさらに解説

「ド忘れ」はほんとうに忘れているわけではない

「いつでも思い出せる記憶」と「ときどきド忘れする記憶」の量を比べてその比率をとったら、はるかにド忘れの量のほうが少ないと思います。私たちは好きな芸能人やアイドル、食べ物やスポーツの話もできますし、歩き方やボタンのはめ方だって知っています。脳に蓄えられている記憶は、実に膨大な量で、私たちはその記憶を自在に活用しながら生活しているのです。その圧倒的な情報量に比べて、たまたまあの人の名前が出てこないといった「ド忘れ」は、些《さ》細《さい》な量にすぎません。ですから、何かをたまに忘れてしまったからといって落ち込む必要なんかありませんし、本来ならばむしろ、膨大な情報をうまく活用している自分の脳の素晴らしさに目を向けて、「わーっ、すごいなあ」と思ったほうが健全だし、正しいわけです。

ド忘れは、誰でも当然します。「⑪脳はなにかとウソをつく」の章で説明しますが、脳は常に「ゆらぎ」を持っています。ゆらいでいて、たまたまタイミングが悪いときに名前を訊《き》かれたら出てこない、たまたまよいタイミングのときに訊かれたら名前が出てくる、ド忘れとは、ただ、それだけのことです。

ド忘れは本当に忘れているのではありません。

「人の名前が出てこない。なんという人だったっけ」というときに、他の人から「それは○○さんでしょ」と言われると、「あっ、そうそう」と、その名前が今自分の探そうとしていた人であるかどうかがすぐにわかります。とても不思議なことです。名前がわかっていない状況なのに、「正解が何か」をすでに知っているわけですから。答えを探している自分、正解を知っている自分。矛盾した二人が脳の中に同時に存在することになります。

思い出す、という脳作業の不思議

よくよく考えてみれば、「思い出す」という行為そのものも不思議なものです。たとえば、「江戸幕府の初代将軍」の名前を思い出そうとするとき、脳に保存されている人名、つまり家族親戚《しんせき》、友人、著名人、タレントなどなど、膨大な人名リストから、瞬時に「徳川家康」という名前を検索してきます。それだけではありません。徳川家康という名前が見つかったら、脳は検索を自動的にストップします。どうして、徳川家康が今探しているものだと「私」はわかったのでしょう。そもそも正解がわからないから検索を始めたのに、徳川家康に行き当たったときになぜ「それが正解だ」とわかるのでしょうか。

コンピュータの検索エンジンでは、「○○というキーワードのあるサイトを探しなさい」とユーザーがきちんと正解を与えます。つまり、コンピュータは答えが最初からわかっていて探すのです。これは楽な作業です。でも、脳は、答えがわかっていないものを探し出します。思い出すというこの〝脳作業〟は考えれば考えるほど不思議です。しかも、驚くほど速い。コンピュータの検索エンジンに負けないくらいスピーディーです。

ド忘れのときは、たしかに答えは出てこないけれども、その一方で正解が何かをちゃんと知っています。この矛盾構造、不思議だと思いませんか。私から見れば、ド忘れを嘆くなんてとんでもないと思います。私は、むしろ、その不思議さを楽しんでいます。それに「記憶呼び出しゲーム」のような遊び感覚で、ド忘れを思い出す過程を

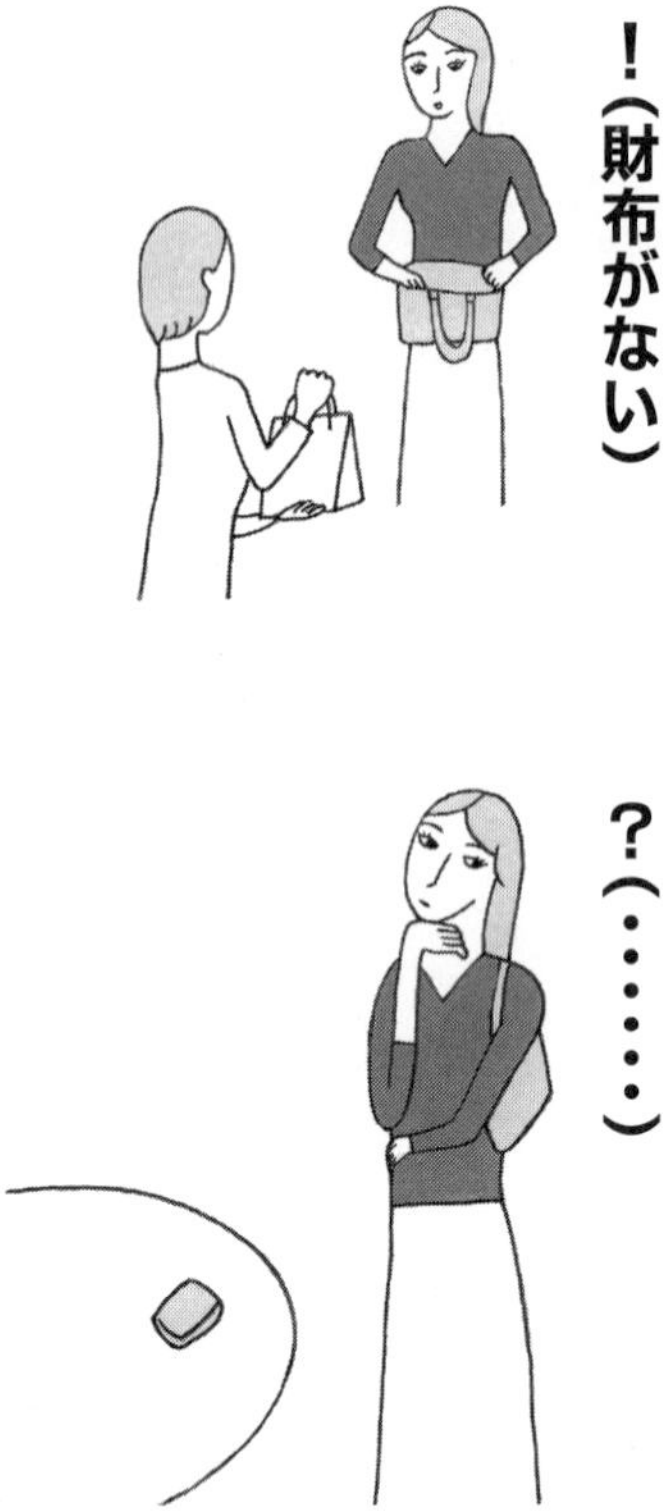

あれ？　私はなんで家に戻ってきたんだっけ？

楽しんでしまえばよいと思います。ド忘れをなんとか思い出せたときは、なぜか嬉《うれ》しいものです。

「似た状況をつくる」――ド忘れ解決法

ド忘れしたことを思い出す〝よい方法〟があると言われています。前述のエッセイに書いたように「あれ、この部屋に来た目的は何だ?」というときは、元の部屋に戻って、じっと周りの景色を見ると、思い出しやすくなります。これは、わりと誰にでも当てはまる、普遍的な方法です。

ネズミの「水迷路」を編み出したモリス博士が活用した「プライミング」も、「似た状況をつくる」ということ。俳優の名前が出てこないときは、その人が出ていた映画をできるだけ挙げたり、そこで共演していた人の名前を挙げていったりして、外堀を埋めていきながら本命に近づくのです。

また、自分の中にド忘れを思い出すためのストラテジー（戦略）が整ってくると、ド忘れ解決が早くなってきます。私は人名をド忘れしたときに、「苗字《みょうじ》は三文字だったかな」とか「確かキで始まったような気がする」とかのヒントを探し出して、それをもとに、「キ○○君」だったらキア、キイ、キウ、キエというふうに組み合わせをいろいろと作っていって、名前を見つけ出そうとします。もちろんケース・バイ・ケースですが、臨機応変の戦略を自分の中で蓄積していくことによって、ド忘れはそれほど怖くなくなります。

「健忘症」は記憶を呼び出せないだけ

ところで、ド忘れなどの「健忘症」は、記憶を呼び出せない状況をいいます。あくまでも呼び出せないだけです。本当に記憶がなくなってしまって、脳から消え去ってしまう場合は、いわば病気で、「認知症」がそれに当たります。健忘症の例に「アルコール健忘症」があります。お酒を飲みすぎて記憶が飛んでしまう症状です。あくまでも健忘症であって、アルコール認知症とはいいません。実際、アルコール成分が体内から消えれば、正常に戻ります。

「健忘」とは、読んで字のごとく、「健やかに忘れる」こと。

ド忘れは健やかの証《あかし》。記憶はちゃんと脳の中に残っています。健忘なんて起こってもいい、ド忘れだってしてもいい、怖《おそ》れる必要なんかありません。

⑦脳はなにかと言い訳する

——脳に言い訳させる〝変化盲《へんかもう》〟って何？

自分の死期を悟ったとき、多くの人は、過去を振り返ってこう言うという。「幸せな人生だった」と。

本当に他人より満ち足りた人生を送ってきたのか、純粋に感謝の気持ちからなのか、単に残される周囲を気遣っての発言なのか、その真意はわからない。実際、もし私に今突然、死が迫ったときに「人生に思い残すことはないか」と訊《き》かれたら、私はなんと答えるだろうか。

ここまで究極の状況でなくても、過去の決断や行動に対して自己評価する機会がしばしばある。そんなとき人間がとる独特な心理行動が、最近の研究から明らかになりつつある。これについて説明する前にまず「変化盲」について解説しよう。これは文字どおり「変化に気づかない」という現象である。

たとえば、ホテルの受付でチェックインするときを想像してみよう。カウンターで宿泊者名簿に記入するように要求される。机に向かい、手渡されたペンで必要事項を記入していく。そこで、気づかれないよう、瞬時に受付嬢を別の女性に入れ替えたらどうだろう。記入を終わった客は顔を上げ、彼女にシートを手渡す。さて彼は今話しかけている人が別人に変わっていることに気づくだろうか。実験の結果、ほとんどの人は気づかないということがわかっている。興味がある人は、ＹＯＵ　ＴＵＢＥで「change blindness」と検索して、実験の様子を見てみよう。驚くほど気づかないことがわかるだろう。

私たちは「人が突然入れ替わることはない」という暗黙の前提のもとで生活している。この思い込みが目の前で実際に起こった変化を感知できなくしてしまう。変化盲の影響はかなり強固で、女性から男性に入れ替わったことさえ気づかない場合が多い。

スウェーデン・ルンド大学の認知科学者ホール博士は、『サイエンス』誌に報告した論文で、変化盲の実験をさらに進化させている。[1]彼は二人の女性の写真を見せて、どちらが魅力的かを選ばせる試験を一二〇人に対して行なった。この実験では試験者と被験者は机を挟んで向かい合っている。試験者は両手に写真を持って提示し、被験者は左右どちらの女性が好みかを選ぶ。試験者は二枚の写真を一度机上に伏せて、選ばれたほうを前方に押し出して手渡す。実は、彼は凄腕《すごうで》のマジシャン。巧妙なトリックによって左右逆の写真を相手に渡すのだ。すると、八〇％もの人が、そこに写っている人が選んだ女性とは異なることに気づかないという。まさに変化盲である。選択肢の二人の女性が似ていようがいなかろうが、この八〇％という数値にほぼ変わりがなかった。
「どうして君はその子を選んだのかね」と訊《たず》ねることで、さらに驚くべき事実が明らかになった。もちろん選択の理由は人によってさまざまだが、人によっては「微笑《ほほえ》んでいるからさ」、「イヤリングが気に入ったよ」などと、手渡された写真に写った女性の特徴を挙げ始めるのだ。もともと自分が選んだ好みの女性は、イヤリングを付けていないどころか、微笑んでもいないのだ。この奇妙な発言には「選択の理由」を（後付けでもよいから）作り上げようとする潜在的な意識が働いている。

こうした心理作用は一見滑稽《こっけい》に思えるものの、似たようなことは日常生活でも頻繁に起こっている。たとえば、ショッピングで気に入った服が二つあったとする。高価なので、どちらか一方しか買えなかったとき、後で「あのときの選択は正しかったのだ」とばかり、自分を正当化する理由を探し始める。その服の好きな点を探したり、あるいは買わなかった服の欠点を挙げたりなどして納得する。とりわけ、結婚や高額商談など重要な選択をした後に、人はもっともらしい〝言い訳〟を探して「後悔していない」と思い込みたがる傾向が強い。熟達した営業マンはこうした客の心理をうまく利用しているという。

後悔を嫌うという本能が人間にある限り、私も最期《さいご》に「自分の人生は素晴らしかった」と盲目的に信じることができるのだろうと思う。そしてまた、こう信じてこそ「人生が本当に幸せなものになりえる」のだと、最近の心理実験のデータが教えてくれているようにさえ感じる。

〈『VISA』／「ビジネス脳のススメ」〉

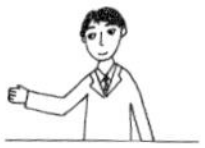

さらにさらに解説

いつのまにか機能している「自己維持」本能

変わっても気づかないのは、変わらないだろうという無意識の思い入れがあるからです。これは、自分という存在を、時間を超えて一定に保つことで、自己崩壊しないようにする作用、「自己の維持」に拠《よ》ります。いわゆる「恒常性《こうじょうせい》維持」の本能です。言い換えると、「変化盲」は、自分の心理状態を維持することに関与しています。「髪形が変わったのにどうして気づかないの」と言われてしまうことに対して、あえて言い訳を探せば、脳がそうなっているからしょうがない、となります。

エッセイで取り上げた『サイエンス』誌の論文では、脳のそうした性質をさらに深く調べて、新しい現象を発見しました。発見者たちは「選択盲《せんたくもう》」という名前をつけました。選択盲とは、「選んでしまったことに気づかない」ことです。スーパーでレジ

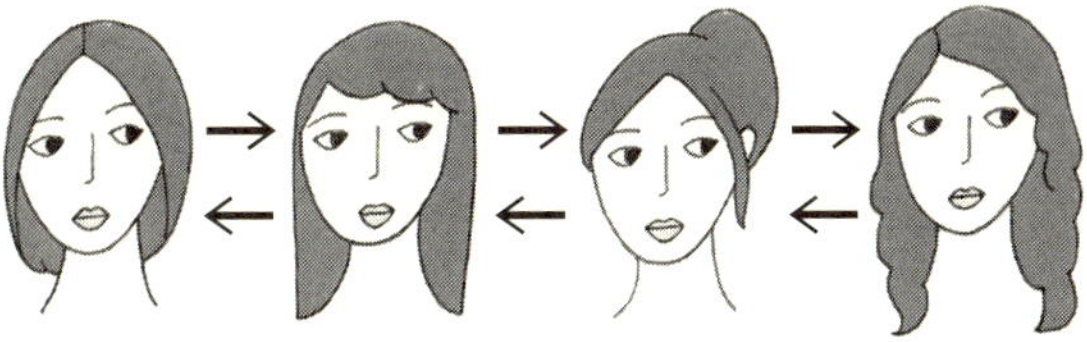

「彼女」はどう転んでも彼女である

打ちの店員が、カゴの中の商品を入れ替えても、お客さんは気づかない、といったようなことです。自分で選んだ商品なのに気づかないわけで、これは単に人の「髪形が変わった」ことに気づかないという「変化盲」よりも、さらに根強い思い込みだと言えます。

また、この論文の事例から、人間は、理由を後からつけてでも、自分の選択を正当化してしまう変な性癖があることが見えてきます。

会議で、何か意見を求められたとき、何らかの意見を述べたとします。その後に、反対意見が突然現われたとき、「反対意見のほうが自分の意見よりいいかも」とすぐには心が変わらず、むしろ自己弁護に入って「私の意見のほうがいい」と固持する傾向が生まれることが、心理学的には古くから知られています。

最初に言った意見をすぐに曲げないのは、曲げると「あいつ、かっこ悪いな」とか「自分の意見もないの?」と思われるのではないかという、〝見栄《みえ》〟や〝意地っ張り〟といった表面的な心理からではなく、「自己を維持しようとする本能」のようなものがあるからです。

素直な心で胸に手を当てて思い返せば、似た経験は誰にでも心当たりがあるでしょう。その性格があまりに極端になると「あいつは頑固だな」ということになるわけです。議論好きな人は、本心から議論が好きというより、自分の意見がうまく変えられなくて、無駄をしてしまっていることが多いように感じます。これについてはフランスの思想家ジョゼフ・ジュベールの名言に譲りましょう。「自分の意見を引っ込めないものは、真理より自分自身を愛している」。

「言い訳」も根本を辿《たど》ると、「自己の維持」、「恒常性の維持」への本能ということになってくるのでしょう。人から聞いた情報や意見にすぐになびいてしまうのは、自己崩壊に繋《つな》がるわけです。

人間には、縁起を担《かつ》ぎたくなるという性質があります。一回うまくいったら、もう一回やってみたくなるというのも〈恒常性の維持〉の一種です。同じスロットに賭けたくなるような心理です。たとえば、選挙でも、政策に対する特別の思い入れがある候補者がいなかったら、「前回、当選した人に投票しようか」という心理があって、新人は当選しにくい傾向があります。

人間には、「今のままでいいや」という心理がどうしてもあります。会社や上司に不満があったとしても、「まあ、そうなんだから、しょうがないか」という人が多い。まあ、だからこそ会社が成立するのですが。

融通のきく記憶、きかない記憶

自己維持の本能は、実は、学習においても重要な役割を担《にな》っています。何かを学習するときに、学習のスピードが重要になります。意外に思われるかもしれませんが、学習は速すぎてはいけません。

私自身もときどき、コンピュータで「神経回路モデル」を作って、何かを学習させる実験をします。ここでは、たとえば、「あ」という文字を自動認識するアルゴリズム（問題を解くための手順）を考えてみましょう。理想的な、つまり典型的な形の

「あ」の文字を見せて、それを「あ」だと覚えさせるのは簡単なことです。そのようなプログラムを組めばよいだけのことです。

しかし、世の中には、さまざまな形の「あ」があります。丁寧に書いた「あ」、走り書きして崩れた「あ」、あの人が書いた「あ」、この人が書いた「あ」。すべて「あ」です。この千差万別の「あ」を、コンピュータは「あ」であると認識しなければいけません。つまり、「あ」に共通した特徴を抽出する必要があるわけです。

認識に必要な行為は「特徴抽出」だけではありません。「識別」もまた必要です。世の中に存在する文字は「あ」だけではありません。「お」「め」「古」「画」など、「あ」のある特定の特徴だけを選り抜いたのでは、区別できないような形の類似した文字が多く存在します。

そこで、コンピュータに、『「あ」であるもの』と『「あ」でないもの』をできるだけ多く提示して、『「あ」であること』の一般ルールを覚えさせるわけです。アルゴリズムの詳細については、ここでは述べませんが、このときキーとなるのは「学習のスピード」です。

学習が遅すぎるのは、もちろん論外で、覚えるまでに時間がかかってしまっては経済的とはいえません。かといって、学習が速すぎても「あ」を上手に習得できません。

なぜなら、〝つい先ほど〟見た「あ」に強い影響を受けてしまうからです。

順応があまりに速くて、『さっき見た「あ」が「あ」である』と覚え込んでしまうと、次にきた「あ」が、少しでも異なる形をしていると、それはコンピュータにとっては「あ」ではなくなります。そのコンピュータにとっては『先ほど見た「あ」こそが真の「あ」である』からです。それでは困るので、再び『今見えている「あ」が「あ」である』と覚え直せば、今度は『この新しい「あ」こそが「あ」なのだ！』と理解してしまって、先ほどの「あ」を認識できなくなってしまいます。

なんだかややこしい話ですが、要するに、学習が速いと、見かけ上の情報だけに流されてしまって、「あ」の〝本質〟に近づけないということです。せっかく記憶しても、それは融通のきかない断片的な知識にすぎません。これを「過剰適合」、あるいは「過学習」と呼びます。

こうして眺めると、見えているもの、感知したものをより一般化して、うわべの情報に惑わされないようにすることが、学習において重要であることがわかります。そのために必要なプロセスが「学習を遅くする」ということなのです。ゆっくりと覚えることによって、ものごとの表面下を共通して流れる根底的なルールに気づくことができるわけです。

つまり、勉強していて「なかなか覚えられない！」と嘆いたとしても、そもそも脳はそうやってできているわけで、これぱかりは仕方ありません。子どもは学習のスピードが速いといわれます。しかし、子どもの頃の正確で迅速な暗記力よりも、大人の柔軟性に富んだ能力のほうが、はるかに応用性があり、実用価値が高いといえます。

大人の記憶の性質に見るように、上《うわ》っ面《つら》の情報には流されにくい脳の性質も「自己維持」、「恒常性維持」として広く捉《とら》えてよいと思います。

コンピュータで脳を再現しようと試みると、私たちが普段何気なく行なっていることが、意外にも、きわめて高度な情報処理によって支えられていることに気づかされます。これこそがコンピュータ・ニューロサイエンスの醍醐味《だいごみ》のひとつです。

⑧脳はなにかと熱中する

——脳の出来、不出来を決定づけるものとは

２００３年の年末にイギリスの科学専門誌『ネイチャー』オンラインで、「七人の侍」と題し、過去一年間で難題に立ち向かった科学者七人にスポットライトが当てられた。[1] 脳科学の分野からはアメリカの心理学者メイツェル氏がそのリストに名を連ねている。同年7月に『神経科学雑誌』に発表した論文が評価されたのだ。この研究はネズミの知能における個体差に焦点を当てたものである。[2]

頭の切れるヤツ切れないヤツ、記憶力のよいヤツ悪いヤツ。人によって脳力に差があることは私たちも日常的にうんざりするほど味わわされている。個体差があるのはなにも人間に限ったことではない。私はネズミを使って多くの迷路テストを試した経験がある。すると気づくのだが、「できるネズミ」と「できないネズミ」がどんな集団にも必ずいるのだ。さらに面白い事実は、できるネズミはどんな種類のテストが課されても「平均的によくできる」ということである。この理由を詳細に調べ上げたのがメイツェル博士の受賞研究だ。

博士によると、こうした「なんでも一様にできる能力」が、個々の仕事のできる・

できないの約五〇%を決定しているという。だから、試験を一つ行なえば、他のテストの成績も半分程度は予想できてしまう。残念ながら個人の仕事能力というものは、すでに決まってしまっているものらしい。

それにしても一体なにが脳の出来・不出来を決定しているのであろうか。これが解明されれば、「仕事のできるヤツ」に変身するのも夢でなくなるかもしれない。この点に関して、メイツェル博士は、個々の「行動性（どれだけ活発に動き回るか）」や「体重」は知能には無関係であると結論づけている。こうした点よりもむしろ「好奇心」や「注意力」が重要なファクターになっているという。どんな仕事でもよくこなす人は「集中力」が高いということらしい。

『ニューロン』誌に報告されたカンデル博士の論文は、集中力と脳の関係性について報告している。[3] この研究で対象にされた脳部位は「海馬《かいば》」である。海馬は「記憶力を決定づける重要部位」だ。海馬には、特定の物事に反応する神経細胞が多数発見されている。その中でもとりわけ有名なものは「場所」に応じて活動する神経細胞で、自分の居場所を覚えるのに重要であると考えられている。カンデル博士はこの神経の反応性が「集中力」に強く左右されることを発見した。

初めての場所を訪れるとき周囲の風景により注意を巡らせたほうが、海馬の神経がより激しく活動し、しかもこの活動パターンはより長く海馬に定着することがわかった。強く刻まれたパターンは思い起こすことが容易であることも同論文で鮮やかに示されている。脳のスペックは、好奇心や注意力によって向上しうるわけだ。

〈『VISA』/「ビジネス脳のススメ」〉

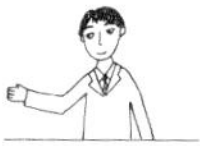

さらにさらに解説

記憶力のよしあしを決める「七つの遺伝子」

「脳に差があるか?」――こういう問いは答えにくいのですが、はっきり、言えば「人によって差はあります」。

　私が衝撃を受けたのが、２００６年の『米国科学アカデミー紀要』に載った論文です[4]。そこでは何百人という人の記憶力が調べられました。記憶力のよくない私も日常から痛感しているように、実際、人によって記憶力のよしあしがあります。そこで、参加者全員から採血して、ＤＮＡ検査をしました。遺伝子をしらみ潰《つぶ》しに調べていったのです。

　遺伝子には「遺伝子多型《たけい》」と呼ばれるものがあります。同じ働きをする遺伝子であっても、その遺伝子のＤＮＡ配列が少しだけ人によって違っているので、分子の働きの効率が違ったりします。たとえば、アルコールに強い人や弱い人などは遺伝子多型の典型例で、これはアセトアルデヒドを分解するアルデヒドデヒドロゲナーゼという酵素の活性効率が人によって違うのです。これは遺伝で決まります。

遺伝子の組み合わせには、いろいろなパターンがあります。この論文では、「記憶の遺伝子」を調べていて、先の記憶テストの成績と関連性の高い遺伝子を探したところ、実際に七つ、見つかりました。その遺伝子を持っている人は記憶力がいいし、持っていない人は記憶力があまりよくないらしいのです。つまり、赤ちゃんが生まれた時点で、DNAを調べれば、その子は将来、記憶力がいい人になるかどうかが、わかってしまうということです。なんだか怖い話です。なぜなら、大学入試や入社面接も、古典的なテストはもう不要で、血液を提出するだけでよい、などという話になってしまいかねないわけですから。

ただ、遺伝子で人の能力のど、こ、ま、でが決まっているかは非常に曖昧《あいまい》で、まだ確定には至っていません。確かにその「七つの遺伝子」は記憶力のよしあしを、ある程度は決めているというのですが、その七つの遺伝子だけですべてが決まるわけではなく、記憶力に関係する遺伝子は、ほかにも数十あるだろうと著者は言っています。

また、著者らも論文中にきちんと書いているのですが、記憶力に関係する遺伝子が、全部見つかったとして、それで記憶力について全部わかるかというと、やはりそうではありません。当然、「環境因子」も関係してきます。環境と遺伝子がどのくらいの割合で寄与しているかも、まだはっきりしません。「半々だ」と言う研究者もいれば、「八割ぐらい遺伝子で決まっていて、努力で変えられるのは二割だ」と言う人もいます。専門家の間でさえもそれほどまでに意見が分かれてしまって一致をみないということは、逆に言えば、遺伝子は強く関係しないという見方もできます。なぜなら、もし遺伝子だけで決まっているとすれば、相関はもっと明白になるわけですから、科学者同士で意見が割れるはずがないのです。

「絶対音感」も遺伝子が決めている？

誰もが天才的だと認めるイチロー、彼はきっと高性能の遺伝子を持っているんだろうと思います。しかし、いい遺伝子を持っているだけでは今のような素晴らしい成績は出せなかったはずです。素晴らしい教育を施す親もしくはコーチにめぐり会うといった幸運も必要でしょうし、何よりも大切なことは、本人の努力です。

わかりやすい才能の例が「絶対音感」です。

絶対音感は、小学校に上がる前くらいまでに身につけないと、基本的には一生身につかないと言われています。幼稚園の児童が、みずからソルフェージュ（旋律をドレミ音名で歌う練習曲）をやりたいと親に訴えるはずがありませんから、絶対音感を持てるかどうかは、親もしくは周りに教える人がいるという環境が大切です。

一方で、残念なことに、絶対音感も訓練しさえすれば、誰にでも身につく能力だというわけではありません。身につくかどうかは、どうも遺伝子で決まっているようです。少なくともそう主張する脳研究者がいます[5]。

「才能」がある程度、遺伝子で決まっているとしたら、それはもうそれで仕方ないと思うほかありません。逆に言えば、あることにチャレンジしてみて、「おれ、この才能ないな」とわかったら、割り切ってあきらめるのも一つの方法です。

たとえば、私はスポーツが好きですが、しかし、ただ好きなだけです。やってみてもまったく上達しませんので、「スポーツ系の遺伝子を持っていないんだ」と、さっさとあきらめ、それよりも才能が少しでも見込みのありそうなところに労力と時間を注ぐようにしています。一生の時間は限られていますから。少なくとも私の場合は、「才能は遺伝子で決まっている部分もある」と潔《いさぎよ》く割り切れるのが、一つの手段としてよかったのだと思います。

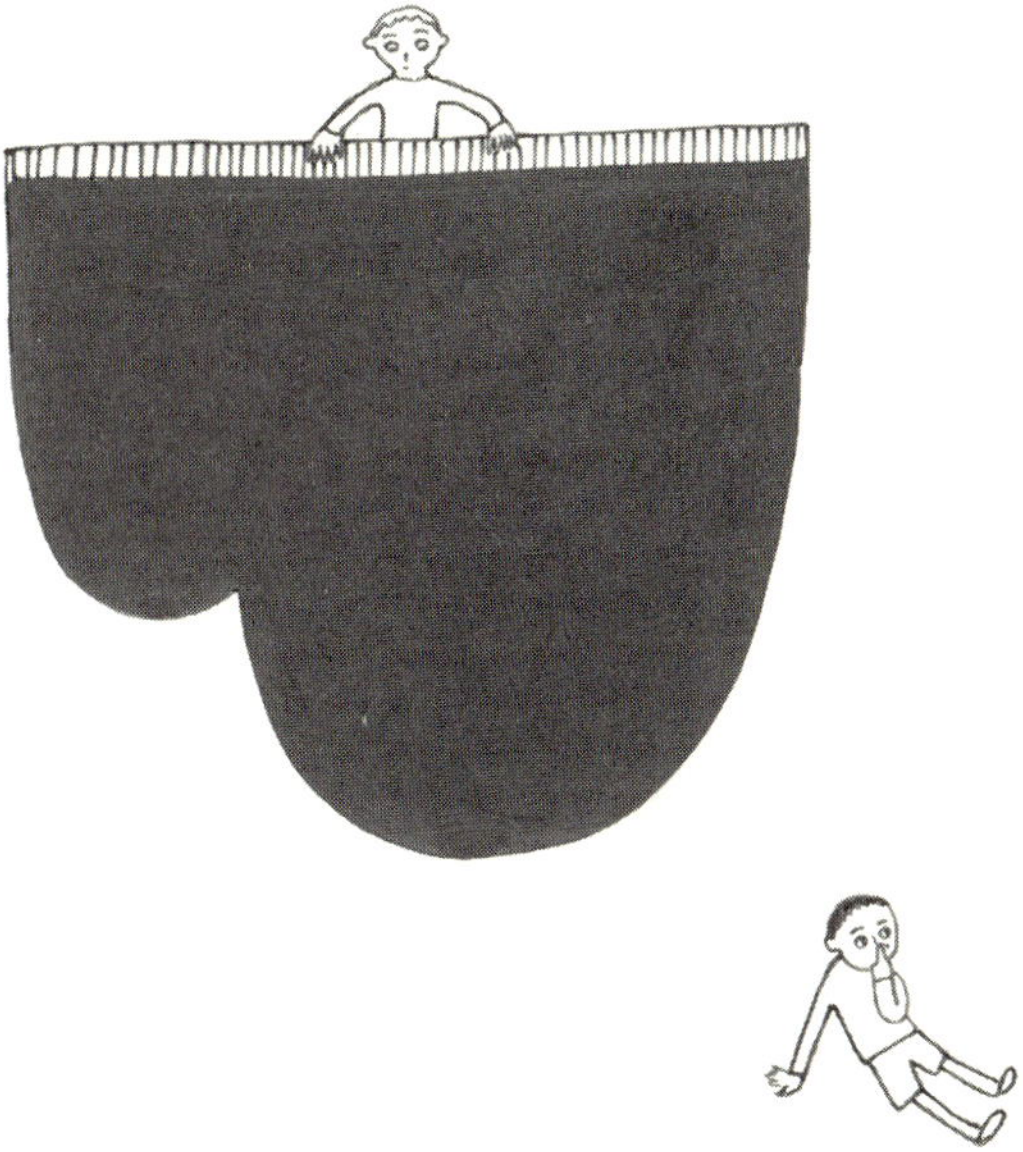

遺伝子が握る不思議。たとえば、「絶対音感」

求む！「熱中遺伝子」

遺伝子がよくて、たとえば、絶対音感を習得できる能力を持って生まれたとしても、結局は訓練を受けなければ習得できないということ、つまり、いい遺伝子を持っているだけではだめだということは、明確な事実です。

バイリンガルとか絶対音感などは、本人の意思や向学心というよりも、両親の教育観や生活環境が大切になってきますが、記憶力となると、これは親ではなくて、成長後の本人の努力に拠《よ》るところも大きくなります。記憶力が生まれつきいいか悪いかよりも、本人のやる気、集中力、根気強さ、そういったものが重要です。

「ＩＱテスト」の設立に貢献した一人に、ビネーという人がいます。彼は、人間の能力にはいくつか大切な要素があって、そのうちの一つは熱意、つまり「熱中する能力」だと言っています。

いくら記憶力や計算力などに優れた脳を持って生まれたとしても、あるいはそうでなかったとしても、結局、最後はやる気や集中力がなければだめなのではないかという気が私もしています。そうなると、「やる気」がどこから生まれるのかという話になってきます。

ところが、やる気も、また遺伝子ではないかという人がいます。科学者の言い出すことは、本当に切りがありません。でも、確かに周囲を見回してみると、何かを見たり聞いたりしたときに「ふうん、だから？ それがどうしたのさ」と冷めた人もいれば、「え？ それ面白い！ 次にどうなるの？」と身を乗り出して、熱心に耳を傾ける人もいます。要するに、そうした性格すらも遺伝子の違いなのではないかというのです。

だとしたら、記憶力がいいとか、要領がいいとか、器用だといった能力よりも、「興味を持って熱中できる遺伝子」のほうが重要ではないかと、私には思えてくるのです。となると、この本を読んでくださっている読者の皆さん、少なくともここまで読んでくださっている読者の皆さんは、継続力という意味でよい遺伝子をお持ちなのだと思うのです。

いずれにしても、遺伝子と能力や性格の話題は、まだ科学の現場でも確定的な結論が得られていませんので、今のところは、あまり気に留めすぎないほうがよいと私は思っています。

⑨脳はなにかと錯覚する

――ヒトも動物も、なぜか〝赤〟が勝負強い

花の色は　移りにけりな　いたづらに　我が身世にふる　ながめせしまに（『古今和歌集』）――古来「色」という言葉には、光《フォトン》という物理的基質を超越した深淵《しんえん》な響きがある。

2005年の『ネイチャー』誌に掲載されたわずか一ページの科学論文は、色が私たち人間の心理に及ぼす影響を鮮明に炙《あぶ》り出している。[1] ダーラム大学の進化人類学者ヒル博士の研究である。その成果を一口に言い表わすと、「赤色は試合の勝率を上げる」、というものである。

ボクシングやレスリングなどの格闘競技では、選手のウエアやプロテクターに赤色と青色が割り当てられる。私たち素人《しろうと》の考えるところでは、赤色を着用したときと青色を着用したときの勝率は同じはずである。ところが、ヒル博士がアテネ・オリンピックの格闘競技四種の試合結果を詳細に調査した結果、すべての競技について、赤の勝つ確率が高いことがわかった。赤の平均勝率は五五％というから、青よりも一〇％も高い勝率になる。実力が拮抗《きっこう》した選手同士の試合だけを選別して比較したところ、赤と青の勝率差はなんと二〇％にまで拡大した。

さらに博士は調査対象をサッカーにまで広げ、ヨーロッパ選手権のデータを分析している。赤色とその他の色をユニホームとして使用している五つのチームに着目したところ、赤のユニホームで臨んだ試合のほうが得点率が高いことがわかった。驚くべき結果である。

「色」が行動や思考に及ぼす影響を扱う学問は「色彩心理学」と呼ばれる。赤は燃えるような情熱を、青は憂鬱《ゆううつ》を暗示する傾向は、民族を越えて普遍的であると考えられている。たしかに自然界において赤色は、血や炎に通じるものがある。赤を特別扱いする傾向は人間だけではないようだ。サルや鳥類や魚類では、一部の体色を変えることで攻撃性を増したり、異性に強くアピールしたりする種は珍しくない。このとき使用される色もやはり多くの場合、赤である。

ゼブラフィンチと呼ばれるブンチョウによく似た鳥を使った研究で面白いものがある。ブリストル大学のカティル博士の行なった実験である[2]。この種の鳥には胸羽の模様が赤色のものと緑色のものがいるが、赤色の鳥のほうがエサをとるのが上手《うま》いという。そこでカティル博士は、緑毛のゼブラフィンチの胸をペンキで赤色に着色してみた。するとこの鳥の獲餌《かくじ》量が増えた。スポーツ選手のユニホームで見られたような現象が鳥にも見られるというわけだ。ヒル博士は赤色が相手を無意識のうちに威嚇《いかく》し、優位に立ちやすい状況を作るのではないかと推測している。もしかしたら「真っ赤な顔」で怒るというのもそれなりに意味のある行動なのかもしれない。

さて、冒頭に載せた歌。これは絶世の美女と謳《うた》われた小野小町《おののこまち》が、はかなく散りゆく桜に、自分の衰えゆく美貌《びぼう》を切なく投影した名歌として知られている。ある化粧品会社は赤色の反射を活用したファンデーションを販売している。赤い光は肌の奥深くまで届くので、表面の情報を拾いにくい。結果としてシワや毛穴が見えにくくなる。つまり美貌さえも赤色で勝負というわけだ。プライベートでもラッキーカラーは赤色なのかもしれない。

〈『VISA』／「ビジネス脳のススメ」〉

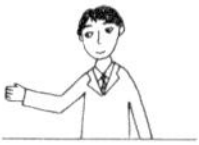

さらにさらに解説

人間の目が感じられるのは「赤」「緑」「青」だけ

「色気」、「色男」、「色を好む」といった言葉があるように、日本人にとって色は、単に目に見える物理的な光波長の特性を表わすのではなく、情緒面での愛情や欲情のようなものまで含めて「色」と捉《とら》えているように思います。

一方、生物学的な意味での「色」は、目が感知できる光（可視光）が脳に生み出す一定の特質を指します。ヒトの目が色を感じるのは「R（レッド）」、「G（グリーン）」、「B（ブルー）」の三色だけ。それらの組み合わせで、私たちは紫やオレンジなどいろいろな中間色を認識します。

物理学的にいえば、光、つまり電磁波は、もっと短波なものから長波なものまで広範囲にわたってあるわけです。しかし、ごく限られた波長領域の、しかも特定の三点

（三色）しか、ヒトには感じられないのです。にもかかわらず、これほどまでに視覚世界が彩《いろど》り豊かに見えるわけですから、実際の光学世界は、もっともっと鮮やかなのだろうなあと想像されるわけです。

ところで、日本語を見ていると、青と緑をどこまで区別していたのだろうかと思うときがあります。「目に青葉」というときの〝青葉〟。これは、ブルーではなく緑です。信号機の「青信号」も、決して青ではなく、どちらかといえば緑色です。こんな具合に、日本人は伝統的に、青と緑をあまり区別しない傾向があるようです。だからといって日本人が色をおろそかにしてきたかというと、決してそんなことはありません。日本語には、色を「喩《たと》え」として表現する言葉が多くあります。うぐいす色、水色、山吹色など。

英語でいう「ピンク」に相当する単語も日本語にはありません。だからカタカナでピンクと書きます。日本語では、桃色、桜色、薄紅色などのように、実在するものに喩えた借用名になります。こうした命名法が多いのは、日本人独特の感性なのかもしれません。

日本人が、伝統的に色を大切にしてきたことは、「襲《かさね》の色目」を見ても、よくわかります。色の組み合わせに名称がついているのです。たとえば、「十二単《じゅうにひとえ》」はいろいろな色の衣装を重ねて着ますが、そんな色の組み合わせにきちんと名前があるのです。二色のセットに対しても、「青朽葉《あおくちば》」とか「木蘭《もくらん》」といった名前がついています。昔の人は、「襲の色目」という、いわば教科書のような典型リストを参考にしながら、衣装の色合わせをやっていたわけです。単体の色だけでなく、それを組み合わせたときの複合効果、つまり「全体として受ける印象」を別の色特性として扱うという習慣は独特な風習で、私たち日本人が誇るべき感性だと思っています。

動物が見る色

ところで、闘牛士が使う赤い布。ウシは赤を見ると興奮して攻撃してくるといわれます。ものの本を読むと「ウシは色盲だから、あの赤には意味がない」などとトリビア的に書かれていることがありますが、もちろん、そんなことはありません。ウシは色が見えています。ただし、網膜を調べてみると、青とオレンジの二種類しか見えていないようなのです。[3]だから、ウシに赤が見えるか見えないかと問われたら、「赤色の旗は見えてはいるだろうけれども、ヒトが言うような、あの〝赤〟ではないはず」という答えになります。

バームクーヘン、どっちが大きい?

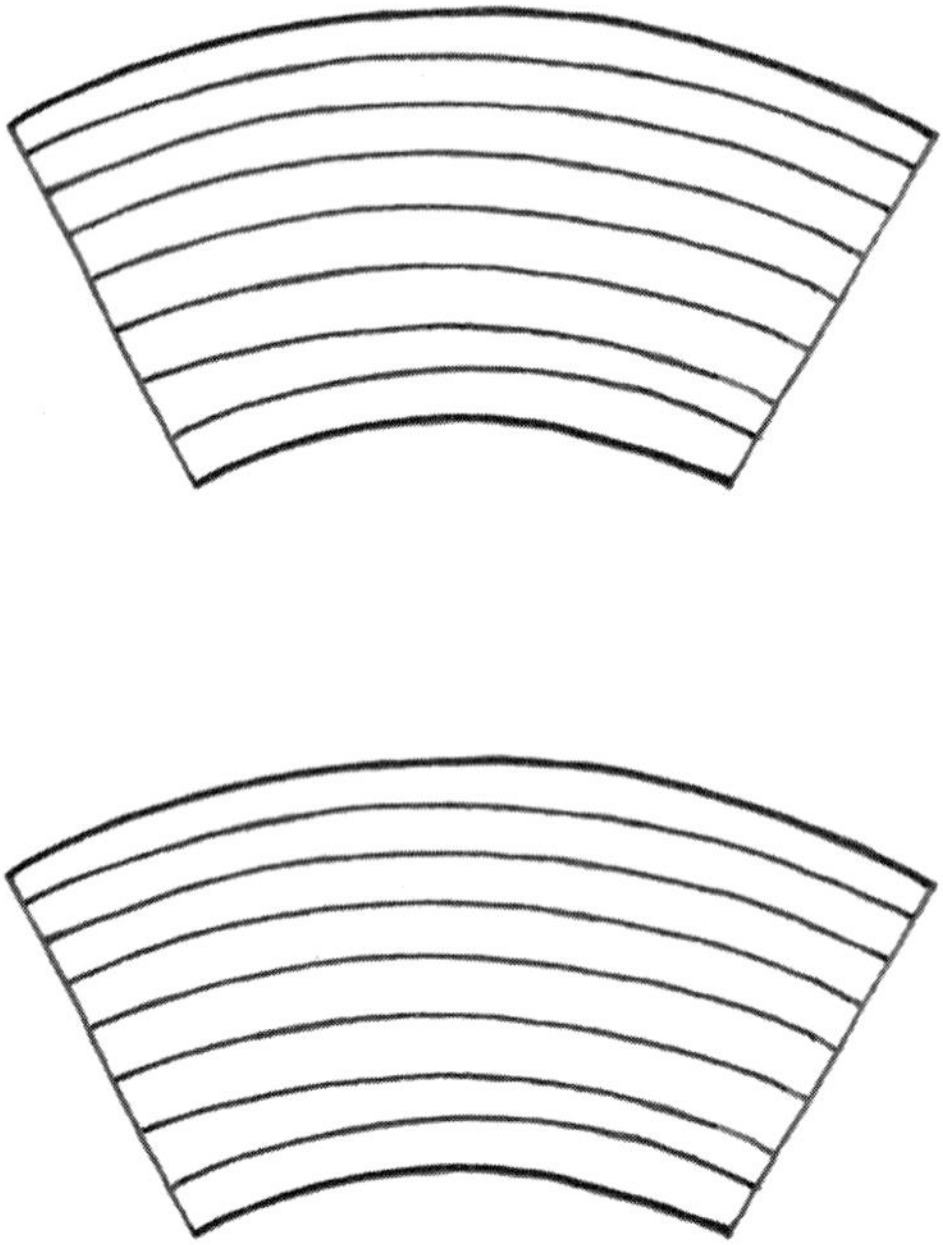

下のバームクーヘンのほうが大きく見えるが、大きさは同じ
(「ジャストローの図形」)

花の中心部、どっちが大きい?

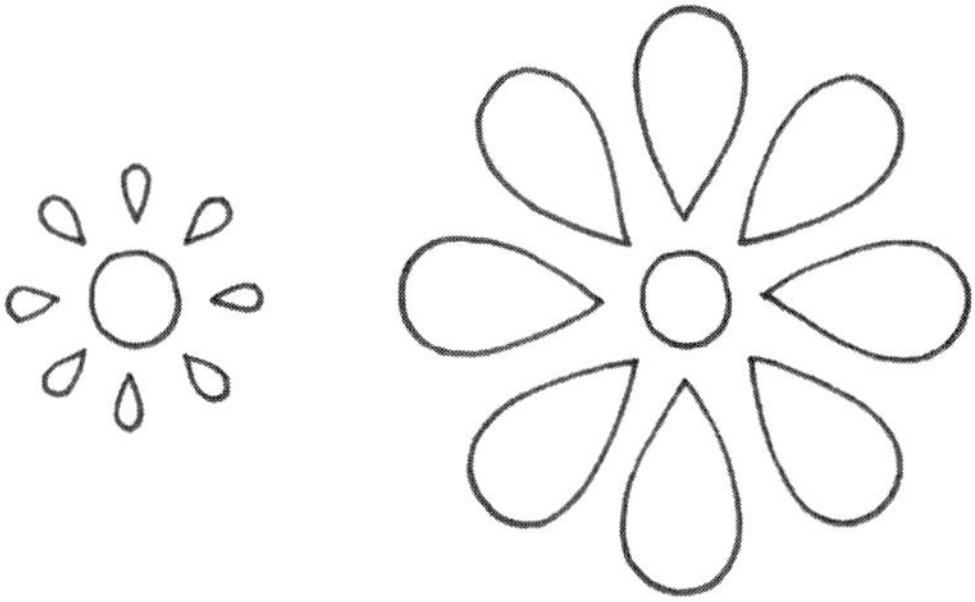

左のほうが大きく見えるが、こちらも大きさは同じ。周囲が小さければ大きく見え、大きければ小さく見える錯覚
(「エビングハウス錯視」)

ヒトは赤緑青、いわゆるＲＧＢの三色が見えますが、でも、色をそのまま見ているのではなく、かなり補正を行なって認識しています。光の波長と心に立ち現われる色とは、基本的にはあまり関係がなく、人間が勝手にそういう色だと思い込んでいるだけのようです。これは色の錯覚を利用したトリックアートを見れば、よくわかります。

柔道着は「白」より「青」のほうが勝てる⁉

「色」が心にどのような影響を及ぼしているか、古来、世界中で研究が行なわれており、「色彩心理学」という分野ができています。

色彩に心理学が使われた例としてはファストフード店があります。

ファストフード店が作られはじめた頃は、店舗の内装に、赤がよく用いられました。赤は肉や血を想像させる色なので、お腹の空《す》いた人は食欲をそそられ、思わず店に入ってしまいます。ところが、食べてお腹いっぱいになると、先ほどの赤が肉や血をイメージさせることから、今度は逆に居心地が悪くなって、すぐに店を出ていくので、客の回転が早くなるというアイデアです。ただ、最近の店は「心地よさ」もブランドイメージとして重視しているので、真っ赤な色で内装を施す店は以前ほど見かけなくなりました。

そんなとき、先に述べた論文が発表されたのです。その内容はある意味、衝撃でした。

この論文は、ボクシングやレスリングなどの格闘技で「青より赤のほうが勝つ確率が高かった。だから赤には、相手を威嚇《いかく》する力があるのではないか」という趣旨でした。ところが、この発表の五カ月後に、「赤が相手を威嚇するというのは言い過ぎではないか」、という反論が出ました。[4]

たとえば、柔道着は赤と青ではなく、白と青です。日本人の感覚だと、柔道着は伝統的に白なので、白のほうが馴染《なじ》みがあって勝負強い印象を抱くのですが、実際に統計をとってみると、青のほうの勝率が高いことがわかりました。つまり、色によって優劣があること自体は間違っていないけれども、白と青だったら青のほうが強いのだから、赤だけが「強い色」だとは断定できないのではないか、というのが反論の趣旨でした。

それにしても、白より青のほうがなぜ強いのかと、改めて考えてみると不思議です。同じ体格の人が着たら、膨張色の白のほうが、体が大きく見えるはずです。青は英語でいうとブルー。つまり憂鬱《ゆううつ》やセクシーさを表わします。「ブルーな気分」という言い方があるように、青にはあまり強そうなイメージがないのですが、実際に試合結果を調べたら、青は強かったということですから、青が心理学的にどういう効果があるのか、興味ひかれるところです。

まだ知られていないところでは、囲碁の白と黒。これはどちらが強いのでしょう。囲碁では、格上の棋士が上手《うわて》で、白と決まっています。ですから、当然、勝率だけを見ると白のほうが強いのですが、もしランダムに白と黒を決めたら、どちらのほうが強いでしょう。もし白のほうが色彩心理効果が強くて、しかもルール上強い人が白を取るのであれば、格上の相手に勝つのは余計に難しくなりそうです。機会があったら調べてみたいと思っています。

クジャクの羽根はどうやって彩《いろど》られるのか

色を使って誇示することは、いろいろな動物が行なっています。多くの鳥や昆虫たちは色が見えるので、華やかな色でアピールして異性をひきつけます。花の色が美しいのも同じことです。

私が不思議に思うのがクジャクの羽根です。発生学的に、クジャクの羽根の模様はどのようにできるのでしょう。

今、仮に、自分が一枚の羽根の、さらにその中の一本の細い毛になったと想像してみてください。自分が紋様の中のどこにいて、だから自分は青の毛にならないといけないとか、黄色の毛にならないといけないとか、そんな任務をどうやって知るのでしょう。一本一本の毛色の辻褄《つじつま》が合って、全体としてあの華麗な紋様が織りあがる。あれはいったいどうやってできるのでしょう。一種の自己組織化（複雑な構造が自律的に形成されてゆくこと）のプロセスだろうとは思いますが、科学的に見ても興味ある事例です[5]。ちなみに鳥や哺乳類《ほにゅうるい》が持っている色素はメラニン、つまり橙《だいだい》や黒色系だけです。そのほかの鮮やかな色は、すべて表面構造による光の微妙な反射によって繊細に作られているのです。

生物は、そういう苦労をしてまで異性にアピールしようとしている、あるいはそういうことのできた個体が現在まで生き延びてきたのだといえます。

⑩脳はなにかと期待する

——当たらないのに「宝くじ」を買ってしまう理由

「このままでは命は一年も持たないでしょう。緊急に手術が必要です」──手術を受ければ健康体に戻って長生きできるが、ただし成功率は三〇%。失敗したら即死だという。さて、あなたは手術を受けるか。

こんな悲劇的な場面でなくても、私たちの生活は不確定な要素に対処せねばならない選択に満ちている。株を売買したり、企画を採用したりといったビジネス上のリスクから、限定品セールの行列に並ぶために早起きしたり、初めての料理に挑戦したりという日常的なリスクも含めて、すべては得られる期待値とのバランスを考えた知的な決断行動といえる。

ここでは簡単なゲームを想定してみよう。AとBという二つの選択肢がある。Aを選べば必ず五〇円を得られる。一方、Bは五〇%の確率で二〇〇円だが、五〇%の確率で〇円になる。一回だけ選ぶチャンスがある。さて、あなたはどちらを選ぶだろうか。多くの人はBを取るだろう。数学的にも、Bは平均一〇〇円の賞金が期待されるわけで、こちらを選択したほうが得策である。

しかし、高額になるとすっかり様子が変わる。Aを選べば五〇億円、Bは五〇％の確率で二〇〇億円か〇円という選択だったらどうだろう。Aを選ぶ人が多いのではないだろうか。期待される金額はBのほうが高いにもかかわらずだ。こうした現象を経済学では「Aのほうが〝期待効用〟が高い」と解釈する。報酬とその効力はほぼ対数関数の関係にある。金額が多いと安全性を重視する心理が働くわけだ。

『ネイチャー神経科学』誌に掲載されたデューク大学のプラッツ博士の、リスクに関する研究が興味深い。[1]博士はヒトではなくサルを実験に使うことで、生物がリスクに対処するときの本質的な原理を探求した。

博士はサルにAとBの選択肢を示した。何度でも選んでよく、どちらを選んでもご褒美《ほうび》のジュースがもらえる。ここではわかりやすいように、ジュースの報酬量を金額に置き換えて説明しよう。この選択ではAを選ぶと一五〇円もらえるが、Bでは二〇〇円か一〇〇円かのどちらかが五〇％の確率でもらえる。この場合どちらを選んでも、平均すれば一五〇円なので、価値としては同等である。ところが面白いことに、このケースでは、サルはBを選ぶ傾向がある。平凡は退屈なのだろうか。本能的に賭け（リスク）を好むようだ。Bの報酬を二五〇円か五〇円へと差を広げると、Bを選ぶ傾向はさらに強くなる。論文の中でプラッツ博士は、「後帯状皮質《こうたいじょう》」と呼ばれる脳部位の神経細胞がリスクを感知していることを発見している。

この研究のとりわけ面白い点は、Ｂの報酬を、三分の一の確率で二〇〇円、三分の二の確率で一〇〇円に、つまり、平均額がＡよりも低くなるように設定しても、サルは依然Ｂを選びつづけるという事実である。つまり、生物は本質的にギャンブル好きであり、結果として、自分が損をしている事実に気づかないことがあるというわけだ。ビジネスの現場でも、過去の成功した事業例を眺めてみると、顧客の盲目的な選択癖を利用しているケースが多い。

宝くじもまたリスクと報酬のトリックである。もちろん数学的な期待値からいえば「買わない」ことがなによりの得策である。今年、私は生まれて初めて宝くじを買った。もちろん本当に当たるなどとは信じていない。

ただ「夢を買う」とはよく言ったものだ。「もし三億円当たったら、どんな生活になるのだろう？」――家族の会話に笑顔が溢《あふ》れた。リスクの効用は報酬値だけでは測れないようだ。

〈『ＶＩＳＡ』／「ビジネス脳のススメ」〉

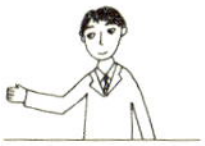

さらにさらに解説

なぜ「一〇〇〇円」ではなく「九八〇円」なのか？

一般に、私たちは高額の賭《か》けになるとリスクを嫌う傾向が表われます。

たとえば、パチンコ玉一個はとても安い値段です。「それだったら、まあ損してもいいか」と思ってパチンコをします。でも、もし一玉一万円だとしたら、やる人は今ほど多くないと思います。安い額は、リスクの危険性をぼかしてしまうし、高い額はリスクに対して敏感にさせてしまうところがあります。

実際に与えられるご褒美ではなく、その人がどのくらい価値を見出《みいだ》すかという、報酬に対する主観的な期待感を「期待効用」といいます。最近、期待効用や内面価値を表わす神経細胞が見つかり始めています[2-10]。「第一次視覚野」の活動にさえ、ある程度、内心的な価値が表われているようです[11]。

第一次視覚野は、目から入った情報がまず処理されるところですから、視覚情報の処理の初期段階から主観的な価値判断が混じってくるというのは面白いところです。つまり、脳はその作りからして、先入観が混じりやすく、結局ヒトは判断を誤りやすい生き物だとも言えそうです。ビジネスの現場では、そんなヒトの性癖がうまく利用されています。たとえば商品の値付けです。

ある商品を一〇〇〇円で売るか、九八〇円で売るか。

差額はわずか二〇円ですから、わざわざ九八〇円にすることは、売上げ的には大きな意味がありません。それどころか、レジで釣り銭を用意しなくてはならず、面倒です。でも、人間の心に立ち上がる差としては、一〇〇〇円と九八〇円とではかなり違います。一ケタ違うわけです。そうした内面的な価値判断を利用して、九八〇円と値付けをすることは、よくみられる戦略です。

人間が判断を見誤りやすいという例に、「誕生日パラドックス」があります。

「この人とあの人は、誕生日が一緒なんだよ。偶然だね」がそれです。学校のクラスに四〇人いて、同じ誕生日の人が最低一組いる確率はどのくらいだと思いますか。九〇％もあるのです。二三人の集団ですら、同じ誕生日のペアがいる確率はすでに五〇％を超えています。誕生日が一致する確率は、集団の中では予想外に高いのです。

こんな錯覚もあります。テーブルの上に、適当な組み合わせのコインをバラまいて「全部でいくらあるでしょう」と聞いたら、多くの場合、少なく見積もってしまいます。スクリーン上に多数の点を出して、その総数を聞いても同じ。やはり、少なく見積もってしまいます。

一から一〇までを足したら五五になることは、算数が得意だった人ならば知っているはずです。では、一から一〇までを掛け算したら、いくつになると思いますか？ わりと多くの人が「五〇〇〇くらいかな」と推測します。正解は、三、六二八、八〇〇。四〇〇万に近いのです。

ボールの落下点を予測できる物理的〈カン〉の凄《すご》さ

このようにヒトの予測の下手《へた》さは、数字に関して、よく見られます。ヒトの脳は抽象的な数字を扱うのが苦手です。その一方で、物理的な予測についてはわりと得意です。たとえば、野球のフライ。高く飛んできたボールの落下点に入ってキャッチする。私たちは〈カン〉で落下点がわかります。これを物理学の方程式で解こうと思ったら大変な計算量になります。ボールの初速度と方向だけでなく、風向きや空気抵抗、ボ

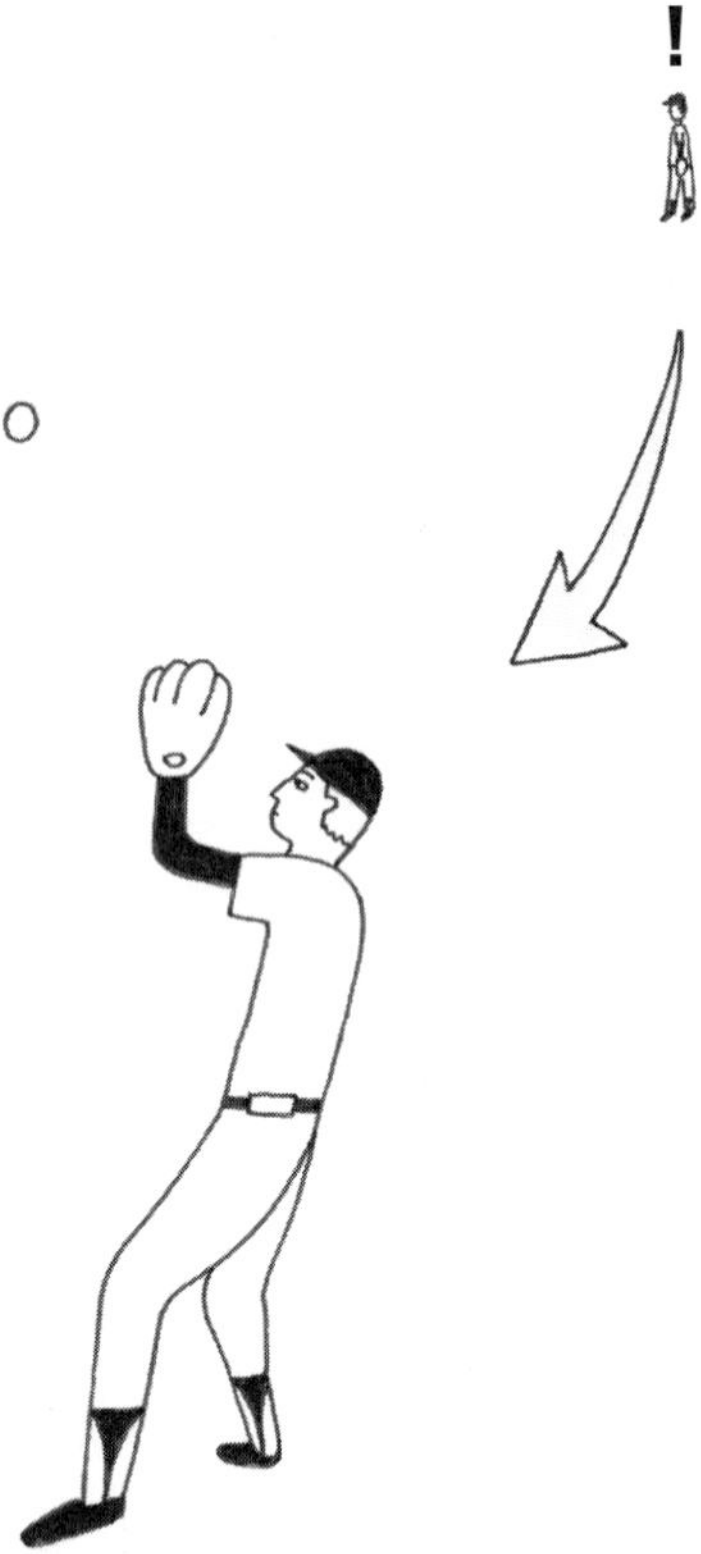

なぜ、ボールの落下地点が、「ここだ」とわかるのか？

ールの回転数などを考慮しなくてはいけません。現実世界では途中で風向きが不規則に変わることさえあります。コンピュータで計算するのはほとんど不可能なくらいです。でも、人間はカンで、素早く落下点に行くことができます。

⑪脳はなにかとウソをつく

——その〈選択〉に根拠はなかった！

相手の心が読めたらば――ビジネスにとって商売先の真意をつかむことは切実な問題である。ロンドン大学のシンガー博士が『サイエンス』誌に著した六ページの論文は衝撃的だった[1]。彼女は機能的磁気共鳴画像（ｆＭＲＩ）という装置を用いて、ヒトがなにかを感じるとき、脳がどのように反応しているのかを丹念に調べてきた科学者である。最新論文でもｆＭＲＩを用いている。

シンガー博士は、ｆＭＲＩで脳の活動を記録しながら被験者の右手に電気刺激を与えてみた。刺激を与えられれば、もちろん、痛い。そう、この実験は苦痛を感じるときの脳の反応を記録しようという試みなのだ。この結果、「視床《ししょう》」や「体性感覚野《たいせいかんかくや》」など特定の脳部位が反応することがわかった。これらの部位は、古くから「痛覚の通り道」として予想されていた経路であり、シンガー博士はそれを巧妙に立証したというわけだ。

ところが驚いたことに、痛みを与えられて反応した脳部位は「痛覚経路」だけではなかった。「帯状野《たいじょうや》」や「島皮質《とうひしつ》」と呼ばれる場所も同時に反応したのだ。謎《なぞ》めいた発見だった。なんのためにこうした部位までが活動するのだろうか。

回答は意外な実験からもたらされた。これらの部位は、自分だけでなく、他人が苦しんでいるのを見ているときにも反応することがわかったのだ。「痛いだろうなあ」とゾワゾワする感覚、あれに関係するのが帯状野や島皮質の活動だったのだ。他人の苦痛を感知する優しい神経。シンガー博士はこれを「同情ニューロン」と名づけた。ニューロンとは「神経細胞」のこと。

彼女の研究が面白いのは、しかし、ここからである。同情ニューロンが活動したのは、痛がる相手が近親や恋人だった場合のみで、見知らぬ他人の場合は反応しなかったのだ。ましてや嫌いな人が苦しんでいたら「ざまをみろ」という感じであろうか。「脳はウソをつかない」とはロンドン大学のターナー博士の言葉である。この事実を逆手に取れば、「相手が自分のことをどれだけ愛してくれているか」は、同情ニューロンを調べれば一目瞭然《りょうぜん》である。ｆＭＲＩは愛情診断に使えそうだ。

ベイラー大学のモンタグ博士も、同じくｆＭＲＩ利用の新たな可能性を示している。[2]彼はコカコーラとペプシコーラを飲んだときの脳の反応を調べた。ブランド名を知らずに飲んだときは、「前頭野《ぜんとうや》」に反応がみられたものの、両者の活動に大きな違いはなかった。しかし、ブランドを明かされて飲んだときには、「海馬《かいば》」などの別の脳部位までが反応し、面白いことに、コカコーラを飲んだときのほうが反応が大きかった。これはとりもなおさず、コカコーラのほうがブランド性が高く、広告戦略が成功していることを示している。

現在、市場調査はおもに消費者や流通経路を通じて収集した資料に基づいているが、この論文は「脳」の反応そのものが有効な市場指標であることを示している。神経の活動は面白い。「ニューロマーケティング」は未来の応用神経科学として注目を集めつつある。これに目を付けているのは一般企業だけではない。アメリカではＦＢＩがウソ発見器としてｆＭＲＩが活用できることに興味を示しているという話もある。脳科学は今、新しいビジネスの時代に入ろうとしている。

〈『ＶＩＳＡ』／「ビジネス脳のススメ」〉

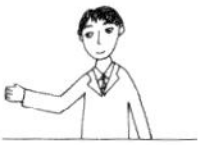

さらにさらに解説

相手の仕草を見て反応する「ミラーニューロン」

シンガー博士の「同情ニューロン」という発想に近いものは、それ以前に発見されていた「ミラーニューロン」があります。[3]

これは、「相手が何をしているかを見て反応する」神経細胞（ニューロン）のことです。たとえば、自分がシャーベットを食べているときも活動するし、相手がシャーベットを食べているときにも活動します。「鏡」に映したかのように、仕草に反応するということで、「ミラーニューロン」と呼ばれています。

それまでは、緑色が見えていたら緑色、リンゴが見えていたらリンゴといった即物的な事象に応答する神経細胞は多く見つかっていました。ところが、ミラーニューロンは、相手の仕草を見て、それが何であるかを解釈して、「シャーベットを食べてい

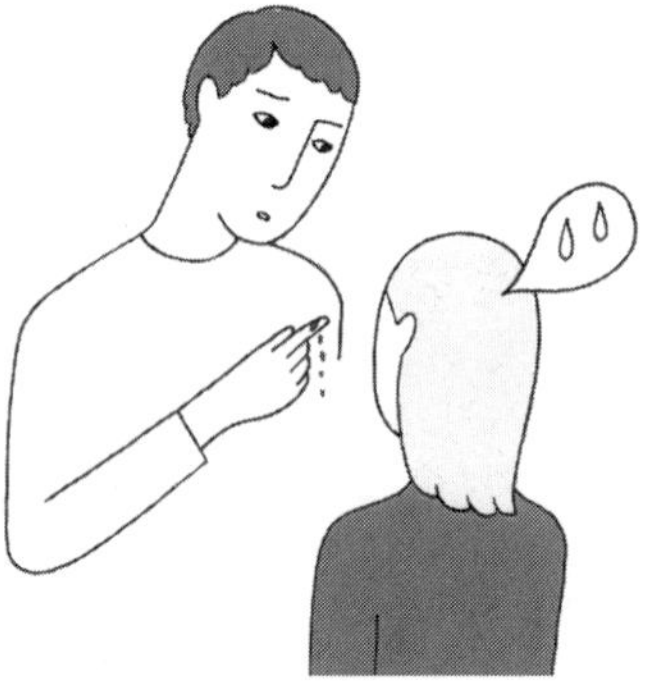

「同情ニューロン」は、あの人の苦痛を感知する優しい神経細胞

る」という行動の概念に反応する。しかも、仕草の主体が自分であろうと、他人であろうと反応するというのが大きな特徴です。

　そのミラーニューロンの延長線上にあるのが「同情ニューロン」です。

　自分が痛い思いをしたか、もしくは痛いだろうなと想像できるものを見て、反応する神経細胞。シンガー博士は、この神経活動についての続報を2006年2月の『ネイチャー』誌に出しています[4]。同情ニューロンは、たとえば「不正行為を働いた人に罰を与えたほうがいいのではないか」という方向に働く際の判断にも役立っているらしいのです。つまり、不正行為を許さないような社会管理、社会通念を生み出すのに、同情ニューロンやその他の関連した脳部位が一役買っているというのです。

シンガー博士はカードゲームで実験しています。カードゲームで不正行為をした人に対して、どれだけ罰を与えたらいいと感じるかを調べました。

面白いのは、男女差が見られたことです。男性のほうが同じ不正に対して強い罰を望むけれども、女性はそうでもない。むしろ罰を受けている人に同情する傾向があるらしいのです。つまり、相互に規制し合い、社会のルールや法律から外れたものを排除する規律を作りがちなのが男性。女性はどちらかというと、施しとか恵みとか、仮に相手が不正を働いたとしても、寛大さを持ち合わせています。

今の司法社会は、裁く側に男性が多いケースが普通です。それが、男女半々の裁判官になったら、男性はルールに則《のっと》って意見を言い、女性はもう少し直感としての意見を出し、その折衷案のような新しいバランスの判決が出るようになるかもしれません。

人間に賦与《ふよ》されたもう一つ別の遺伝子

ところで、ヒトが「社会」や「管理体制」を作るというのは、とても面白いことです。

そもそも「生物界のルール」の多くを規定しているのは「遺伝子」です。遺伝子によって、生命として必要な情報は受け継がれていくのですが、人間社会にはそれ以外にもう一つ別の遺伝子があります。それは、〈文化というルール〉です。

人間はどうしてルールを作るのでしょう。私は、集団の中でルールが自発的にできてしまうことをとても面白く感じています。そのルールは、ともすると、とても滑稽《こっけい》で、冷静に考えたら理不尽なことさえあります。

たとえば、サッカー。私たち人間は両手を自由に使える動物なのに、それをあえて使えないことにして、足でしか競技できないスポーツにしています。そういう風変わりなルールが、集団の中で自然に生まれてくるというのが不思議です。実際、社会集団のあるところには必ずルールがあります。「お祭り」や「お葬式」なども、そうですが、よくよく考えてみると理不尽で不可思議なルールが、その社会では常識としてまかり通っているわけです。

一つ言えることは、ルールを加えることによって、社会が面白くなるという点はあります。逆にいえば、ルールがない無秩序さ、ルールがなくなることのつまらなさ、というのも何となく理解できます。世界中のスポーツを見ると、ルールでわざと不自由さを作って、〈不自由が生む面白さ〉を人間は楽しむ余裕を持っているように思い

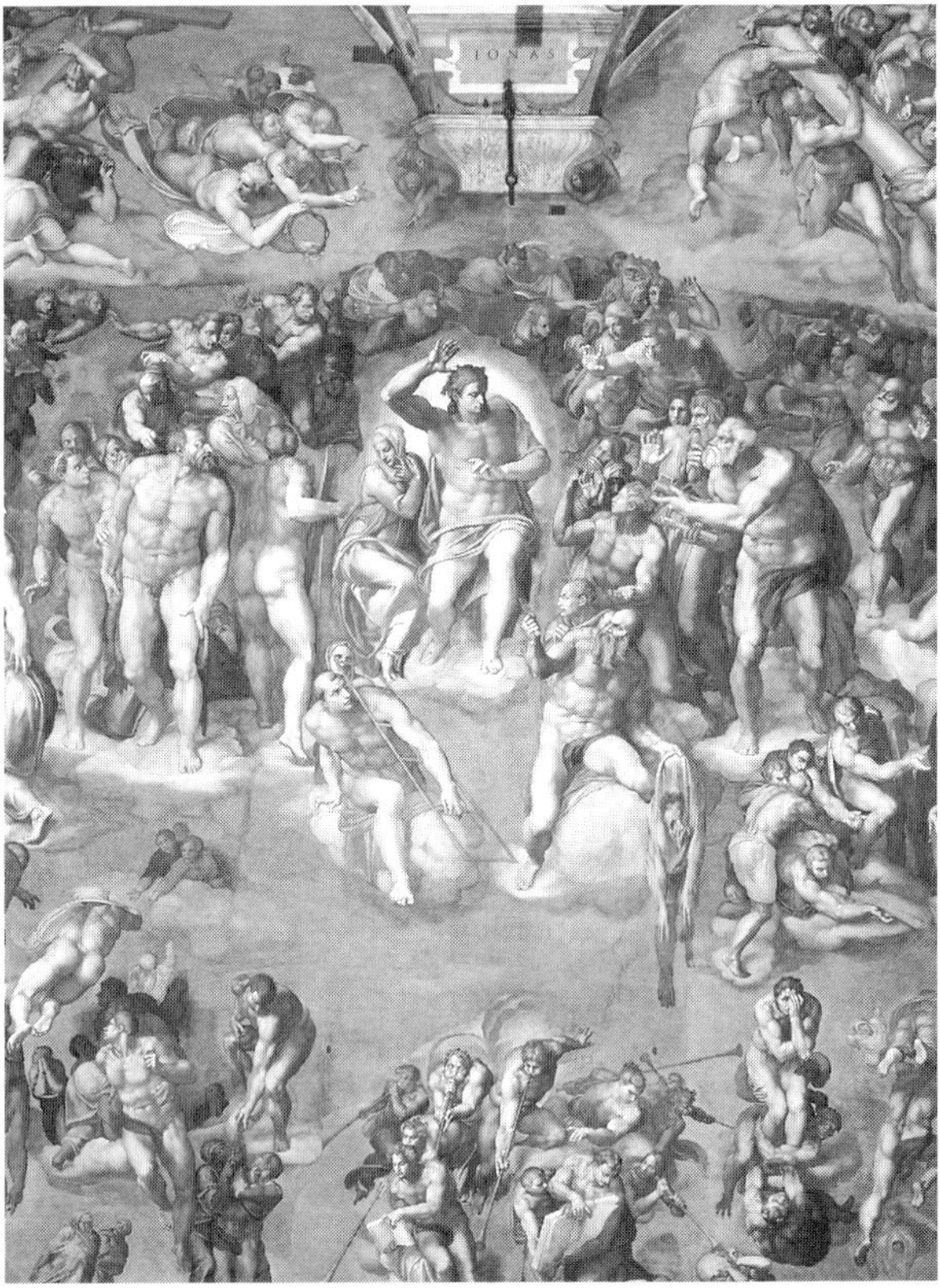

ミケランジェロ作『最後の審判』(1536−1541／バチカン博物館所蔵)。システィーナ礼拝堂の祭壇に描かれた壁画。聖人の頭上の光輪や天使の羽を描かないなど、当時のキリスト教芸術における＜ルール＞を破っている。　(写真提供／ユニフォトプレス)

ます。

ルールに関して、面白いのが芸術です。

たとえば、絵画の世界には、昔、キリストや聖母は青と赤の衣裳《いしょう》で描かなければならないというルールが歴史上長くありました。それをラファエロは『小椅子《いす》の聖母』という絵で緑と赤に変えています。緑と赤は補色関係にあるので、カンバスの上でなじみがよいのです。そのなじみのよさを優先するために、ラファエロはルールを破ったわけです。ミケランジェロも『最後の審判』で、キリスト教社会に堅く存在していたルールを多くの点で破っています。聖人の頭上のヘイロー（光輪）や天使の羽を描かないなどのルール違反は、当時の教会関係者には屈辱的だったのではないでしょうか。しかし、大傑作となった。

ルールを破る面白さ、そこから生まれる躍動感、ダイナミクス、そういったものに芸術の醍醐味があるように思います。ラファエロやミケランジェロが行なったルール違反は、その後、それがスタンダードになりました。そして、その新ルールもまた後世の芸術家によって破られてゆくわけです。芸術は、ルールの生成と崩壊の交替ダイナミクスです。

音楽も同じです。

ハイドンは、曲のテンポや調や構造などを決め、交響曲やソナタ形式といった音楽の「型」を作り上げました。それを真っ先に壊したのが弟子のベートーベンです。彼は「ルールを破棄するような新しいアイデア」を見つけたときにだけ曲を作る傾向があります。逆にいえば、何か発見がなければ曲を作らなかった。だから、ハイドンが交響曲を一〇四曲、モーツアルトが四一曲作ったのに対し、同じ時代のベートーベンは九曲しか作っていないこともうなずけます。

ベートーベンの交響曲には、必ず発見があります。画期的なのが『交響曲第3番（通称：英雄交響曲）』です。それまでの曲は、長くても二五分ぐらいまでだったのが、第3番は一時間弱くらい。しかも軽快で華やかなオーケストラ曲ではなく、壮大で攻撃的な音楽です。おそらく、当時の人には斬新《ざんしん》に聴こえたことでしょう。面白いことに、英雄交響曲以降、「長大さ」は交響曲のスタンダードになっていきます。

第6番『田園』も、交響曲の楽章数は四つであると決まっていたのに、五つの楽章で作られています。しかも、「田園」というタイトルまでつけて、田園風景を模写する曲想を表わします。それまでの音楽、とくに交響曲に関しては、具体的なものを表わすのでなくて、むしろ抽象的であることが高尚だという風潮があったのですが、ここでは、鳥の鳴き声を入れたり、嵐のシーンがあったりと、まるで写実的です。

また、『第9』には、合唱を楽器のようにして入れています。この手法も、その後にマーラーなどが取り入れています。つまり、ベートーベンは、交響曲のルールを壊すことによって、新しいルールを作ったわけです。

ルールとは、そうやって見ていくととても面白い。人間がついルールを作ってしまう面白さ、と同時に、既成のルールに満足しないで、破る人がいつか必ず現われるという面白さ。それは、「マンネリ化」と「新鮮さ」の二律背反的な交代です。その「交代」の妙味を忘れて、「ええい、面倒くさい。そもそもルールなんて不要なものだ」などと気を吐くと、フリージャズやネオダダのような、私から見れば、あまり面白くない芸術が生まれてしまうのだと感じています。

心が見えるのはいいことか

シンガー博士は同情ニューロンの発見に、機能的磁気共鳴画像法「fMRI」という装置を用いています。fMRIを使うと、如実《にょじつ》にその人の内面的な思考が見えてしまう。これが、いいことなのか、悪いことか、判断の難しいところです。

たとえば自閉症の患者さんは、相手の気持ちがわからないことが一つの特徴です。

ですから、彼らは嘘をあまりつけません。肥満症の女性にも平気で「デブだね」と言ってしまいます。思ったことそのままです。言われたほうはどう感じるだろうかなどと、相手の気持ちが想像できないから言ってしまうのです。嘘はよくないと、幼い頃から先生や親に言われて育ちますが、現実には嘘を言わなくてはいけないことが多いものです。

人間は、時には嘘を言いながら、自分を形成していくし、社会もそれを当然のこととして受け止めている。それなのに、ｆＭＲＩを使えば相手が嘘をついているかどうか、相手が自分に対して愛情を持っているかどうかがわかってしまう。はたしてよいことなのでしょうか。

たとえば、次のような滑稽な（しかし当人にとっては深刻な）話もあります。

瞑想《めいそう》しているアジアの僧侶《そうりょ》の脳からは特殊な脳波が現われます[5]。特殊な脳の状態です。東洋の神秘を感じるのでしょうか、その脳の状態に興味を持っている欧米の研究者は少なくありません。とりわけチベットの高僧は深い瞑想状態を作ることができるようで、同じチベット僧侶の中でも、やはり、長年の修行を積んだ年配僧のほうが瞑想がうまい。悟りの境地とでもいうのでしょうか。ということは、逆に、わかっちゃうんですね。普段は弟子たちの前で威張った態度をとっている高名な僧だけど、脳波を記録してみたら、実はぜんぜん悟りの境地を開拓できていなかったというのが。脳の中身を見られたらバレバレなのです。

別に瞑想に限った話ではありません。人間は、心の中でいろいろなことを考えています。その結果、行動をとるかとらないか、もしくは言うか言わないかを決めています。その間のプロセスまで明るみに出されてしまったら、素っ裸を見られる以上に恥ずかしいでしょう。

人間に〈自由意思〉はない⁉

ここでもう一つ問題になるのが、人間に、そもそも〈自由意思〉があるのか、ということ。

リベットという研究者の行った有名な実験があります。[6-8] 被験者に「ボタンを好きなときに押してください」と言っておいて、被験者がボタンを押したときの脳の活動を調べました。当然、常識から考えれば、まず「押そう」という意思が生まれて、そして運動をプログラムする脳部位が活動して、そして、手指にボタンを押せという指令が送られるのだろうと考えられます。

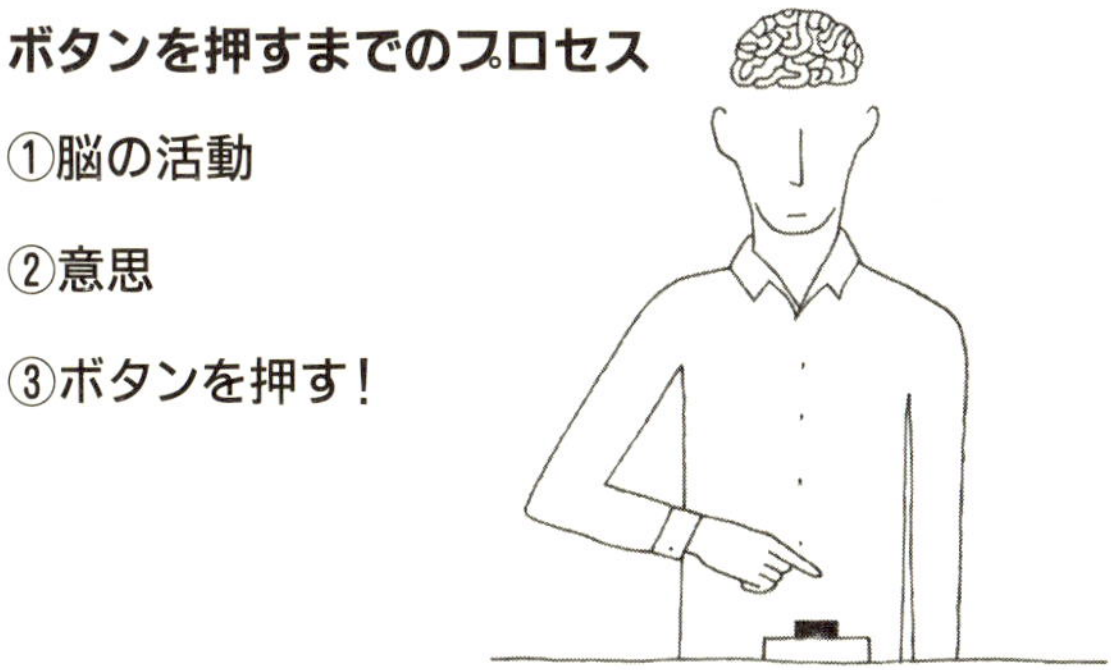

人間に〈自由意思〉はあるのか？

ところが結果は違ったのです。なんと、ボタンを押したくなる意思が生まれるよりも前に（長いと一秒くらいも前に）、脳の「運動前野」がすでに準備を始めていることがわかりました。つまり、最初に脳の活動が生まれ、次に「押そう」という意思が生まれ、そして指令が出されて「手が動く」というメカニズムだったのです。

自分の意思でボタンを押しているような気がしているけれど、実は、脳の動きのほうが先で、意識はずっと後だったということで、つまるところ人間に自由意思があるといえるだろうか、という議論が出てきたのです。

科学的な見地からは、自由意思はおそらく〝ない〟だろうといわれています。

２００５年の『サイエンス』誌に載った面白いデータがあります。[9] 自由意思、つまり行動の選択能力として、もっとも原始的な型が見えるのが「ヒル」です。

ヒルの体を触ると、逃げますが、その逃げ方に二通りあります。同じように触っても、あるときは泳いで逃げ、あるときはシャーレの底を這《は》って逃げます。子どもにいじめられた公園のハトが、飛んで逃げるか、地面を走って逃げるかに似ています。そんな具合に、ヒルは逃げ方を「選択」します。同じように体を触っているのにもかかわらず、ヒルは二通りの方法で「逃避行動」を表現するわけですから、これは完全に自分の中で決定しているわけで、神経回路の内面の、いってみれば「心」の原始的な問題になるわけです。

ヒトと違って、ヒルの脳は単純です。神経細胞も全部で数万個しかありません。これらの神経はどうネットワークを作っているのかもだいたいわかっています。つまり、実験のツールとして、ヒルは優れた標本なのです。この神経回路をしらみ潰《つぶ》しに調べていくと、泳いで逃げるか、這って逃げるかを、どの神経細胞が決定しているかがわかります。

実際に、突き止められたのです。通し番号で２０８番のナンバーがつけられた神経細胞がそれでした。

その〈選択〉は「ゆらぎ」が決めていた

神経細胞には、電気活動としての「ゆらぎ」があります。

神経の細胞膜のイオン濃度が、ノイズとして、とくに理由なく「ゆらぐ」のです。空気の風と同じで、明確な原因があるというわけではなくて、システムというのは、そこに存在するだけでゆらいでいます。つまり、神経細胞の膜の電気（イオン）が、たくさん溜《た》まっているときと、少ないときとがあるわけです。

そして、わかったことはこうだったのです。細胞膜のイオンがたくさん溜まっているときに、たまたま刺激が来ると泳いで逃げる。逆に、溜まっていないときに刺激が来ると、今度は別の行動、つまり這って逃げたのです。実にそれだけのことでした。〈自由意思〉、〈選択〉をとことん突き詰めていくと、要は、「ゆらぎが決めていた」にすぎなかったのです。刺激がきたときに、たまたま神経細胞がどんな状態にあったかによって、行動が決まってくるわけです。

私たちの行動〈選択〉もよく考えてみると、絶対的な根拠なんてものはありません。たとえば、ゲームでコインを投げて、表か裏かを当ててもらう。その人が、「表」

と答えたとしても、選択した根拠は何もありません。理由を問い詰めても、「勘」だとしか言いようがない。でも、勘とはいったいなんでしょうか。勘によって当たる確率は平均すれば五〇％で、結局は、コイン当てゲームで〈勘〉なんてものはなくて、ただでたらめに答えていることと同じなのです。

「表」を選ぶことをどこの神経細胞が決めているのか、まだわかっていません。でも、ある特定の細胞、もしくは、ある特定の回路のゆらぎが決めていることは間違いなさそうです。あるときに聞かれたら「表」と答え、別のあるときに聞かれたら「裏」と答える。人間の一見複雑な行動は、そんな偶発的なゆらぎの積み重なりの結果でしょう。

あの人を好きになったほんとうの理由

２００６年２月の『ネイチャー神経科学』誌の論文では、そのことを単語テストで実証しています。[10] 日常的な単語を次々に見せていって、しばらく経《た》ってから、また単語を見せ、その単語が先ほどの単語リストにあったかなかったかを言い当てるという実験です。もちろん、すべては記憶できませんから、覚えている単語と覚えていない単語が出てきます。その記憶の差がどうして生まれるのかという理由を、脳波を使って調べていったのです。その結果、やはり似たようなことがわかりました。

単語を提示する瞬間、もしくはそれよりも一秒ほど前の脳波の様子を見ると、ちゃんと答えられるかどうかがわかるのです。つまり、単語を出す前に、脳波を見れば、その人が正解するかどうかが予測できるわけです。どんな単語が出題されるかは関係ありません。ある特定の脳の状態のときに単語を示すと答えられるけど、別の状態のときには答えられなかった。ただ、それだけのことでした。極端な言い方をすれば、脳波を眺めている脳科学者は、その人が正解するか間違えるかを、本人に問題を出す、前にわかってしまうわけです。「きっと君の答えは外れる」などと。

先ほどのボタンを押す実験も、ボタンを押すのはいつでもいいのに、なぜ「そのとき」に押すことを決めたのか。その理由をその人に問い詰めてみても理由はありません。たまたま脳の神経細胞がゆらいで、その方向に神経回路の出力パターンが収束していったから、「ボタンを押したい」という意思が生じただけの話。

ヒトの行動は根拠があるようでいて、基本的には深い根拠はないものです。

恋愛も同じです。なぜ、その人を好きになったか、根拠があるでしょうか。

彼氏に「おれのどこが好きなんだよ」と聞かれたら、どう答えますか？「優しいし、かっこいいし、背も高いから」などと理由を挙げて答えることはできます。それに対して、彼氏が、「じゃあ、背が高くてかっこよくて優しければ誰でもいいのか」と聞き返したら、どうでしょう。もちろん、誰でもいいわけではありません。そうやって突き詰めていくと、理由なんてないのです。人は選んだ後に「言い訳」を言っているだけなのです。

「なぜ僕のことを好きになったの?」と聞かれたら、正しい答えは、そう、「脳がゆらいだから」でしょう。

「自由意思」はないけれど、「自由否定」はできる!

そういう話をしていくと、倫理上の疑問が浮かんできます。「意思がないとするならば、犯罪を問えるのか」。

自由意思がなく、体が勝手に動いて過ちを犯したのなら、その人は何も悪くないではないか。本人の意思ではない。「たまたま」脳がゆらいだために、「たまたま」万引きしただけ、「たまたま」電車の中で触っただけ。だとしたら、そもそも人を裁けるだろうかという話になってきます。

でも、これはたぶん裁けます。

先ほどの「ボタン押しの実験」でいうと、好きなときに押していいですよと言われて、ボタンを押そうと思ったとき、確かに、脳は一秒くらい前から押す準備を始めていました。意識が生まれたときには、すでに脳は押す準備をしています。でも、実際にボタンを押そうという指令が下るまでには、さらに〇・二〜〇・三秒の時間の遅れがあるのです。これがポイントです。

つまり、ボタンを押そうという「意思」が生まれても、ボタンを押すことを「阻止」することはできるのです。ボタンを押したくなったからといって、一〇〇％それに従う必要はない。押すのをやめてもいいわけです。そこに私たちの自由があるようなのです。

仮に私に、他人を殴りたいという衝動が生まれたとしましょう。これは脳が自動的に発する意思なので、その願望自体はさすがに仕方がありません。そこには自由はありません。でも、殴ることを止めることはできます。喧嘩《けんか》して殺してやろうという意思がもし生まれたとしても、その意思を行動に移すのを止めることはできます。〈自由意思〉はないけれども、〈自由否定〉はできるわけです。

アイデアを生み出す秘訣《ひけつ》も「ゆらぎ」にあり

もう少しポジティブな例で考えてみましょう。

「仕事上でアイデアを出したい」というとき。〈アイデアは一種のゆらぎで生まれてくる〉ので、コントロールできません。アイデアが生まれるかどうかは、「ゆらげるか」、「ゆらげないか」だけの話です。アイデアは絞って出るような性質のものではなく、アイデアが自然に生まれるのを待つしかありません。しかし、浮かんできたアイデアを「採用するか」、「採用しないか」は自分で決められます。浮かんできたけれど、「これは駄目」と否定することも、「おっ、これはいいね」と採用することもできます。

ですから、「ゆらぎが多い人ほどアイデアマン」というのは正しいのです。

しかし、よく考えてみると、ゆらいでいるということは、集中力がないともいえます。

一つのことに集中して、あまりゆらがない人はアイデアがなかなか出ないでしょう。集中力の欠如した人こそが、むしろ、創造性に富んでいるように思います。

集中力か創造性か、そのどちらに価値を置くかは、その人次第です。集中力が要求される仕事についたら集中力が大切ですし、アイデアが大切な仕事であればゆらがなくてはいけない、ということになります。アイデアの捻出《ねんしゅつ》において、「母集団」の大きさは重要です。理想の男性に出会うためには、なるべくたくさんの男性と会うしかありません。それと同じで、採用するアイデアより、役に立たないで捨ててしまうアイデアのほうがはるかに多いのがふつうです。ゆらぎの渦潮のなかから自然に生まれるたくさんのアイデアの中に、「たまたま」いいアイデアがあるのです。ですから、アイデアマンになれる秘訣の一つは、どれだけゆらげるかだと私は思います。

「コンチキショー」を言うか言わないかの違い

再び〈心の中が見えるかどうかはいいことか〉という話に戻しましょう。心の中に生まれてくるほとんどのものは、自由否定されています。

心はいろいろとゆらいでいて、「これを言いたい」とか、「あんなことも言いたい」と思いますが、実際に決断して口から出てくるのは、そのうちのほんの一部です。「うわ、この彼女の手料理、まずい」とか「隣の人は息が臭いなあ」などという感情は自然に生まれてくるものです。これを避けることはできません。でも、たいていの人は、そうした内心をそのまま口にすることはありません。社会通念に照らし合わせて、言ってよいものといけないものを判断しています。そうして常識的な判断を下しているわけですから、そんな心の内まで全部見透かされてしまうとしたら、これはどうでしょうか。

脳の中身を見れば「本心が見える」というけれども、私の意見では単に「ゆらぎが見えている」だけのこと。上司のことを「コンチキショー」と心の中で思っているかもしれないけれど、それも一種のゆらぎであって、それを表面に出さないということは、その人の決断として、その感情を否定しているのだから、そういったところまで見ることにどういう意味があるのでしょうかという疑問が生まれます。

たとえば、「おれはこいつに殺意を持っている」と脳測定でわかったとしても、殺すという行動を取らなければ、その人は正常です。

内面までも判定の材料として、この人は殺意があるから法律で排除しようということは、やってはいけない気がします。スピルバーグ監督は『マイノリティ・リポート』という映画で、近未来の監視社会を描いています。その世界では、犯罪予知システムの検査で「犯意」を持っていることが判明しただけで容疑者として逮捕されてしまいます。もしかしたら、近い将来、そういうことをやろうと思えば、不可能ではないかもしれません。でも、先に述べた意味で、そんな判定にどれほどの意味があるのかということについては、少なくとも今、私は懐疑的です。

最近、「神経倫理学」という学問分野が設置されて、科学と人間のあり方を、科学者自身が問うようになってきました[11–13]。こうした慎重な姿勢があるかぎり、ＳＦにしばしば描かれるような科学の暴走は現実世界では起こらないだろうと信じています。その一方で、社会倫理や法規制がうまく機能するのであれば、ｆＭＲＩなどで脳の中身を探索していくことは、脳生理の意外な側面が見えたりもして、サイエンスとしては面白い研究だと感じています。

⑫脳はなにかと体に頼る

——脳の能力は一〇％しか発揮されていない？

能力には生まれつき差があるのか?——そんな質問をよく受ける。私は決まって次のように答える。「そりゃ、ありますよ。たとえば私たちは空を飛べませんよね。これも鳥とは違う、生まれもっての能力の差です」。質問した人の意図を煙《けむ》に巻くイヤらしい答えである。

今回は逃げずに、もう少し深く考えてみたい。

結論から言えば、脳の性能には生まれながらの差は確かにある。アレルギー体質の人がいたり、癌《がん》になりやすい家系があることは誰でも知っているだろう。「体」の性能・性質の個人差については、皆が認めるところであって、その観点からすれば、「脳」も人体の一部である以上、例外ではないはずだ。にもかかわらず「脳に差があるか」と訊《き》きたくなるのは、なぜだろう。自分の脳が人よりも優れているのか劣っているのかを知りたいという心理だろうか。

イチロー選手の活躍を見ていると、自分にはとても敵《かな》わないと感じる人がほとんどだろう。「天才」というむやみに使ってはならない言葉を使いたくもなる。過去の人物を見返してみても、レオナルド・ダ・ヴィンチやニュートンなど類《たぐい》まれな才能を発揮した人たちがいる。そう、特別に与えられた才能は確かに存在する。しかし、そうした偉人と自分を比較して、自分の脳の性能が劣っていると考えてはいけない。一億人に一人程度の確率という、まず起こりえないようなことが、自分の脳にたまたま起こらなかったからといって気を落とすのは労力の無駄である。それ以前に、こうした天才たちでさえ尋常ならぬ努力を重ねていることを忘れてはならないだろう。

育った環境が脳に与える影響は小さくない。一部の例外を除いて、生まれもっての個体差は微々たるものだと考える学者もいる。この根拠を科学者たちはしばしば「水《すい》頭症《とうしょう》」の患者に求めることがある。

水頭症とは、成長の過程で脳に水が溜《た》まって、脳が正常に発達できなくなってしまう病気である。精神遅滞などの症状が現われることがあるが、まったく正常に成長することも少なくない。社長として会社を経営したり、大学で数学賞を取るくらい優秀な人もいたほどだ。こうした例では、たまたま病院で脳を調べたときに初めて彼自身が水頭症であったことを知るケースも多い。ときに脳は正常の一〇％程度の大きさしかなかった[1]が、そんな小さく不完全な脳でも、人間として正常に判断したり行動したり思考したりできたのである。

　これこそが「脳の能力は一〇％しか発揮されていない」と世間で言われる理由だ。この数値がどれほど正しいかを厳密に判断するのは難しいものの、私はこの議論はおおむね正しいと考えている。いや、実際には一〇％よりもはるかに少ない能力しか発揮されていないのではないかという予感さえする。

　こうした事実を目前にすると、「脳の〝産物〟としての人間」という視点から改めて自己を見つめ、現在の自分の目標や能力、周辺環境や日々の努力を、冷静に考え直してみたくなる。

〈『ＶＩＳＡ』／「ビジネス脳のススメ」〉

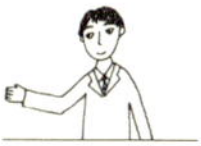

さらにさらに解説

人間の体をコントロールするには一〇%で事足りる

脳が正常の一〇%程度の大きさしかない水頭症でも、脳は正常に機能することがあります。こうした症例から、「脳って一〇%しか使われていないんだ」という話になっているのですが、これが論理的に成立しうるかどうかはさておき、このフレーズがひとり歩きすると誤解を与えてしまうことには注意が必要です。

「脳の神経細胞は一〇〇〇億個あると聞いたが、一〇%しか使われていないということは、残りの九〇〇億個は何をやっているのですか」と質問する人がいます。

これには明確に答えられます。神経細胞が一〇〇〇億個あったとしたら、一〇〇〇億個、ほぼすべて使っています。基本的には、脳は無駄なく使っています。あればあった分だけ、一応使っています。残りの九〇%の神経細胞が休んでしまっているというわけでは決してありません。それをまず、はっきりさせておかなくてはいけません。

また、理論神経学者のチクロフスキー博士は、大脳のシナプス（神経細胞と神経細胞を繋《つな》ぐ接合部）の数は最大許容量の三〇％以下しか埋まっていない、つまり理論上は、回路構造としてまだ三倍以上の余裕がある、と言っています。[2] しかし、これとて、訓練によってシナプスの数を最大の三倍にまで増やすことができると拡大解釈してしまうと、やはり問題があるように思います。

「④脳はなにかとやる気になる」で述べたように　大切なのは、脳ではなく、体です。

脳が人間の体に入ってしまった以上、脳は人体から影響をうけ、人体をコントロールするのみです。つまり、一〇％しかない脳であっても、一〇〇％の脳であっても、乗り物がたまたま人体だったから人間の脳になったと捉《とら》えるのがより真実に近いように思います。だから、残りの九〇％の脳が眠っているという言い方はちょっとニュアンスが違うのです。逆に、身体能力が今の人間よりも一〇倍優れているような優秀な体に、今の私たちの脳が入ったとしたら、たぶん、十分にコントロールできると思います。つまり、現在の人体のような、それほど優れていない乗り物をコントロールするだけならば、一〇％を使えば事足りる、ということです。

そういう意味で、「一〇％しか使われていない」のではなくて「一〇％の能力しか発揮されえない」と私は思うのです。ですから、「潜在能力の開発」を謳《うた》う自己啓発セミナーなどで、この知見が盲目的に拡大解釈されると、やはりそれは間違っているといわざるをえません。何はともあれ、基本となるのは体です。

人間ほど「不利」な体を持った哺乳類《ほにゅう》はいない⁉

動物たちを見ると、羨《うらや》ましくなるような能力を持っているものがいます。時速一〇〇キロで走る動物、毛皮を持って暖かそうな動物、水の中で長時間息を止めていられる動物、大空を飛べる動物もいます。超音波を出しながら暗い空間を飛ぶ動物もいます。人間の身体能力は、動物のなかでは、必ずしも優れているとは思えません。人間は、毛皮がないから、服を着ないと生活できません。服を着ないと生活できない動物なんて、ほかにはいません。

哺乳類で毛皮を持っていない動物にはゾウやカバなどがいます。彼らは基本的に大きな体をしています。体重は体表面積のほぼ一・五乗に比例します。つまり、体の大きな動物は、体が温まるのが早いので、体温をどんどん放出しないといけません。毛皮が邪魔です。実際、ゾウは体を冷やすために、鼻で水を吸って自分の体にかけていますし、カバは水中で過ごすのを好みます。

　でも、人間は体が小さくて、体重のわりに表面積が大きいのに、なぜか毛皮を持っていない。いや、うっかり突然変異で毛皮を失ってしまった、といってもよいでしょう。だから、服を着ないといけない。さぞかし祖先は大変だったでしょう。

　体温調節という意味では、人間ほど不利な体を持った哺乳類はあまりいないと思います。よかったです、最初に毛皮を失った人が、たまたま服を作るだけの知能を持っていてくれて。そうでなかったら、進化上の「劣等な種」として淘汰《とうた》されていたはずです。逆に言えば、それだけ「知能」は素晴らしいものだともいえます。「不利を補う力」を持ってきたのですから。

　私は目が悪くて普段コンタクトレンズかメガネを着用するのですが、もし私が野生動物だったらどうでしょう。近視では獲物《えもの》をうまくとれずに、とっくに餓死していたはずです。でも、人間の世界は、視力が悪くても、普通に生活できます。つまり、そういう身体上の不利を補って余りあるだけの知能を持ち合わせたわけです。

テラノサウルスの「手」、人間の「手」

進化の過程の話をするとき、「人間は、両手を自由に使う。道具も扱える。だから、狩猟や農作ができるようになったし、料理もできる」とよくいわれます。つまり、「二足歩行になったから、前肢の二本が自由に使えるようになった」というわけです。動物の進化を解釈するとき、我々はしばしば合目的的な意味を見出《みいだ》そうとしがちです。でも、これはちょっと詭弁《きべん》というか、後から強引にとってつけた感じで、奇妙な感じがします。

二本足で歩くことで、手をここまで利用できるようになったのはヒトだけではないでしょうか。よく考えてみましょう。二本足で歩くようになった動物はほかにもいます。恐竜図鑑に必ず載っているテラノサウルスは、後ろ足の二本で立って、歩いたり走ったりします。この二足歩行を始めた動物の両手がどうなったか、よく見てみましょう。ほとんど退化しているでしょう。現存の動物では、カンガルーなども似たような変化を遂げつつあります。基本的には、使われない体の部分は退化します。二本足で歩けば、手は普通、退化するはずです。

ところが人間は、理由はよくわからないけれど、二本足で歩いているのに、手は退化しなかった。これは運がよかった。人間の体で、ほかの動物に自慢できるのは、手と咽頭《いんとう》（自在に声を出して言葉を操ることができる）くらいではないでしょうか。

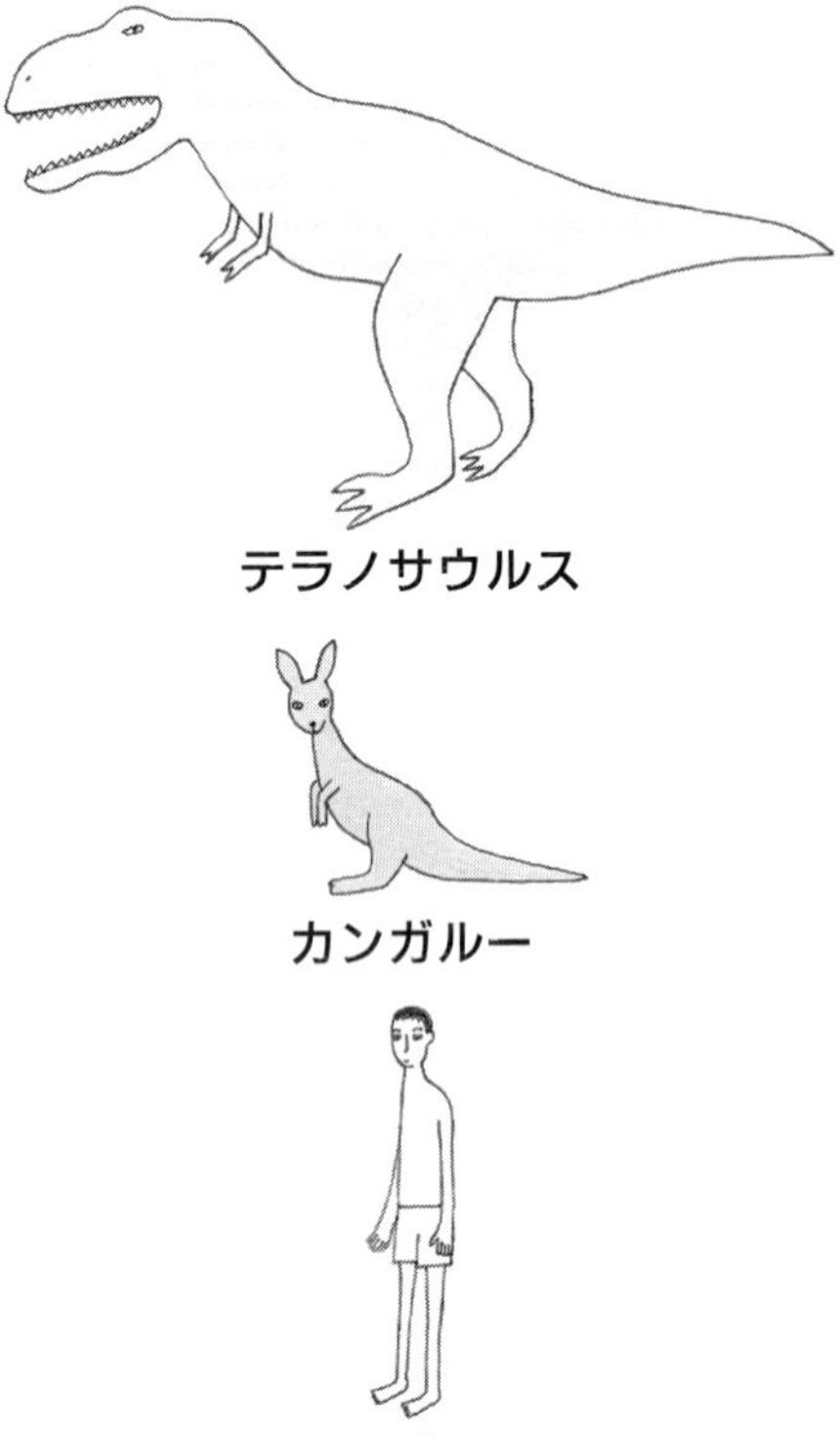

二本足歩行という同じ条件下で、人間の手だけが退化しなかった

人間の能力、動物の能力。その体格を見ることで、どういう潜在性を秘めているかと進化の過去と未来を想像してみるのも、なかなか夢があって楽しいものです。

⑬脳はなにかとダジャレを言う

――なぜ人間だけが笑うのか？

親父《おやじ》ギャグ——ほんの軽い気持ちで言ったつもりのダジャレが、周囲を凍《い》てついた雰囲気にさせてしまった経験はないでしょうか。若い頃はダジャレばかり言う中年にだけはなりたくないと思っていたのに、ふと気づけば（いや、本人は気づいていないのかもしれませんが）かつて軽蔑《けいべつ》していた人間像に近づいている。ちょっとばかり落ち込む瞬間です。

どうして親父ギャグにはマイナスのイメージが定着しているのでしょうか。そもそもダジャレはくだらないものなのでしょうか。ここではダジャレの真価を探るべく、ダジャレのしくみを考えてみましょう。ヒントは言語学に隠されているようです。

言語は高度に知的な産物です。私たちが日常的に使用する単語数は、多い人で一万を超えるといわれています。膨大な語彙《ごい》を巧みに使いながら私たちは会話をしているわけです。会話中、言葉はスラスラとよどみなく出てきます。一万個もの大容量データに検索をかけ、瞬時に回答を見つけ出し、次々に繋《つな》ぎ合わせながら言葉を継いでいく。そんな処理を、ほとんど無意識に、驚くべきスピードで行なっているのです。

こうした高次な処理を可能にしているポイントは、単語が脳の中で秩序だって貯《たくわ》えられていることにあります。ここでいう秩序とは「類似性」や「関連性」のことです。これがよくわかる例は「連想ゲーム」でしょう。たとえば「白い」と聞いて何を思い浮かべるでしょうか。雲、チョーク、アイスクリーム、黒い――。人によってさまざまでしょうが、いずれも白色となんらかの意味的なつながりのある単語だと思います。いきなり「聖徳太子」や「ガラパゴス島」などという無関係な言葉が連想されることは、その人に特別な思い入れや体験がない限り、ありえません。

単語は通常、意味の近いもの同士が関連づけられて脳に保管されています。効率のよい整理法が円滑な想起に効果を発揮しているわけです。

ところが、このカテゴリー化が通用しない場合があります。子どもです。幼い脳では、意味によって類別化されているのでなく、単語の「音」によって結びつけられることが少なくありません。その結果、似た発音に連想が引きずられます。子どもでは「白い」から「広い」を連想することは珍しくありません。音が似ているからです。

実際、ダジャレをもっとも頻繁に口にするのは幼児から小学生にかけての年頃です。これはまさに、言葉を「意味」としてではなく、「音」として捉《とら》えていることの表われです。おそらく、音で単語を扱うほうが思考が単純で、脳に負担が少ないのでしょう。大人でもダジャレが増えるケースがあります。たとえば山登りなどのハイキングでは、登山中よりも下山中の会話でダジャレが多いことが知られています。疲労のせいで、言葉の内容を深く考えずに、単語の表面、つまり音だけに脳がより反応するようになっているのです。もしかしたら、親父ギャグを連発する大人たちは、仕事で疲れていて脳が〝子ども化〟しているのでしょうか。

アメリカに留学していた頃、日本語初心者の欧米人の方々に接する機会が多々ありました。すると意外なことに気づかされます。彼らも頻繁に日本語でダジャレを言うではありませんか。呆《あき》れるほどのダジャレ量です。これでわかりました。大人であっても、言語を習いたての頃は、子どもと同じような新鮮な脳を持っているのです。

表層としての「音」、深層としての「意味」。この二つは不可分な言葉の側面です。二つが揃《そろ》ってはじめて言語として機能します。近代言語学の父ソシュールがこの事実をいち早く指摘しました。しかし、私たちは普段の生活では、その一方の「意味」のみに頼って言葉を分類し、もう一方の性質である「音」による連想を無視しがちです。しいや、「音」による連鎖を「親父ギャグ」と軽蔑をこめ、退けようとさえします。しかしこの姿勢は、せっかくの言葉の二面性をフル活用せずに、あえて一面のみに使用制限するものだといえます。

思い巡らせてみれば、和歌に使われる「掛詞《かけことば》」という手法は、まさに「音」による統合法です。『百人一首』を挙げるまでもなく、古来日本の名文学には同音異句を使った遊びが多く見られます。世界に目を向けても、漢詩や欧米の詩では行末に「韻《いん》」を踏むのが常套《じょうとう》です。いってみれば、これらの芸術技法はすべてダジャレです。杜甫《とほ》やダンテやシェークスピアなどの文豪たちも「音」の類似性に敏感だったのでしょう。

一方、現代の私たちは、言葉遊びに没頭した子どもの頃の純真さを忘れ、音そのものを楽しむ心の余裕がなくなっているとは言えないでしょうか。言葉とはただの会話用シグナルではありません。芸術にもエンターテイメントにもなりえます。ダジャレは言葉の潜在能力を活《い》かした一つの表現手段。ダジャレを言える脳は、余裕のなくなった現代においてこそ、むしろ歓迎されるべきものかもしれません。ただし状況をわきまえないと、せっかくの高尚な芸術行為も、低俗な悪癖として一蹴《いっしゅう》されてしまいますから、無思慮な使用は控えなければなりませんが。

〈『文藝春秋』臨時増刊号〉

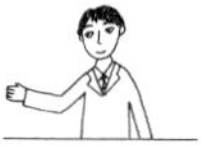

さらにさらに解説

赤ちゃんはなぜ笑うのか

生きることに精一杯なのは、やはりより原始的な動物たちです。それに比べて、生命の維持に必須《ひっす》でない「遊び」という行動をとる動物たちは、高等な動物種です。その〈自発的な創造性〉はどこから生まれるかは、あまりわかっていません。

ユーモアは心の余裕です。ジョークを聞くと、快感を感じる報酬系の脳部位が活動します[1]。

笑顔もまたヒトの高度な行動です。顔の筋肉を繊細にコントロールして、笑顔の表情を作ることができる動物はおそらくヒトだけだと思います。理由は二つ考えられます。

一つは、人間の顔は「表情筋」という表情を作りあげる筋肉がよく発達しているということ。「笑筋」という名前の筋肉まであります。一方、サルやイヌの顔面の筋肉は、人間ほど微細な調節ができません。もちろん相手を威嚇《いかく》する程度の単純な表情はできます。解剖学的に言えば「咀嚼筋《そしゃくきん》」という食べ物を噛《か》み砕くための筋肉が大きく発達していて、笑いを生み出すような表情筋はそこまで発達していないようです。

もう一つの理由は、他の動物には、そもそも「笑い」という概念自体がないからだと思います。もちろん、「笑いのセンスがあるけれども顔の筋肉が発達していないから笑えない」のか、「笑いという感覚がないから笑えない」のか、私はヒト以外の動物になったことがないので確定的なことは言えませんが。ちなみに、イヌがシッポを振るのは喜んでいるのではなくて、ある種の緊張状態で生じる反射的な行動です。ヒトでいうところの「貧乏揺すり」に似ていて、無意識でオートマティックな動作です。ですから、シッポを振っているのを見て、きっと喜んでいるのだろうと、頭を撫《な》でようとしたら、いきなり噛みつかれたなどという事故も、実際にあるわけです。

笑いは、言語があるからこそ生まれたと考える人もいます。でも、言語がなくても笑いが人間に備わっているのは、赤ちゃんが笑顔を作ることができるのを見ればわかります。ただ、赤ちゃんの笑いはおかしくて笑っているわけではないことは、ほぼ確実です。あの笑顔は、〈シグナル〉として存在しているのだと思います。

では、なぜ人間だけが笑うのでしょう。赤ちゃんの笑顔は何に向けられているかといえば、おそらく母親でしょう。押し入ってきた泥棒に向けられているとはとても思えません。身近にいる母親に向けられていると考えるのが自然です。では、母親はその笑顔を見て何を感じるでしょうか。〈安心感〉でしょう。

母親は、我が子の笑顔から「この子は健康である」という安心感をもらいます。逆に、赤ちゃんの側からすると、「私は万事ＯＫです、健康です、満たされています」と笑顔というシグナルで伝えていることになります。

「自分は今申し分のない状態にいる」

このように私は、笑顔の原型は、相手に、「自分は今申し分のない状態にあります」ということを伝えるためにできたのではないかと思い至り、機会あるたびに他人の笑顔を観察してみました。

落語家が人を笑わせるときのシチュエーションをよく観察すると、「次は何を言いだすんだろう」という緊張感をその直前に作っていることがわかります。そのシチュエーションを作ったうえで、「何だ、そういうことか」と落ちができて笑いが起こる。

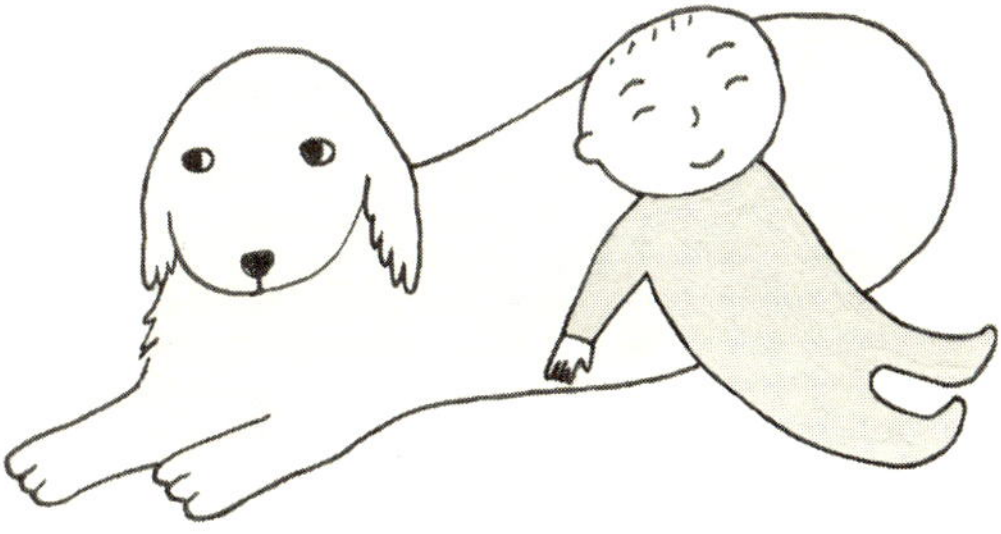

生後まもない赤ちゃんが、誰にも教わらないのに笑える理由

「なになに？」と一瞬、状況が緊迫し、それが一気に解決したときに、笑いが出ます。「ああ、私、大丈夫だよ」というシグナル、これが笑いのパターンの一つです。

笑いには、『ミスター・ビーン』などでしばしば出てくるシニカルで毒のある笑いもあります。あの笑いは、極端に言えば、「ああ、ビーンの被害者が自分でなくてよかった」という笑いでしょうか。これも一種の「安心」です。

スポーツをしていてミスしたときに出る笑い。また、地下鉄で電車の扉が閉まろうとするときに、駆け込もうとして、目の前で扉が閉まって乗れなかったときの笑い。

これらは「笑ってごまかす」とか「照れ笑い」という表現がされますが、そもそも笑いは、内面から自然に出てくるものですから、もちろんこの場面でも、ごまかすために意図的に作られるものではありません。おそらく、「私は必死に駅のホームまで走ってきたけれども、本当は必死じゃなかったから、電車、行ってもらっても大丈夫だよ」という、いわば外部への合図なのだと思います。これがもし、たとえば親が危《き》篤《とく》で急いで病院に行かなくてはいけない、というような緊急の状況だったら、電車に乗り遅れたとき、笑顔などとても出ないはずです。一生懸命走ってきたけれども、大丈夫です、万事ＯＫです、私はつぎの電車に乗ります、ということを伝えるために笑顔があるのかなという気がします。

笑いに関して、こんなことをつらつらと思い巡らせていたら、カリフォルニア大学の神経科医ラマチャンドラン氏も似た考えを持っているようで、この仮説は、今はちょっとした確信に変わりつつあります。

笑顔は万国共通です。アメリカ人の笑顔も、日本人の笑顔も似ています。古代壁画を見ても、笑顔の表情は今と同じです。つまり、顔の表情は地域や時代を超えて一致しています。つまり、表情は人類の共通財産です。もし、日本人の笑顔がアメリカ人にとっての怒りの顔を意味するとしたら、留学中のコミュニケーションに私は相当苦労したと思います。この意味で、笑顔は遺伝子に書かれたコミュニケーションツールだといえます。

赤ちゃんはなぜ左利《き》きか

ところで、遺伝子はヒトによって差があります。だから個性が生まれたり、顔つきが違ったりするわけです。たとえば、アジア人とヨーロッパ人とでは、顔つきがずいぶん違うように見受けられます。これは遺伝子が違うことに一部起因しています。ヒトの遺伝子は個人個人で確かに違いますが、ヒトにもっとも近い種であるチンパンジーも遺伝子がそれぞれに違うので、やはり、個性があります。ただ面白いことに、チンパンジーの遺伝子の個体差、つまり「ばらつき」の具合に比べて、ヒトの遺伝子の個人差は、ほとんどないに等しいくらい少ないのです。つまり、ヒトは動物種としてはかなり均一な集団なのです。

「右利き」も万国共通です。世界中、どんな地域に行っても右利き優勢の社会が見られます。文明史以前の遺跡から出てきた斧《おの》を見てみても、「当時からヒトは右利きだった」とわかります。時代を超えて、人間はずっと右利きです。

人間の体の外形は、基本的に左右対称です。それなのに、なぜ右利きなのでしょう。

一つには社会性があると思います。今の社会は、右利きのほうが便利なようにできているから、慣習として右利きに矯正されるというわけです。でも、理由がそれだけだったならば、「左利き」が多い文明や社会集団があってもよかったはずです。でも、ヒトはどの時代でもどの地域でも、右利きです。つまりヒトは右利きになる遺伝子を持っているのだと思います。

ちなみに赤ちゃんは左利きが多い、これも万国共通のようです。

お母さんが赤ちゃんを抱き上げるときの格好を思い浮かべてみればわかります。赤ちゃんの頭はお母さんの左側の胸にきます。つまり、赤ちゃんの右手はお母さんの脇《わき》の下に入るか、もしくは胸にのせられて、窮屈な状態になります。すると自由になるのは左手です。だから赤ちゃんは左手から使い始めます。にもかかわらず、やがて右利きに変わります。以前、その理由を考えたことがあります。以下は私の仮説です。

「右利き」の由来

人間にとって左右対称なのは体の表面だけです。中身は対称ではありません。心臓はわずかに左側に寄っています。両壁の道を歩くとき、人間は壁を左にして歩く傾向があります。それは、心臓を危険から守ろうという、いわば生理的な反射のようなものだろうと思うのです。無意識の防衛行動です。ですから、戦後に決められた道路交通規制の、歩行者の「右側通行」は生理的には理不尽だという解釈も成り立ちえます。

さて、「ヒトがなぜ右利きになったか」ですが、木に登っていたサルの時代に遡《さかのぼ》って考えてみましょう。

サルが木の上にいます。片方の手を木の幹につかまりながら、もう片方の手を伸ばして、枝の遠くにある実を取りたいとき、右手を伸ばしたらいいでしょうか、それとも左手でしょうか？

万が一、地面に落ちたときのことを想像してみてください。大切なのは心臓です。心臓は左側にあります。落ちたときに心臓を下に向けて落ちていくよりも、心臓を上に向けて落ちていったほうが危険は少ないはずです。つまり、左手で幹をつかみ、右手を伸ばして餌《えさ》をとれば、うっかり木から滑り落ちたとしても、心臓は身体の上方にきます。だから、右手で餌をとる機会が多いほうが生存に有利だったのだと思います。そんなわけで右手のほうが器用になったのかもしれません。

さらに話を拡大しましょう。言語が未発達のヒトは、身ぶり手ぶりでコミュニケーションをしていたことでしょう。先の考えを適用すれば、左手と右手のどちらが器用

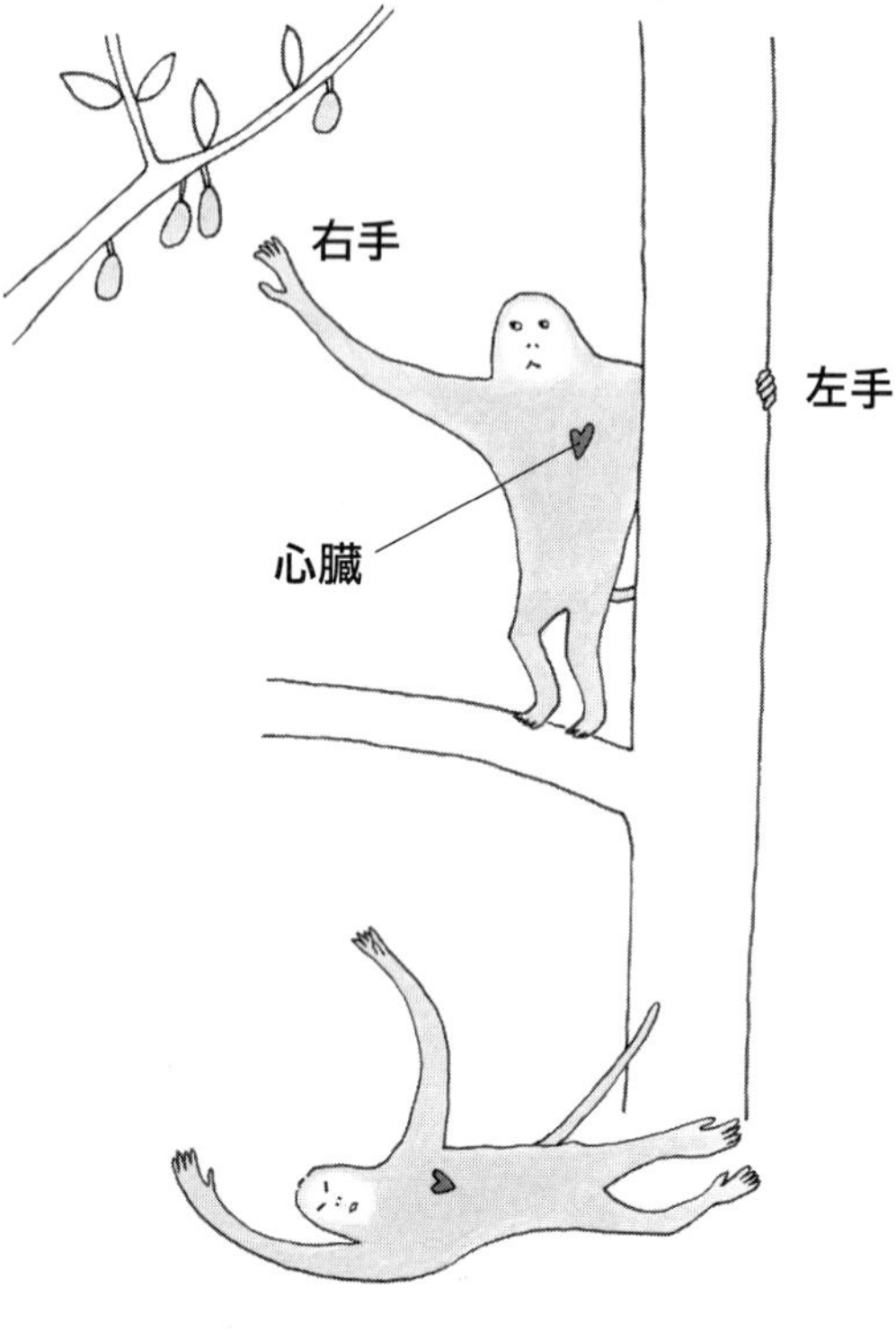

サルも木から……落ちても無事！
右手を伸ばしてエサをとれば、万一落ちたとしても心臓を直撃しなくてすむ

に使えるかというと、すでに右手のほうが器用に動くようになっていたので、右手を使って手ぶりで会話したほうが好都合。微妙なニュアンスも伝えやすかったにちがいありません。つまり、言語の原型のようなものが右手によって作られた可能性があります。右手を動かすのは左脳です。左脳に言語野《げんごや》があるのも、そんな理由から、説明がつくのではないかと思います。また、右手がより表情豊かに言語表現できるとすれば、楽器演奏でも右手でメロディーを弾いたほうがより、心を込めて歌えるわけで、ピアノの鍵盤が右側にいくほど高音になっているのも納得がいきます。

　こう考えていくと、左脳に言語野があるとか、ヒトは右利きであるといった事実は、元を辿《たど》れば、心臓が体の左側にあるという一つの事実から派生した結果であるように思われます。生命の維持装置である心臓は、血液循環という役割を担うだけでなく、身体や脳の機能にまで広く影響を及ぼしているようです。

⑭脳はなにかと夢を見る

――「眠い」「眠くない」も遺伝子が握っていた

「睡眠」は不思議な生命現象である。人は生涯の約三〇%を寝て過ごす。人生八〇歳とすれば、延べ二五年間にも達しようかという長さだ。寝ているときは無防備に外界の敵に曝《さら》されることになるにもかかわらず、事実上ほぼすべての動物種に「睡眠」という生理現象が見出《みいだ》されるのは驚くべきことだ。

睡眠を完全に奪ってしまうと、しばしば動物は死んでしまうし、わずかに睡眠時間が不足しただけで健康や知能に重大な悪影響を及ぼす。こうした事実から、睡眠が生命の維持に必須《ひっす》な行為であることは明らかである。これまでも私は、記憶力や学習能力を確保するためには十分な睡眠が欠かせないことを繰り返し強調してきた。

しかし、世の中には睡眠時間が少なくても健康に過ごしている人が、ごくわずかとはいえ、いることは確かだ。一日わずか三時間の睡眠時間でも平然と生活を送っている。こうした傾向はどうやら遺伝的に決まっているようで、実際に睡眠時間が少なくても平気な〝家系〟が存在することが知られている。この事実は、紛れもなく睡眠の必要度を下げる遺伝子が存在することを示している。

そんな遺伝子がついに報告された[1]。ウィスコンシン・マディソン大学のトノーニ博士の研究である。彼はハエの遺伝子を専門に研究している。

「ハエを調べて人間の何がわかるのさ」と思う方もいるかもしれない。しかし、ハエはヒトの約半分の一万三〇〇〇種類の遺伝子を持っており、その六〇％はヒトとほぼ同じ機能を持っているのだ。睡眠のパターンもヒトと酷似している。周期は二四時間で、昼でも外界からの刺激がないと寝入る傾向が強くなるし、ヒトの睡眠薬でハエを眠らせることもできる。若いほうが睡眠時間が長いのも人間と同じであるし、睡眠不足になると翌日たくさん寝込むのもそっくりだ。しかも、睡眠不足のハエは能力が低下する。

トノーニ博士は、六〇〇〇ものハエ遺伝子を少しずつ変異させ、しらみ潰《つぶ》しに睡眠状態を調べあげるという気の遠くなるような方法で、目的の遺伝子を発見した。その遺伝子に異常があると、睡眠時間が七〇％も減るのだ。なによりも驚くべき事実は、睡眠時間が七〇％も減ったのに、ハエの運動能力や知能は正常なままだったことだ。まさに「短眠型」の家系である。博士はこの変異ハエを「ミニ・スリープ」と名づけた。この遺伝子は細胞のイオンの動きを安定化させ、神経細胞の活動を整える働きをしている。詳しい理由は今のところ不明だが、遺伝子の機能がなんらかの変化を受けることで、睡眠の必要性が減るようだ。

この研究が人間に応用されるには、膨大な追加検討と倫理問題の解消が必要であるが、原理的にはデザイナーベイビーなどの方法で遺伝子を組み込み、効率のよい睡眠をとる人間を作ることも不可能ではないだろう。

睡眠だけではない。近年は記憶力を高めたり不老長寿を実現したりする遺伝子が相次いで発見されている。いくつかは哺乳類《ほにゅうるい》で確認実験が成功している。新種のヒト科高等生物が、私たちの子孫から、人工的な手法で誕生することの可否について、そろそろ真剣に向い合わねばなるまい。

〈『VISA』／「ビジネス脳のススメ」〉

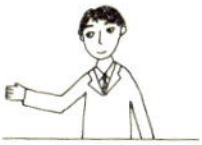

さらにさらに解説

脳の中の一日のリズムは「二五時間周期」だった！

「睡眠中は、体は休んでいる」というのはウソ。睡眠中でもエネルギーを使っています。

その証拠に、朝起きたら、汗をかいています。これは、新陳代謝がさかんに行なわれたからです。お年寄りが早起きなのは、長く寝ると疲れるからだと言う人もいます。ということは逆に、赤ちゃんがよく眠っていられるのは体力があるからでしょうか。「睡眠ダイエット」という方法があるようですが、意外と理に適《かな》っているのかもしれません。寝るだけでダイエットということでしたら、私にも続けられそうです。

私たちは二四時間サイクルで生活しています。それについて、「地球が二四時間で自転しているので、必然的に昼と夜ができて、私たちの脳に日周リズムが生まれるんだ」、と一般的に説明されます。それが本当かどうかは判断できかねますが、白夜の国の人たちもちゃんと日周リズムで活動していますから、単純に太陽の動きだけでは説明しきれないのだと思います。

常に明るい部屋、あるいは常に真っ暗な部屋に居続けても、日周リズムができます。ただし、その周期は二四時間ではなく、ほぼ二五時間になります。明るくなったり、暗くなったりしないと、私たちは「二五時間周期」で起きたり寝たりするのです。にもかかわらず、私たちが毎日なぜ同じ時間に起床できるかというと、二五時間周期の体内時計を、毎日矯正しているからです。

つまり、周期が二四時間になっているのは、地球の自転から来ていることは確かなのですが、周期そのものが脳に存在する理由は別にあるといえます。

たとえば、動物は、進化の過程で、さまざまな周期を生み出してきたという可能性はないでしょうか。かつては周期が二・五日の生物種がいたり、一・七日の生物種がいたり。ただ、生存に有利だったのが、昼と夜が分けやすいような「二四時間に近い周期」を持った動物、つまり二五時間の動物だったと。現在、ほとんどの生物は二五時間周期で共通していますから、進化の過程のずいぶんと早い時期に、この周期を獲得したのだと想像できます。

一日のリズムの話をするときに欠かせない脳部位があります。「視交叉上核《しこうさじょうかく》」です。視交叉上核は、ヒトの脳でもわずか二ミリメートル程度の小さな脳領域で、脳の奥底にあります。

こんな実験が行なわれました。視交叉上核をネズミから取り出し、酵素処理によって神経細胞をバラバラにほぐします。そして、神経細胞一つひとつをシャーレに播《ま》きます。栄養さえ与えれば、シャーレの中でも神経細胞は元気に成長して、回路を作ります。そこで、神経細胞の活動を測定しました。

驚くべきことに、シャーレの中の神経細胞はリズムを刻んでいたのです[2]。つまり、視交叉上核の神経細胞は「自動時計装置」だったのです。ただし、周期は二〇～二五時間と細胞によってさまざまです。どうやら、こうしたバラバラな周期の神経細胞がネットワークで結びつくことで、一つの規則的なリズムを作り上げているようです[3]。

動物の二五時間の周期は、脳の中の小さな神経細胞たちが集まって、独自に作り上げたものです。ただし、肺や肝臓や筋肉の細胞を培養しても日周リズムが現われるという実験結果もありますので[4]、もしかしたら体全体の活動レベルが同期することで、私たちの一日のリズムが生み出されているのかもしれません。

なぜ、「浅い眠り（レム睡眠）」のときに夢を見るのか

「睡眠なんかなければいいのに」と思うことがあります。そうすれば、研究に割く時間を増やすことができるからです。先ほど述べたように、睡眠中でもエネルギーをたくさん使っているのならば、ずっと起きていて、研究に専念したほうが大発見するチャンスが増えるのではないかと思ってしまうのです。

睡眠にどんな意味があるのでしょうか。

科学的には、まだはっきりわかっていません。ただ、睡眠をとらないでいると、死んでしまうことは確かです。一生という長い時間を考えたら、三日間なんてほんのわずかな時間にすぎませんが、それでも三日間、一睡もしなかったら幻覚が現われたり、幻聴に悩まされたりします。一日徹夜しただけでも、集中力や学習力が低下することは、誰もが経験をしています。理由はわからないけれど、残念ながら（!?）、睡眠が欠かせないように、体は設計されています。

少し睡眠が不足しただけで、急に学習力や記憶力が低下することから、睡眠は記憶にとって重要だとよく言われます。実際、これは当たっています。ただ「睡眠は記憶のためだけにある」と言ってしまうと、言いすぎです。睡眠には、記憶のためだけで

なく、もっと生きるうえでの根本的な役割があるような気が私にはします。

睡眠には「浅い眠り（レム睡眠）」と「深い眠り（ノンレム睡眠）」の周期があります。これは脳の活動から見たときの話です。体を見ると、この逆で、レム睡眠のときのほうが、深く眠っています。

夢は、浅い眠りのときによく見ます。浅い眠りのときは、起きているときと同じような脳の活動状態になります。脳部位によっては、起きているときよりも、強い活動を示すほどです。[5] 一方、体はどうかというと、まるで死んだかのように動かず、ぐっすり眠っています。

深い眠りのときも、夢を見ることがあります。意外にも、活動している大脳神経数がもっとも多い状態は、深い眠りのときです。[6] ただし、全般的に脳の活動は単調です。活動パターンのレパートリーは減ってしまい、[7] 神経信号の伝わりが悪くなります。[8] このとき、体はあまり眠っておらず、ゴソゴソ寝返りを打ったりと、よく動きます。

つまり、脳と体は、睡眠中は「シーソー」の関係にあるわけです。脳が効率よく活動する時間帯は体が休み、体が活動する時間帯は脳の活動効率が下がります。

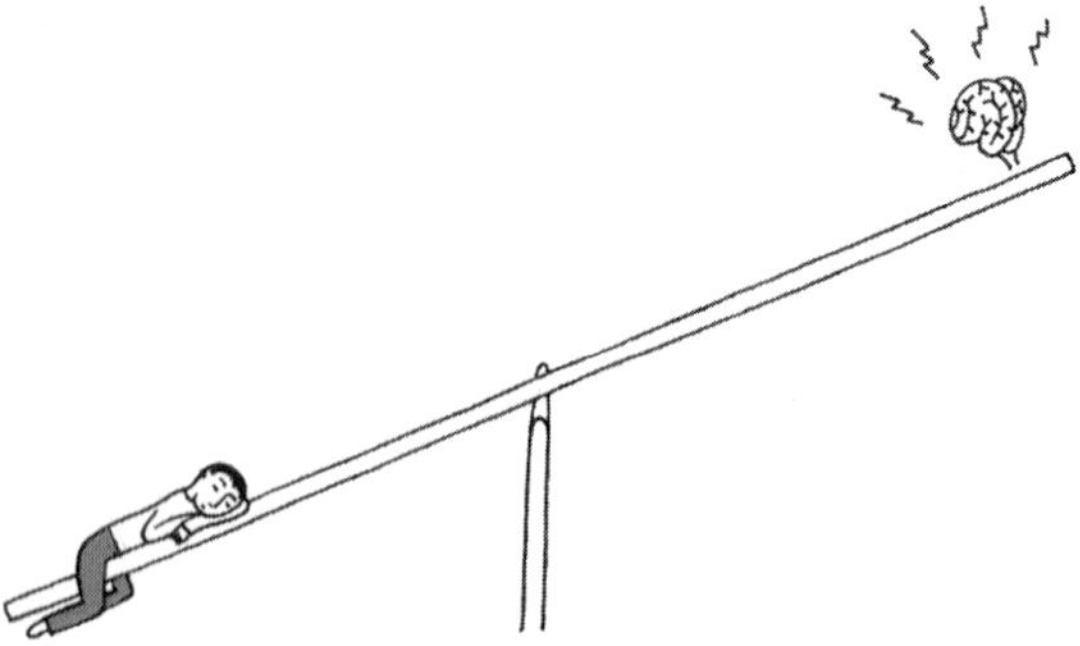

「浅い眠り（レム睡眠）」のとき、
体は死んだように動かないが、脳の活動は逆に活発に

「金縛り」の謎《なぞ》解き

浅い眠りのとき、つまり体が眠っているときに、夢を見るのはなぜでしょうか。

おそらく夢を、脳内での再生だけに留めておいて、夢からの指令が体にいかないように、体のスイッチを「オフ」にしているのではないでしょうか。逆に、夢をあまり見ていない深い眠りのときは、体を「オン」にしておいても大丈夫なのでしょう。

子どもの頃は、眠りの深さの周期がはっきりしません。ですから、睡眠中にも脳から体に指令がいき、寝言を言ったりします。サッカーをしている夢を見ていたら、実際に布団《ふとん》を蹴《け》っとばした、などという経験はありませんか。このように夢が現実の身体に混入してくることは、子どもではよく起こりますが、大人になるにしたがい減っていきます。

夢遊病。この症状は、深い眠りのとき、つまり、体が目覚めているときによく生じます。だから、歩き回ることができるのです。ただし、本人には、ほとんど意識がありません。話しかけると、返事が戻ってくることもあります。深い眠りとはいえ、脳が完全に眠っているわけではないため、こうしたことが起こりえるわけです。

逆に、夢を見ている最中に、フッと目が覚めると、体が動かず、「金縛り」になることがあります。専門的には「睡眠麻痺《まひ》」と呼びます。これはレム睡眠（浅い眠り）の途中で起こった突発的な目覚めで、本人の意識状態はまだ夢の延長にあります。ですから、金縛りのときには、幻想的で非現実的な幻覚がよく生じます。

面白いことに、幽霊を見たとか、廊下から妙な足音が聞こえたという怪談には、金縛りがつきものです。「夜ふと目覚めたら、死んだはずの先祖が枕元《まくらもと》にいた。驚いて叫び声をあげようとしても声が出ず、悪霊《あくりょう》に取り憑《つ》かれたかのように体が動かず逃げられなかった」。幽霊がいるかどうかは私にはわかりませんが、幽霊を見たという語り話に「体が動かず恐怖も倍増」というおまけが付いているのは、古来わりと共通した特徴のようです。そのうちのいくつかは、「金縛り」に付随した幻覚として医学的に説明できるように思います。

睡眠麻痺は一種の「睡眠障害」といえます。障害などというと、心配する人がいますが、誰にでも起こりえますし、起こったとしてもさして問題ありません。ですから、「幽霊を見た」と言う人がいても、精神的に障害があるというわけではありません。

「九〇分の倍数」――睡眠時間のススメ

眠りに入ったばかりのときは、眠りが浅く、その後、しだいに深くなり、また次に浅くなるまでの時間は、だいたい九〇分です。眠りが深いときに、目覚まし時計などで起こされると、頭がボーッとしたり、私の場合は（気のせいかもしれませんが）一日中眠かったり、頭が冴《さ》えなかったりします。

浅い眠りが終わる頃に、目が覚めるのが自然です。ですから、自分の睡眠の周期を知り、それに合わせて起きるようにするとよいわけです。私は九〇分の倍数、つまり、四・五時間（二七〇分）、六時間（三六〇分）、七・五時間（四五〇分）で起きるようにしています。科学的にみて、本当にこれでよいのか確証はないのですが、私は一種のおまじないのように実践しています。

ナポレオンは「短眠型遺伝子」の持ち主だった⁉

　さて、先に取り上げたハエの短眠型の遺伝子「ミニ・スリープ」が見つかったという論文を読んだとき、私は勇気をもらった感じがしました。それをすぐに応用できるようになるまでには、安全性なども含めて、多くの課題は残っていますが、短眠型の遺伝子を刺激して、睡眠の質を高めることはきっと可能だと思います。

　歴史上の人物では、たとえば三時間しか眠らなかったというナポレオンなどは（これが単なる逸話でないとしたら）おそらく短眠型遺伝子を持っていたのでしょう。ただ面白いのは、ナポレオンは例外だったとしても、過去において短眠型の人が、ほとんど幅をきかせていないということは、少なくとも私たちが思うほど、短眠型は有利ではなかったのでしょう。もちろん、これからの多忙社会では有利になるかもしれませんが、私たちが単純に憧《あこが》れて想像するほどには短眠型というのは優れた特性ではないのかもしれません。

　ミニ・スリープが発見されたのは確かにトピック性のあるニュースでしたが、実際に、ヒトでも短眠型の家系があることから、遺伝子はきっとあるだろうと予想はされていたわけです。ですが、その遺伝子の正体が、カリウムイオンを通す穴、つまり「カリウムチャンネル（k^+）」であったのには、さすがに驚きました。

通常、神経細胞の細胞膜がカリウムイオンを通すと、神経活動は抑制されます。つまり、カリウムチャンネルは神経活動にブレーキを掛ける役割を持っているわけです。このイオンの動きを制御する遺伝子の機能が変わることで、睡眠時間が変わってしまう。しかも、普通ならば睡眠時間が短くなると、集中力や記憶力が衰えるものですが、このハエでは、そういうことは一切なかった。将来、カリウムイオンをターゲットにした刺激薬が開発され、「今日は短眠型でいこう」などと、薬で生活リズムを選択することが実現できるかもしれません。

ところで、「短眠型」がいるように、逆のパターンである「長眠型」の人もいます。「一日一三時間は寝ないと休んだ気がしない」などという人です。おそらくこちらも一部は遺伝子でしょう。こういう人は、世間では「怠惰」という烙印《らくいん》が押されてしまいがちです。しかし、理由が遺伝子にあるとしたら、怠け者でもなんでもありません。自分と違う人がいるということを寛容に認める姿勢が、将来の社会ではもっと重要になるはずです。

⑮脳はなにかと眠れない

――「睡眠」は情報整理と記憶補強に最高の時間

何かを習得するためには、ひたすら勉強すればよいわけではない。睡眠を取ることもまた肝心である。最近の脳研究によれば、寝ているときには、脳内で、身の回りに生じた出来事が再現されているという。夢はまさにそうした記憶の脳内再生の例であろう。睡眠中に保管すべき情報を整えているのだ。むろん、情報の再生は昼間でも行なわれているのだが、外部情報がシャットアウトされた「睡眠」という状態は、情報の整理に集中できる格好の時間帯となる。

2000年、ハーバード大学のスティックゴールド博士が、多数の被験者を相手に「断眠実験」を行なったところ、記憶力の上達のためには最低六時間の睡眠時間が必要であることが判明した。さらに彼は、睡眠が持つ独特のリズムの関係から七・五時間眠った場合がもっとも効果が著しかったとメディアに報告している。

毎日七・五時間の睡眠時間を確保するのは、しかし、多忙な人にとってはなかなか難しいかもしれない。そんな慢性的に時間が不足しているビジネスマンにとって嬉《うれ》しいニュースが、『ニューロサイエンス』誌に掲載された[1]。チューリッヒ大学のゴッツエリッヒ博士の論文である。彼女は、ある連続した音の並びを被験者に覚えさせ、数時間後に音列をどれほど正確に覚えているかをテストした。かなり難しい試験だったにもかかわらず、思い出す前に十分な睡眠を取った人は軒並み高得点をはじき出した。睡眠による「記憶補強効果」である。

ところが彼女は、目を閉じてリラックスしていただけでも、睡眠と同じ効果が得られることに気付いた。つまり学習促進に必要だったのは睡眠そのものではなかったのだ。環境からの情報入力を断ち切ることで、脳に情報整理の猶予《ゆうよ》が与えられる。ちょっとしたうたた寝でもよい。[2,3] 忙しくて十分な睡眠が得られなくても、脳に独自の作業時間を与えることができれば、それで十分なのである。するとワインが蔵で熟成するように、脳の情報は自然に整理され熟してゆく。

これは不眠症の人や、重要な仕事を前日に控え緊張してなかなか寝付けない人にも朗報であろう。眠れなくともベッドで横になるだけで、脳にとっては睡眠と同じ効果があるのだから。眠れないことをストレスに感じる必要はないのだ。なお、同博士によれば、テレビを見ながらの休憩は効果がないとのこと。あくまで外界から脳を隔離することが肝心なのである。

最後に『神経科学雑誌』に報告された驚くべき研究を紹介しよう。[4] リューベック大学のマーシャル博士の研究である。彼女は被験者の頭皮に電極を取り付けて前頭部を電気刺激したところ、記憶の保持率が高まることを発見した。面白いことに、記憶力補強は睡眠時に刺激を与えたときにだけ認められ、目覚めているときには効果がなかった。つまり電気刺激は睡眠の効果を促進させたというわけだ。将来はそんな補助装置を使って睡眠時間を少なく済ませる、いや、睡眠そのものを不要にする、そんな時代がやってくるかもしれない。

〈『VISA』／「ビジネス脳のススメ」〉

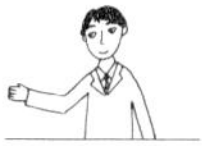

さらにさらに解説

記憶は寝ている間に「早送り再生」されていた

「睡眠が記憶力を改善する」のではないかという根拠の一つに、ネズミの「海馬」の実験で、睡眠中に記憶が再生されているという実験データがあります。[5]

海馬には、自分がいる場所に対して反応する神経細胞があります。[6]「場所Ａ」に対しては「神経細胞Ａ」が反応し、「場所Ｂ」に対しては「神経細胞Ｂ」が反応する、といった具合です。海馬の場所への反応はとても正確なので、ネズミが今どこにいるかは、海馬の活動さえモニターすれば言い当てることができます。[7]

さて、迷路の中を「場所Ａ↓場所Ｂ↓場所Ｃ↓場所Ｄ」という順番で、何度も歩かせたネズミを、飼育室に戻して休ませると、その後の睡眠中に「神経細胞Ａ↓神経細胞Ｂ↓神経細胞Ｃ↓神経細胞Ｄ」のように、場所に対応する連鎖反応が海馬で起こることがわかりました。[8] 寝ている間に「記憶が再生」されているわけです。
　夢は、基本的に、昼間に起こったことの再生であるといわれています。夢を見るのは一晩に一・五時間ぐらいでしょうか。とはいえ私たちは、寝ている間にたくさんの夢を見ています。
「一日二四時間のうちの一・五時間だから、たいして夢を見ていないじゃないか」と思うかもしれません。実は、睡眠中の記憶再生のスピードは、現実の時間経過よりも速いようなのです。たとえば、授業中にほんの一瞬うたた寝をしただけでも、かなり長いストーリーの夢を見ることができます。とくに深い眠りでは数十倍で早送り再生されていることがわかっています。[9]
　一・五時間が夢に費やされるとしたら、単純に計算しても、一日に二四時間以上の情報を再生することができるわけです。ただ残念なことに、夢は起きたときにほとんど覚えていません。意識のうえで記憶に残りません。覚えていることもありますが、これは睡眠の最後の浅い眠りのとき、つまり朝の目覚めの直前に見た夢が多いようです。中でも奇怪なシーンはよく印象に残って、起床後も覚えていられます。

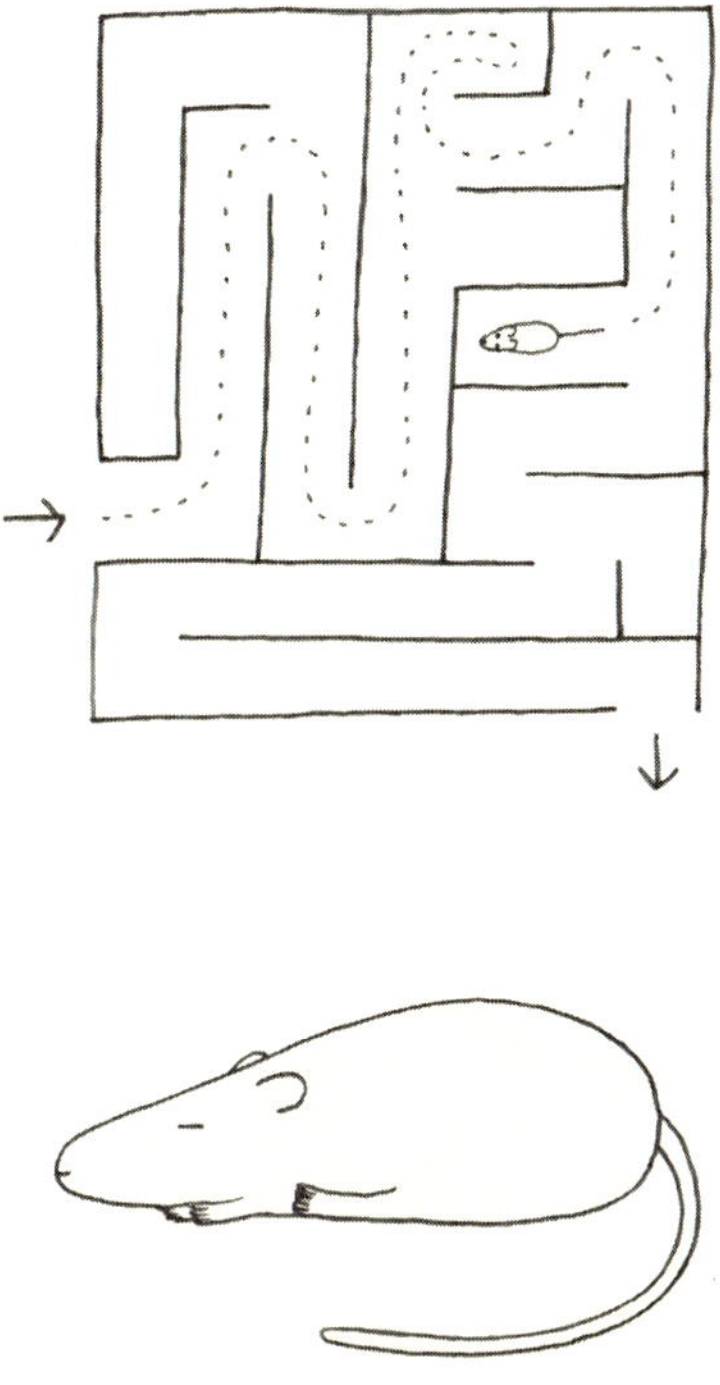

寝ているネズミの「海馬」では迷路が「再生」されていた！

夢を見ていないとき、脳は何をしているのか

夢は、記憶の断片を繋《つな》ぎ合わせて、新しいストーリーを作っています。

夢は「記憶情報の整合性」をはかるためにあるのではないか、と言っている研究者もいます。基本的に夢には、ありふれた日常のシーンが、ほぼランダムに継《つ》ぎ接《は》ぎされながら再生されているようです。そして時には、突拍子もなくヘンテコな組み合わせのストーリーができることがあります。そうすると、「奇妙だなあ」ととくに記憶に残るのです。

古来、（覚えている）夢は奇怪で幻想的なので、人によっては芸術の源であったりします。科学者のなかには、アセチルコリンが神経物質であることを発見したドイツの薬物学者オットー・レヴィのように、夢にヒントを得た発見でノーベル賞を受賞した人もいます。実際、夢でヒントを得たという例は、元素周期表を考案したメンデレーエフからビートルズの『イエスタデイ』まで、実にたくさんの話が残されています。[10]

では、夢をあまり見ていない深い眠りのときは、脳はいったい何をしているのでしょうか。

どうも、「海馬の記憶を大脳皮質に伝えている」ようなのです。つまり、浅い眠り

のときに、いろいろな組み合わせを試して、「これぞ！」という組み合わせができたら、深い眠りのときに情報を圧縮して、大脳皮質に送り返しているらしいのです。[11] こうして、海馬から大脳皮質にコピーされて、長期にわたって蓄えられることになるのです。つまり、海馬は大脳皮質に、「この情報を保存しなさい」と調教するのです。

「目を閉じてリラックス」するだけで

２００６年３月の『ネイチャー』誌に興味深い論文が載りました。[12]「記憶を再生しているのは、寝ているときだけではない」、というのです。

先ほどの例のように、迷路中で場所Ａ↓Ｂ↓Ｃ↓Ｄと移動した後、ネズミが迷路の中で立ち止まると、その時点ですでに、神経細胞ＡＢＣＤは再生活動をしているというのです。しかも、時間がすごく圧縮されていて、深い眠りのときの圧縮活動と似ていました。つまり、脳は夢の中だけでなく、起きているときにも「経験したことをその場ですぐに反芻《はんすう》する」ようなのです。

それなら、わざわざ睡眠中に再生しなくてもいいのでは、という考え方ができます。

それが、チューリッヒ大学のゴッツェリッヒ博士の、「眠らなくても目を閉じてリラ

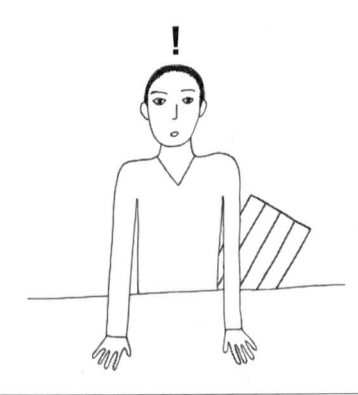

「これだ！」というひらめきの出発点も「海馬」だった

ックスするだけでも睡眠と同じように学習の促進の効果が出た」という論文です。

学習したことを記憶に定着するには睡眠が必要だとされていましたが、それができなかったら目を閉じてリラックスする。そのときに、テレビやラジオをつけていてはだめです。外から情報が入ってくる環境だと、再生がうまくできません。

最近は、睡眠そのものの重要性は、かなり疑われています。先日、会う機会があった睡眠研究の大家アラン・ホブソン博士も同様に考えているようです。なにしろ、脳は起きていても再生できるのですから。記憶という側面のみに着目するのならば、むしろ重要なのは、外部情報を「シャットアウト」することではないでしょうか。

ただし、起きている状態で、これを行なうことは困難です。人間は起きていると、どうしても活動してしまいます。テレビを観《み》たり、会話したり、ゲームをしたり、インターネットをしたり。結局、睡眠によって、外界からシャットアウトするのがベストな方法なのではないかということに落ちつくわけです。

⑯脳はなにかと〝波〟に乗る

――アルファ波よりも重要な「脳波」とは

リラックスすると「アルファ（α）波」が現われる。ゲームをしすぎると「ベータ（β）波」が減る。誰でも一度は「脳波」の話題を耳にしたことがあるだろう。脳の話題のなかでも脳波はとりわけ馴染《なじ》みの深いテーマである。しかし、専門家の立場からみると、脳波に関する記述のほとんどは根拠が薄い。脳波がこうだから精神状態はこうだ、という因果を実証するのは難しいのだ。

より確実な実証データがある脳波は「シータ（θ）波」と「ガンマ（γ）波」であろうか。実際、シータ波やガンマ波に関しては多くの科学論文が連日発表されているが、世間的により知られたアルファ波やベータ波は専門家のあいだでは影が薄い。どうしてメディアは、より面白くかつ重要なシータ波やガンマ波を取り上げないのか不思議に感じることもある。

シータ波は「記憶」などの脳の能力に関係している。新しいものに出会ったり、冒険したりなど、脳が外界に興味を示しているときに現われ、海馬《かいば》の神経回路を柔軟にし、脳を感受性の高い状態に保つことに寄与している。

ガンマ波は意識や集中力と関連している。たとえば、特定のものに注意が向けられると脳全体でガンマ波が同期して強調される。2004年11月にウィスコンシン大学から報告されたデータによれば、チベット仏教の僧は瞑想《めいそう》によってガンマ波の強さをコントロールできるという[1]。未解明の部分も多いものの、シータ波やガンマ波が記憶力や集中力といった高次の脳機能に密接に関係していることは確実であろう。

こうした脳のリズムに関して、ロンドン大学のロートウェル博士の研究を紹介したい[2]。2005年1月の『ニューロン』誌に発表された論文である。彼は、パルス磁場を使って脳を刺激したときの体の反応を研究している。通常、脳を刺激すると、刺激場所に応じた反応が現われる。たとえば、意思とは関係なく足が動いたり、目の前の視界が歪《ゆが》んだりする。ときには、幻覚が生じたり、過去の記憶が蘇《よみがえ》ったりすることもある。

この論文では、博士は右手の動きを制御する大脳皮質を刺激した。もちろん刺激されれば右手がピクリと動く。これ自体は目新しい発見ではない。しかし、彼の実験が面白いのはここからである。博士はシータ波とガンマ波を組み合わせた複合リズム刺激を使ったのだ。すると、右手の反応時間が短くなった。手が素早く動くようになったというわけだ。その効果は刺激のあと一時間以上も持続した。

画期的である。過去の実験では、脳刺激の効果はその瞬間に限られていた。つまり刺激直後に反応が起こるが、効果は後には残らない。しかし博士の刺激は効果が一時間以上も長続きする。こうした事実にシータ波とガンマ波の特殊性が垣間《かいま》見《み》える。

と同時に、この研究成果が潜在性を秘めていることを見逃してはならない。まだまだ原始的なレベルだが、博士はいわば人工的に運動神経を強化させたわけだ。一時間の効果とはいえ手軽に能力を高められる。今のところ安全性には問題がないようで、有効に利用すれば、人間の能力や生活スタイルに大きな変化をもたらすかもしれない。これを狙《ねら》った新しいビジネスも生まれるだろう。

むろん、その一方で恐ろしくもある。これは一種の「ドーピング」だ。現在、スポーツ選手のドーピングは尿や血液の薬物濃度で規制される。しかし、脳刺激によるドーピングはどうチェックしたらよいのだろうか。難しい問題である。

科学は時として諸刃《もろは》の剣《つるぎ》となる。とりわけ脳科学は未来の倫理観に強いインパクトを与えうる。[3] 私も脳科学者の一人として自戒の意を新たにしたい。人類の発展の駒《こま》を慎重に進めてゆきたいものである。

〈『VISA』／「ビジネス脳のススメ」〉

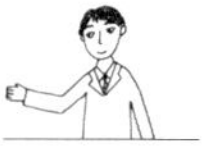

さらにさらに解説

注意力が高まったとき「シータ波」が現われる

シータ（θ）波は「海馬」周辺から出て、アルファ（α）波は、主に「大脳皮質」から出ます。脳の表面に電極をとりつけて脳波を測ると、大脳皮質のアルファ波やデルタ（δ）波などがよく記録できます。

それに比べて海馬の脳波は、脳の奥深くにあるので、頭皮の表面からでは測れないのです。そこで、実験では、海馬まで細い電極を刺して記録します。あるいは、脳から海馬を取り出し、そこに電極を刺したりもします。ただし、脳から取り出されてしまった海馬はシータ波を出しません。これが面白いところです。海馬単独では、神経回路は静かなのです。そこに「アセチルコリン受容体」を刺激する特殊な薬をほんの少しかけると、海馬からシータ波が現れます[4]。シータ波は一秒間に五回くらいのリズ

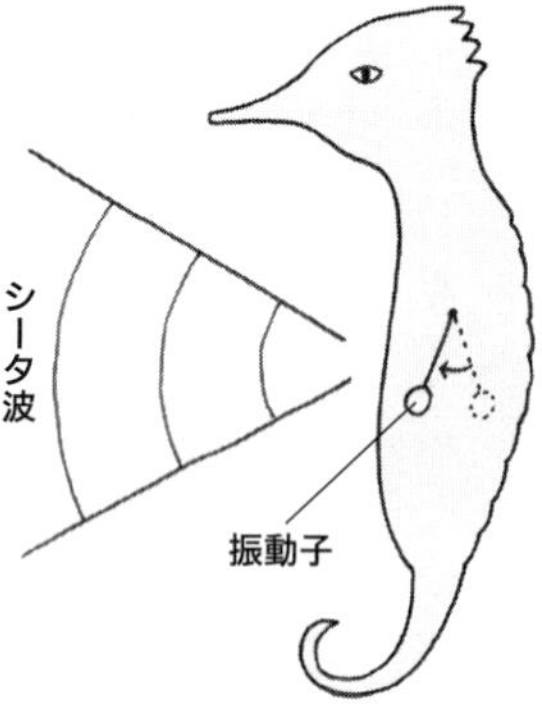

脳を感受性の高い状態に保つ「シータ波」
この「装置」も「海馬」の中に

ムの脳波です。アルファ波やベータ波よりもゆっくりとした周波数です。

揺らぎのリズムを作り出す装置のことを「振動子」とか「オシレーター」などといいます。シータ波の振動子は海馬の中にあります。なぜならば、アセチルコリン受容体を刺激しただけで、振動し始めるからです。

では、アセチルコリンはどこから来るのでしょうか。

脳の中にアセチルコリンを出す部分があり、それが海馬と連絡をとっています。たとえば、「中隔野《ちゅうかくや》」という脳部位の神経細胞がアセチルコリンをたくさん持っていて、海馬と「シナプス」（神経細胞と神経細胞を繋《つな》ぐ接合部）を作っています。

つまり、シータ波の〝源〟は海馬の外にあるけれども、シータ波を出す装置は海馬にあるわけです[5]。

ネズミの行動を観察していると、シータ波はいつでも出ているわけではないことに気づきます。じっと休んでいるときにはシータ波は出ていません。どちらかといえば、よく動き回っているときに出ています。それも、ただ動き回っているのではなく、周囲を探索しているときに出ます。とくに新しい場所にやって来たときには顕著です。ネズミの身になって想像してみると、おそらく「ここ、どこだろう。こっちへ行ったら、どこに行けるかな」などと興味を持って行動しているときに、シータ波がよく出るようです[6]。

つまり、注意が外の世界に向いているときに、シータ波がより強く出るといってよいでしょう。ですから、ネズミのシータ波を見ると、そのネズミが環境に興味を持っているかどうかがわかります。実際、注意力を高めるとシータ波が出ることはヒトでも確認されています[7—9]。

シータ波のリズムに乗る

シータ波を強める薬、つまり脳のアセチルコリンを増やす薬はすでに開発されています。逆に、アセチルコリンの活動を抑制する薬もあり、これは、シータ波を減らします。こうした薬を用いて、シータ波の強さをコントロールすると、それに比例する形で、ネズミの迷路を解く能力が変わります。[10-12] これは行動レベルの実験です。

シナプスレベルの実験もあります。「シナプス」は神経信号が通る場所のことです。その通りがよくなったり悪くなったり変化することを「シナプス可塑《かそ》性」といいます。シナプス可塑性は、記憶や学習のシナプスレベルのメカニズムだと考えられています。記憶はシナプスの抵抗が変わることで成立するのだろう――これは広く信じられている説です。

海馬にシナプス可塑性を引き起こすには、シナプスを強く、しかも繰り返し活動させることが必須です。

思い切って話を飛躍させると、こう喩《たと》えることができます。私たちも何かを習得するためには、根気よく何度も復習しますが、これはシナプスレベルにおいても同じで、繰り返し活動しなければ、シナプス可塑性（シナプスの学習）が起こらないというわけです。

でも、より効率よくシナプス可塑性を起こす刺激パターンがあります。「シータ刺激」です。つまり、シータ波のリズムで、シナプスを刺激すると、刺激の繰り返し数が少なくてもシナプス可塑性が生じるようになります[13]。

あるいは、アセチルコリン系を活性化させると、海馬は自分自身でシータ波を生み出します。そういう海馬は、やはりシナプス可塑性が起こりやすくなっています[14]。

シナプス可塑性をもっとも起こりやすくさせるのはシータのリズムではないか、と私は自分の実験データからも感じています。嚙《か》み砕いて言ってしまえば、シナプスの柔軟性を上げて、学習しやすい状態を作り出すのがシータ波ではないかと。実際、脳からどれくらいのシータ波が出ているかを調べれば、試験の成績が予測できます。シータ波が強く出ているときのほうが成績がよいのです[15]。

二〇〇回「繰り返す」と記憶するウサギ

シータ波については、ベリー博士が２００５年９月に面白い論文を報告しています[16]。ここでは実験にウサギを使っています。

ところで、「記憶の実験をするときに、なぜウサギやネズミを使うんだ。記憶というからには、やはりヒトでやらなきゃダメだよ。せいぜいサルでやらないと何もわからないのでは」と言う人がいます。確かに、理に適《かな》った指摘です。しかし、ヒトで実験するには難しい問題もあるのです。人によって記憶力に差があるのは仕方がないにしても、同じ人でも、場合や状況によって能力に差が出ます。「昨日は夜更《よふ》かししちゃった」、「このテスト、面倒くさいなあ。早く終わらないかな」、「さっきコーヒーを飲んだから頭が冴《さ》えてるぞ」、「今回の人体実験、たったの時給700円か、前回のほうがよかったな」などなど。

そんな心理的要素で、ヒトの記憶力はずいぶんと変わってきます。ですから、ヒトでやると正しいデータが得にくいのです。同じように、サルも賢い動物で、ちょっとでも目を離すと手抜きをします。

その点、ネズミやウサギのような動物たちは、いつでも精いっぱいに試験を受けてくれます。記憶のような、曖昧《あいまい》で、捉《とら》えどころのないテーマを研究するときには、ヒトやサルよりも、ウサギやネズミなどの実験動物のほうがはるかに適しています。

そんなわけで、ベリー博士の論文でもウサギを使っているわけです。

ウサギの目に、空気をシュッと吹きかけます。人間でもそうですけれども、空気が

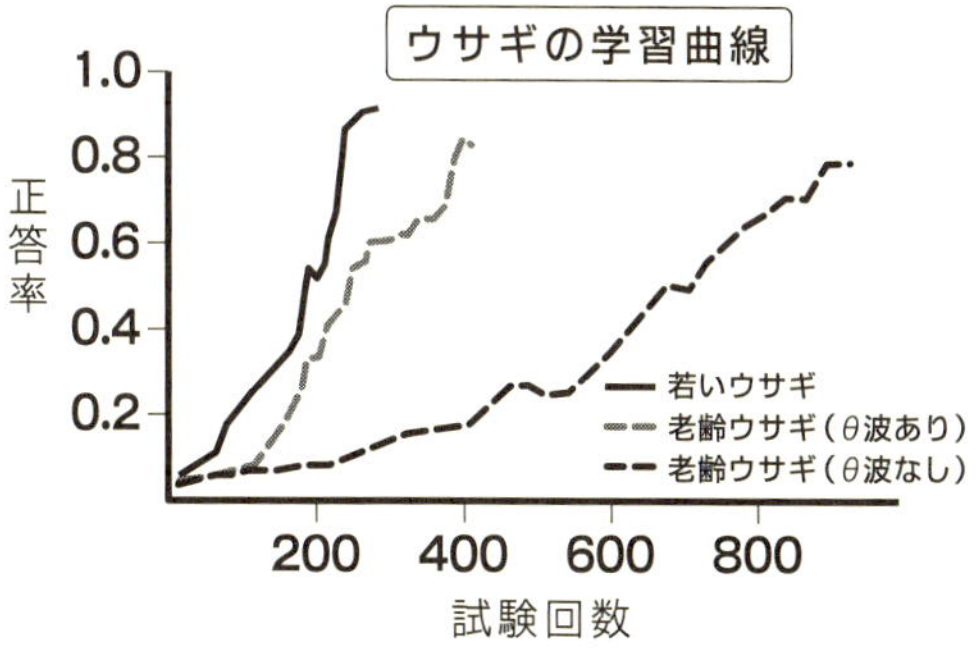

「パブロフの犬」のウサギ版
ウサギは、およそ200回で記憶する
（Proc Natl Acad Sci U S A 102:13284-13284,2005より）

突然くればウサギもまばたきします。これは、ただの反射です。

　次に、ブザー音を聞かせてから、空気を吹きかけるようにします。これを何度も繰り返していくうちに、音が鳴っただけで、「これは空気が来るぞ」とウサギは目を閉じて待っているようになります。いわゆる「パブロフの犬」と同じで、一種の条件反射です。専門用語では、「瞬目《しゅんもく》反射課題」という名前がついています。

　これは海馬がきちんと機能していないと習得できません。つまり、海馬の性能を測定するためのよい試験法です。

　ところで、ヒトの場合は、言葉がありますから、「ブザーが鳴ったら、空気が吹きかけられるから、目を閉じてくださいね」

と説明すれば、すぐにブザーと空気の因果関係を覚えることができます。でも、言葉のないウサギにはどうやって教えたらいいでしょう？

何度も繰り返すしかありません。どのくらいの回数が必要でしょうか。だいたい二〇〇回くらいです。このくらい繰り返せば、さすがに覚えてくれます。

しかし、この二〇〇回という数値は、あくまでも生まれてから半年以内の若いウサギの場合です。生後二〜三歳という老ウサギでは、そういうわけにはいきません。調べてみると八〇〇回繰り返して、ようやく覚えられることがわかりました。

ウサギでも歳《とし》をとると、確かに記憶力は悪くなるようです。海馬の性能は年齢とともに落ちているように見えます。

これでがっかりしてはいけません。この論文の趣旨は「シータ波」にあります。ウサギも、ヒトと同じで、シータ波がよく出ているときと出ていないときがあります。そこで、シータ波が出ているときにだけ、学習したらどうなるかを調べました。

結果は、若くても、歳をとっていても、ほとんど差がなく、ともに優秀な成績でした。つまり、シータ波が出ているときに学習すれば、歳をとっていても、若いウサギの脳と同じだけの性能を発揮できるということになります。

脳の性能をダメにする「当たり前」感覚

「最近、歳をとったせいか、記憶力が衰えちゃって」――これは間違っています。右の論文では、記憶について重要なポイントを二つ明らかにしています。ポイント①は、海馬という装置の性能そのものは、歳をとっても、衰えていないということです。若者と同じだけの能力を、歳をとってもちゃんと発揮できるのです。ポイント②は、では歳をとって何が変わっているのかというと、シータ波です。

シータ波は、面白いなと感じているか、知的好奇心を持っているか、探索心を持っているか、などといった注意力や興味に関係しています。シータ波がないと、見かけ上の脳の機能は低下します。結局は、脳装置の性能というよりも、装置を使う側の問題になるわけです。

私たちにとって最大の敵は「マンネリ化」です。

マンネリ化すると、シータ波は出ません。歳をとってくると、「そんなこと、やらなくてもわかるよ」とか、「どうせ、この前と一緒でしょ、面倒だなあ」「こういうドラマのストーリー展開ってよくあるパターンだよね」などという気持ちが生まれてきます。家族や給料も、本当ならば毎日感謝しなければならない存在なのに、だんだんと〝当たり前〟になってきます。世のなかは、面白くてワクワクすることに満ちているのに、それに対して自らフタをして、何も感じなくなります。そんなマンネリ化に打ち克《か》たなければいけません。

子どもは、一見、記憶力が優れているかのように見えます。確かに〝特定〟の記憶力については優れているという面はありますが、それよりも、大人よりも好奇心が旺盛だという点が重要でしょう。見るもの、聞くもの、触るもの、すべてが子どもにとっては新鮮です。生きることに慣れてしまった大人とは、まったく違います。

「慣れ」がなぜ脳に必要か

記憶にマンネリ化はよくないとしたら、そもそもなぜ、脳はマンネリ化するように作られているのでしょうか。自己矛盾に感じます。そういう設計になっていること自体、脳の欠陥のようにも思えます。

もちろん、これは欠陥ではありません。マンネリ化は必要なのです。

今私の目の前のテーブルには、ペットボトルのお茶が置いてあります。それを見たときに、「ペットボトルって面白いな」と眺めれば、おそらくシータ波が出るでしょう。子どもの頃初めてペットボトルを見たときは、驚きに満ちて、新鮮な感覚がしたと思います。今はまったく新鮮味はありません。当たり前の存在です。もし、今でもペットボトルを見るたびに驚いて、いちいち深く感激していたら、ほかの仕事に差し支えます。ペットボトルはペットボトルとして瞬時に脳のなかで処理を済ませてしまったほうがよい。間違って「そもそも、ペットボトルの存在とは何ぞや」などと深刻に考え込んでしまっては、日常生活に差し支えます。

ですから、初めて見たときには興味を示して、「何だろう」と探索するけれども、それを一回済ませたら、あとは当たり前のこととして、別のより重要なものごとに専念するというステップが大切になってきます。処理を迅速にして、事務的な効率を高めるために、脳は「慣れ」というメカニズムを用意しています。それが、いわゆるマンネリ化です。

しかし、シータ波の実験データを見てのとおり、マンネリ化は、海馬をフルに活用させないように抑制してしまうという悪玉にもなりえます。そういう「諸刃《もろは》の剣」に似たところが、「慣れ」にあります。結局、マンネリ化の度合いをうまく調整して、これを活用していくことが肝要だということなのでしょう。

アルファ波を自由自在に出す方法

最後に「アルファ波」についてお話ししましょう。

アルファ波は、リラックスしたときに大脳皮質から出るといわれます。理由は詳しくはわかっていませんが、精神的なリラックスとアルファ波の関係はほぼ間違いないようです。

ところで、脳からアルファ波が出ているかどうかは、自分自身には感知できません。でも、もし感知できたら面白いと思いませんか。頭に測定器を取り付けて、脳波を測ります。そして、アルファ波が出ているときにだけ、目の前のランプが点灯するという装置があれば、今自分の脳からアルファ波が出ているかどうかがわかります。

実際、そんな装置が開発されています。「ニューロフィードバック」といわれる装置です。本来は感知できない脳の活動を、機械の助けを借りて感知しようという試みです。

私が学会で見たことがある面白い装置で、アルファ波が出たらミニチュアの電車が環状線路をグルグルと走るというものがありました。つまり、被験者はアルファ波を出そうと思っているわけではないのですが、ただ、目の前の電車が走るのが面白くて、

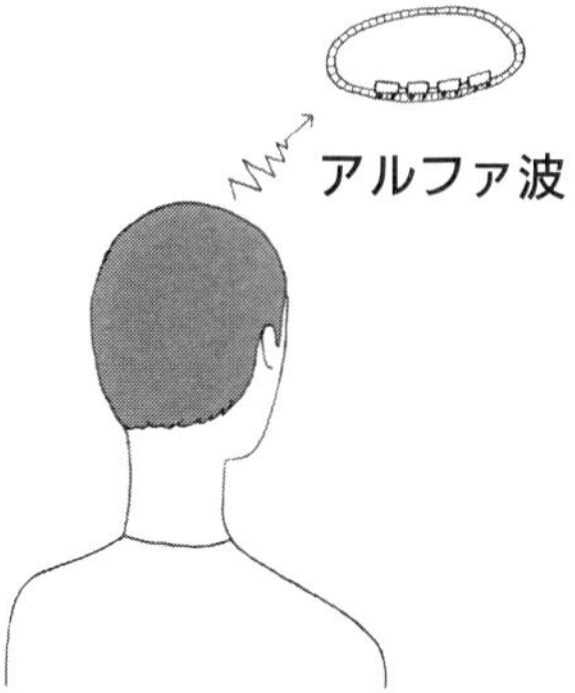

「カッ」となったとき、頭の中で模型電車を走らせるだけで、穏やかな気持ちになれる!?

そうなるように念じているわけです。

その結果、アルファ波を自在に出すことができるようになります。つまり、電車が回るシーンを思い描くことで、いつでもアルファ波が出るのです。これは面白いアプローチです。訓練によって、脳の内側からリラックスすることができるのですから。ニューロフィードバックは、当初はてんかん治療の目的で開発されたものですが、今では、不安症や注意力欠陥などの治療にも使われはじめています。

私は、これは病気だけでなく、日常生活にも役に立つのではと思っています。たとえば、仕事でストレスが溜《た》まったとき、もしくは仲間と喧嘩《けんか》して頭に血がのぼったとき、頭の中で模型電車を走らせればいい。

するとアルファ波が出ます。

社会生活において、喧嘩やいざこざで消耗するエネルギーは半端《はんぱ》ではありません。一晩寝て頭を冷やす、などとよく言いますが、ニューロフィードバックでは想像上の電車を動かせばよいのですから、その場で冷静に戻ることができます。となれば、社会生活での無駄を大幅に減らせるのではないかと思うわけです。

極論を言えば、小学校で算数や国語を教えるのと同じように、義務教育のカリキュラムの一環として「アルファ波の出し方」を教えるのも、面白いかもしれません。科学的に「自制心」を持たせる訓練ができれば、未来の世界で、犯罪が減るのではないかなどと淡い期待もしてしまいます。

「状況」に応じて最適な脳の活動を生み出す

そこまで真剣な話でなくても、たとえば娯楽としてテレビゲームに応用しても面白いと思います。

アメリカでは、プレイヤー二人の間にフィールドがあって、プレイヤーがアルファ波を出すと、フィールド上のボールが前後に動くという、ミニサッカーのようなゲームがあります。相手のゴールにボールを入れたほうが勝ち。脳からアルファ波が強く出れば出るほど、ボールが相手のゴールに近づいていきます。リラックスしたほうが勝ちです。

ゲームの様子を映像で見たことがあるのですが、周りではたくさんの見物人がワーワーと騒いでいる。でも、本人たちはいたって冷静。熱狂の中で、当の二人だけが妙にリラックスし合っているという不思議な光景でした。日本でもそんなゲームが開発されたら、ぜひやってみたいものです。

ところで、「アルファ波が脳によい」と、世間では言われています。実は、これはかなり問題のある考え方です。ちょっと考えてみればすぐにわかります。強盗に襲われたときに、アルファ波を出していいわけがありません。リラックスしていては危険です。

脳の活動そのものには「よい」「わるい」という基準は含まれていません。これはとても肝心な点です。私はよく「頭がよくなるためにはどうしたらよいのですか」という質問を受けるのですが、善し悪《よあ》しの関係を決めるのは、あくまでも「状況」であって、一概に善し悪しを論じることはできません。今の例でいえば、状況に応じて最適な脳の活動を生み出すことが重要なのです。ですから、アルファ波だけでなく、べータ波、デルタ波など、いろいろと脳波を出し分けながらプレイするゲームができたら、きっと面白いし、脳のコントロールにも役立つだろうと思うのです。

⑰脳はなにかとボケていく

――ＤＨＡ摂取でアルツハイマー病を防ぐ

２００４年、「痴呆《ちほう》」という疾患名が「認知症」と改められた。呼び名を変えただけで病気の現状が変わるわけではないが、誤解を与える可能性のある病名を避けるのはよいことである。

厳密に言えば、認知症は特別の〝疾患〟を指すのでなく、脳が変性することによって記憶や知能などに障害の現われる症状全般を指す。認知症を引き起こす原因はさまざまだが、よく知られたものはなんといっても「アルツハイマー病」である。老人の認知症のほぼ半数はアルツハイマー病だとされる。

アルツハイマー病は「β《ベータ》アミロイド」という毒が脳に溜《た》まることによって生じる。実はβアミロイドは健康な脳にも存在する。ただ、この毒をうまく駆除できず、長年にわたり蓄積すると、結果として、脳が萎縮《いしゅく》するなどして認知症の症状が現われる。つまり何十年という長期間をかけて徐々に病気が進んでいくのである。これが高齢者にアルツハイマー病が多い理由である。ネズミの脳にもβアミロイドは存在するのだが、寿命が二、三年と短いため、ネズミはアルツハイマー病にはならない。

ところが近年、アルツハイマー病をネズミに強制発症させることができるようになっている。やり方が壮絶だ。ヒトのアルツハイマー病の患者には、遺伝子が変異を起こし、βアミロイドが溜まりやすくなっている方がいる。病原遺伝子のいくつかはすでに特定されている。これらの原因遺伝子をネズミに組み入れたのだ。すると生後一年経《た》たずして、ネズミの脳はアルツハイマー病患者と同じように変性し、認知症を呈してしまう。死後の脳を調べると、βアミロイドの濃度が正常値の数十倍に達していることがわかった。

ネズミには気の毒なことだが、この認知症ネズミを注意深く観察することで意外な真実が明らかになってきた。最近の知見から私たちの日常生活にも関係ありそうな研究を二つ紹介しよう。

まずは『ニューロン』誌に発表されたカリフォルニア大学ロサンゼルス校のコール博士の研究[1]。博士の研究対象は、脂肪である。脂肪は脳の構成成分の五〇％を占める。彼はアルツハイマー病ネズミの脳では「ドコサヘキサエン酸（ＤＨＡ）」が少なくなっていることを発見した。ＤＨＡは脳機能に必要な脂肪分なのだが、アルツハイマー脳ではＤＨＡの消費が激しく、不足しがちということらしい。コール博士の成果のとりわけ見事な点は、「ＤＨＡを多く含んだ食事」をアルツハイマー病ネズミに与えることで、脳変性や記憶力低下を予防することに成功したことであろう。今後の研究の展開が楽しみである。

次はシカゴ大学のシソディア博士による独創的な研究である。これは『セル』誌に報告された。[2] 通常、実験に用いられる飼育檻《おり》は刺激のない退屈な箱だが、シソディア博士はまるでペットを飼うかのようにトンネルや回転車などのおもちゃを入れてアルツハイマー病ネズミを育てたのだ。すると驚いたことに、βアミロイドの量が七〇％も減った。さらに詳しく調べると、豊かな環境で育ったネズミの脳では、βアミロイドを分解する酵素が増加していることがわかった。おそらくこの酵素がβアミロイドの蓄積を防いだのだろう。

読書やカード遊びなどの環境刺激がアルツハイマー病のリスクを減らすようだとは経験的に言われていたが、ネズミの研究はこうした私たちの認識を見事に後押ししてくれる。こうした科学的裏づけが明確に示された現在ならば、私たちも普段から食生活や日常生活のスタイルに気を配っておくのも悪くないだろう。

〈『VISA』／「ビジネス脳のススメ」〉

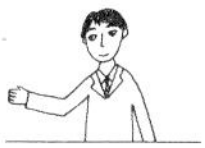

さらにさらに解説

アルツハイマー病とは

アルツハイマー病は、主に高齢者がかかる病気です。アルツハイマー病の患者数は毎年少しずつ増えています。理由の一つは、平均寿命が延びたことですが、それだけではありません。以前はアルツハイマー病の定義が曖昧《あいまい》で病名を断定できない患者がかなりいたのですが、今は病気の実体や特徴がはっきりしてきて、国際基準によって診断がつけられるようになったからです。

一〇年ほど前までは、アルツハイマー病は認知症の五〇％程度であると言われていたのですが、今や認知症の九〇％以上がアルツハイマー病ではないかという研究者もいます。そもそも病院に来られない患者もいますので、数値は正確にはわかりませんが、およそのアルツハイマー病患者数は、国内で数十万から一〇〇万人程度と推定さ

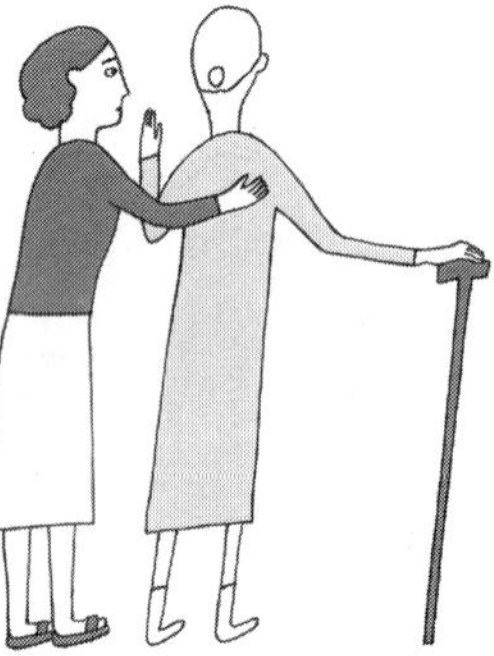

介護者にとって、より深刻な病アルツハイマー病

れています。これほどの患者数ですので、アルツハイマー病をどう治療するか、病気の進行をどう抑えるか、あるいは、いかに未然に防ぐかが重要な課題になっています。

アルツハイマー病は本人にとっても悲劇的な病気ですが、しかし、より深刻な問題はむしろ周辺の人にのしかかります。介護をする人たちに大変な精神的、肉体的苦痛を与えてしまうのです。アルツハイマー病は、最終的には死に至りますが、病気の進行が年単位と遅いので、介護する人は相当な長期間を世話しなければなりません。親や親族の介護がまるで自分の人生の目的のようになってしまったり、あるいは本来ならば充実期であるはずの大切な時期を介護に費やさざるを得なかったりして、人生計画が大きく狂うケースも少なくありません。

アルツハイマー病では、脳の高次機能の全般が障害されます。つまり、記憶力が失われるだけでなく、他の精神活動も低下します。患者からの感謝の気持ちや言葉が出てくることもなくなります。介護する人の気持ちを考えてみてください。どんなに尽くしても、温かな心の見返りがない。これは介護者にとっては相当につらいことなのです。

脳に「βアミロイド」が溜まってくると

今、アルツハイマー病の研究はかなり進んできています。

アルツハイマー病の原因は、「βアミロイド」という物質だろうといわれています。そう考えられる理由は、βアミロイドが年齢とともに脳に溜まってくること、そしてこの物質が神経細胞を殺すぐらい強い毒性を持っていることです。もう一つは、βアミロイドを過剰にする変異遺伝子を動物に導入すると、その動物が認知症によく似た症状を示すことも強い根拠となっています。

ただ、βアミロイドは健康な人の脳にもあるので、それだけで原因といえるかどうかは厳密には難しいところです。βアミロイドは数種類あり、その中でもとりわけ「βアミロイド1‐42」はとくに毒性が強く、これが溜まると認知症になるのではないかともいわれています。最近では、βアミロイド単独ではなく、それがいくつか、たとえば12個集まって「集合体」を作ることで悪さをしているのではないかという説が唱えられています。[3]

βアミロイドはアルツハイマー病の症状が出るはるか前、四〇歳くらいから脳内に溜まり始めます。早い人だと、三〇歳くらいから始まります。ですから、八〇歳になって症状が出たときには、βアミロイドは相当溜まってしまっている状態で、そうなると病気の原因を完全に取り除くのは難しいところです。むしろ進行を食いとめることが最良の手立てとなります。しかし、今の段階ではそれすらも難しく、結局、医療現場では、認知症の（原因ではなく）「症状」だけを薬で一時的に改善することしかできない、というのが現状です。

「毒をもって毒を制す」近い将来の治療法

科学の現場では、アルツハイマー病の治療アプローチについて、いくつかの試行的なアイデアがあります。

一つは、βアミロイドを作る「γ《ガンマ》セクレターゼ」という酵素をブロックすることでβアミロイドの蓄積を防ごうという作戦で、「γセクレターゼ阻害薬」という薬が開発中です。[4] ただし、γセクレターゼは、βアミロイドを作るだけでなく、ほかにもいろいろな役割を持っているため、副作用がどう出るかが問題で、まだ予断を許しません。

また、βアミロイドを分解する「ネプリライシン」という酵素が最近見つかりました。[5] 毒を取り除いてくれる掃除屋です。この酵素をなんとか活性化することができれば創薬のターゲットになるのではという考え方があります。[6] ちなみに、γセクレターゼは私が研究している東京大学・薬学部で、また、ネプリライシンは理化学研究所で最終的に見つかりました。日本人の研究者の貢献が大きいのが、この分野の特徴です。

驚くべき報告があります。

βアミロイドが蓄積しているネズミの脳に、さらにβアミロイドを体外から投与すると、βアミロイドが減ることがわかったのです。[7] まさに「毒をもって毒を制す」です。βアミロイドを与えると、βアミロイドに対する「抗体」ができるのではないかと考えられています。つまりβアミロイドが体内に入ると、それは異物ですから、活性した免疫《めんえき》細胞が抗体を作り、脳からβアミロイドを駆逐するのだろうと推測されています。実際、βアミロイドそのものではなく、βアミロイドに対する抗体を注射しても、βアミロイドは減ります[8]。

重要なことは、このワクチン療法は、単にβアミロイドを駆除できるだけでなく、認知症の症状をしっかりと回復できることです[9、10]。これらはすべてネズミの実験データですが、今ではヒトでも試されています[11、12]。残念ながら現時点では、髄膜脳炎《ずいまくのうえん》などの副作用があり、実用化までに解決すべき課題が残っています[13]。

より現実的な方法も考えられています。

先ほども述べましたように、βアミロイドは発症前から蓄積し始めます。ならば、五〇歳になったら国民全員が脳検診するような制度を作ればよいという研究者もいます。検査でβアミロイドの蓄積が見つかったら、まだ発症前ですから、それ以上蓄積しないような薬を飲み始めればよいわけです。実際に、βアミロイドが蓄積しているかどうかを診断できるツールが開発されはじめています[14]。アルツハイマー病が怖い病気でなくなる時代も、五〇年後とか一〇〇年後といった気の遠くなるような先の話でなく、意外と近い将来に実現されるのではないかと思っています。

DHA、カレー、アスピリンに予防効果が！

薬とは別に、日常生活を少し改善するだけでも、アルツハイマー病はある程度は改善されるのではないかと言われています。食物成分としてのDHA、それに運動などです。これはすでに述べました。

また、わりと信憑性《しんぴょう》の高いデータとして、カレー成分の「クルクミン」がアルツハイマー病に効くようです。[15] インド人にアルツハイマー病の発症が少ないとは、以前から指摘されていたのですが、当初は、平均寿命が短いから、そう感じられるだけだろうと考えられていました。ところが、カレーをときどき食べている人は、歳《とし》をとっても認識力テストの成績がよいこともわかりました。[16] そこで、インド人とアルツハイマー病の関係は本当なのかもしれないという話になり、改めて調べてみようという動きが出ます。そして、クルクミンの実験データが報告されました。

NSAIDという非ステロイド性抗炎症薬（イブプロフェンやアスピリンなど）を飲んでいる人は、アルツハイマー病の発症率が低いということもよく知られています。NSAIDは、いわゆる風邪薬や頭痛薬の中に、ふつうに含まれている日常的な薬です。これがアルツハイマー病によいというのです。

DHAの多く含まれる食品

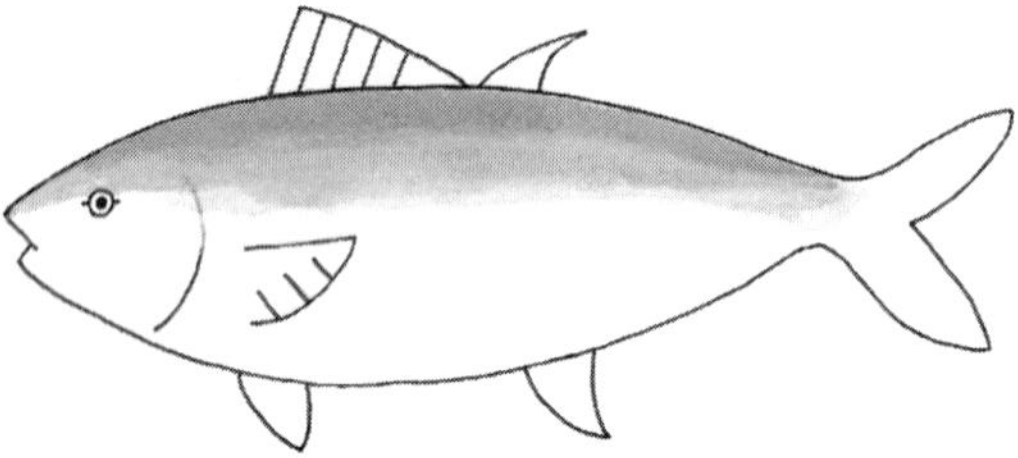

マグロ（脂身）

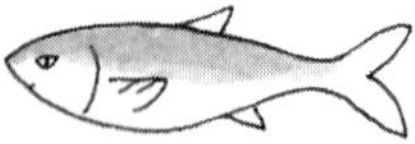

ブリ

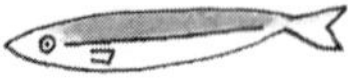

サンマ

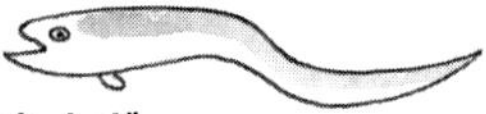

ウナギ

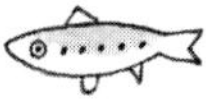

マイワシ

イクラ

面白いのは、NSAIDが、頭痛や生理痛などを止める「鎮痛作用」を出すために必要な用量よりも、少ない量でアルツハイマー病の予防効果があることです。アメリカの医師の中には、市販のNSAIDの錠剤を買ってきて、それを半分に割って、毎日服用している人が少なくないと聞きます。最近では、なぜ効くのかの理由まで解明されて、ただの迷信ではないこともはっきりしました。[17] さらに、アルツハイマー病だけでなく、血管が詰まってしまう病気、つまり心筋梗塞《しんきんこうそく》や脳梗塞（この二つだけで日本人の死因の二〇％を占めるといわれています）などの予防にも効くという話もありまして、NSAIDは今注目を集めています。

ちなみに、NSAIDの一つである「アスピリン」はわりと歴史の古い薬で、人類史上もっともよく使われてきた薬だと言われています。まさに薬の王様です。アスピリンの歴史を溯《さかのぼ》ると、ヤナギの木に辿《たど》り着きます。ヤナギから作られた「生薬」がアスピリンの原型です。実際、ヤナギの木に鎮痛成分が含まれていることは世界中で古くから知られていて、日本でもかつて爪楊枝《つまようじ》はヤナギから作られていました。虫歯などの痛みを取り除くのが目的だったのかもしれません。

昔は今のような化学合成の技術はありませんから、薬はすべて天然の物から作られていました。爬虫《はちゅう》類や虫や微生物、とりわけ植物に多く薬用成分が含まれています。

おそらく自然の生存上で弱者だったからでしょう。「薬」はあくまで人類からみた利用価値を表わす物差しであって、彼らにとっては薬ではなく、外敵対策用の兵器として「毒」を積極的に合成しているのです。食物連鎖の上で弱い者が生き延びるためには、体内に毒を含ませて対抗しなければならなかったのでしょう。人類は、そうした自然の知恵を、薬として利用させてもらっているわけです。

⑱脳はなにかと冴《さ》えわたる

――お腹《なか》が空《す》けば記憶力が高まる

「脳を鍛えるにはどうしたらよいのか」「記憶力をもっと高めたいのだけれど」という質問をよく受ける。都合よく脳力を伸ばせる方法があるのならば、私自身がまず試したいところである。

結局は努力あるのみというのが私の持論である。さらに言えば、目的を達成しようというハングリー精神や、何にでも興味を持つ好奇心が重要なようである。そんなこと言われずともわかっていると叱《しか》られそうであるが、こればかりは仕方がない。

その一方で、脳の特徴を理解することで見えてくる学習のコツがあるのも事実である。たとえば危機的な状況にあると、注意力や記憶力が促進される。これは脳に備わった普遍的な性質だ。私たちはヒトである以前に動物である。脳はヒトに至って突然完成したのではない。長い進化の過程で少しずつ現在の形へと変化してきた。野山を駆けまわる動物だった頃の野生生活に適した性質が、ヒトの脳には今でも刻まれている。

大自然のなかで生活する動物たちは、常に生命の危機にさらされている。危機を効率よく回避するためには、敵に遭遇した状況や獲物《えもの》にありつけない道をきちんと記憶しておく必要がある。ヒトの脳にもこうした性質が残されているため、危機感を脳に呼び起こせば記憶力が高まる傾向がある。

たとえば、冬になるとエサを得にくくなることを本能的に知っているのだろうか、脳は寒いときに危機感を感じるようだ。「頭寒足熱《ずかんそくねつ》」という言葉にあるように、頭部の温度が低めのときに仕事効率が上昇することが古くから知られている。

空腹もまた生物にとっては危機である。栄養を摂取できるか否《いな》かは直接、命に関わる。イェール大学のホーバス博士は、２００６年３月号の『ネイチャー神経科学』誌に、空腹と脳の関係を決定づける実験結果を発表した[1]。彼はグレリンという生体物質に着目した。グレリンは胃が空っぽのときに放出される消化管ホルモンである。腹が空《す》くと、胃から脳にグレリンが血流に乗って届けられる。たとえば「視床下部」という脳部位にグレリンが作用すると食欲が増進する。腹が減ると食を欲するようになるのはこうしたしくみによる。

ホーバス博士は、学習に必須《ひっす》な脳部位である「海馬」にもグレリンが強く作用することを発見した。グレリンが海馬に届くとシナプス（神経細胞と神経細胞を繋《つな》ぐ接合部）の数が三〇％も増え、シナプス活動の変化率が増大する。驚くべきことに、グレリンを投与したネズミでは迷路を解く能力が高まる。逆に、グレリン遺伝子の働かないネズミでは、空腹信号が海馬に届かないため、シナプス数が正常よりも二五%ほど減ってしまい、結果として記憶力も低下する。また、普通のネズミは見たことのない新しい物体に興味を示すが、この変異ネズミでは新しい物に興味を示さなくなってしまうという点も見逃せない。

こうして見ていくと、栄養は体に必要だとはいえ、食べ過ぎは必ずしも脳にとってよくないことがわかる。グレリンを脳に伝えるためには、たらふく食べることは避けたいし、無駄な間食も慎むべきであろう。「腹が減っては軍《いくさ》は出来ぬ」は今や古き時代の言葉。暖衣飽食の現代では「腹八分に医者いらず」の心意気をむしろ尊重したい。海馬を鍛えるのは文字どおり「ハングリー精神」なのだ。

〈『VISA』/「ビジネス脳のススメ」〉

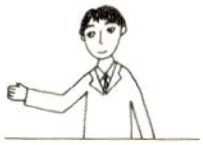

さらにさらに解説

「言語野」が人間にしかない不思議

空腹な状態のほうが、「頭が冴える」という話は理に適《かな》っています。

人間は、ヒトであると同時に、やはり動物です。「お腹が空けば記憶力が高まる」という無意識のレベルで作動するという古典的な動物的原理は、今でもヒトに明確に残っています。これは前述のエッセイに書いたとおりです。ヒトの生理機能の大半は動物と共通しています。

逆に、人間にしかないものを探索していくことで、ヒトという存在の面白さが見えてくることがあります。人間にしかないものとは、たとえば、知識欲です。「おお、なるほど！」と何かを理解したときの快感はおそらくヒト特有のもののように思えます。「自己を問う」、「社会的倫理性を持つ」、「自分の存在は何だろう、宇宙の果ては

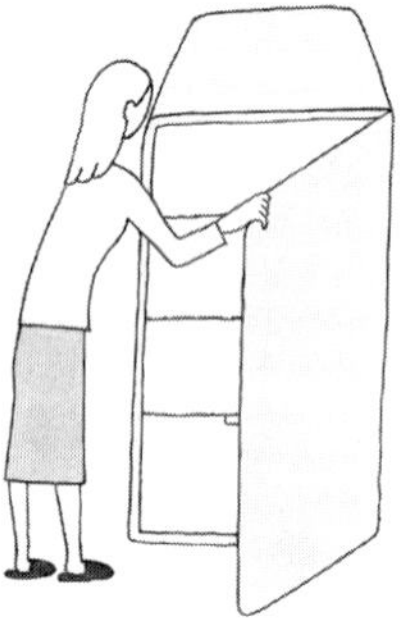

「何か食べるものは？……」このとき脳は冴えていた！

どうなっているんだろう、と思考を巡らせる」、こうした高次な抽象思考を働かせるのも、おそらく人間にしかできません。私が思うに、それら特性の多くは、「言語」を持つという人間の特徴に起因すると思います。

「言語野」が人間にしかないというのは、とても不思議です。

人間以外の動物は、音声信号《シグナル》のようなものはあるのですが、私たちの使うような言語は使えません。鳥のさえずりは、文法があったり、シラブル（音節）があったりして、わりと複雑ですが、やはり合図にしかすぎず、それを使って抽象思考をするための、いわゆる「内的言語」としては機能していないようです。

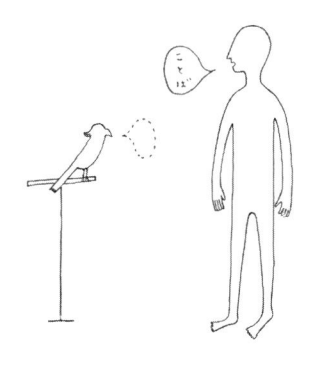

「言語野」が人間にしかない不思議

　複雑な思考には必ず言語が伴っています。ですから、言語には、シグナルとしての動物的な使い方と、思考のためのツールという2つの利用法があります。

　そう見ていくと、ほかの動物と人間を分けているものは言語であり、逆に言語以外の部分は、ヒトと動物は結構似ているような気さえしてきます。

　人間には、言語野があって、言語を自然に作り上げる能力があります。たとえば子どもたちを特殊な環境にして、言語を与えなくても、彼らは自分たちだけで新しい言語を生み出します。しかも、新しい言語ができるときには必ず、それに伴って構文ルールも生まれます。何が言いたいかというと、言語には、ある共通した要素があるということです。主語や動詞などの文を構成するパーツは、どんな言語にもあります。こうした言語の特性を「普遍文法」といいます。

普遍文法は、つまり、遺伝子によって設定されるのだとも言えそうです。遺伝子情報に従って言語野ができ、言語野に従って単語と文法が創生される。京都大学霊長類研究所の松沢哲郎《まつざわてつろう》先生が飼育されているチンパンジーのアイちゃんもかなり言葉を覚えますが、文法はほぼ扱えません。何より重要なことは、チンパンジーの中でもとりわけ優秀なアイちゃんでさえ言葉を教えられなかったら使うことはありません。アイちゃんは、自然な脳の状態とはかけ離れた、いわば極度に人工的な状況におかれて、はじめて言葉を活用できているのです。それも言語ではなく、断片化した単語の羅列のレベルなわけです。

「旨味」「苦味」が人によって少しずつ違う理由

ヒト特有の〈心〉を作っているのも、おそらく言語でしょう。

〈痛いという感じ〉はどんなものだろうといったとき、大脳皮質の「同情ニューロン」（「⑪脳はなにかとウソをつく」で詳述）があるから、他人の痛みを社会的感情移入という形で感知することはできます。[2] しかし、神経回路が他人の脳と直接繋《つな》がっているわけではないですから、他人の痛みは、直接の痛覚としては実感できません。だから、ボクシングが娯楽として成立するわけです。もし他人の痛みを実感してしまったら、格闘技は見ていられないはずです。

となると、「痛み」とは何でしょうか。自分の痛みは、自分ではよく知っています。「あれ、あの感覚が痛みです」と理解しています。でも、その痛みは他人の感じる痛みと同じでしょうか。たとえば、トカゲにとっての痛みとは？ 尻尾《しっぽ》を自分で切り落としたとき、痛いのでしょうか。メダカに食べられたミジンコは痛いのでしょうか。ライオンに生きたまま内臓をえぐられるシマウマはどんな気分なんでしょうか。

もはや人間の理解を超えています。そこには、越えられない壁があるように思います。

ある種のコウモリは目が退化していて、超音波だけで周囲の風景を〝見る〟わけですが、このコウモリにとって「見る」という感覚はどういうものなのか、私たちヒトには想像すらできません。

もっと身近な例でいえば、人間同士でも、今目の前にある物体を眺めるとき、私自身がその物体を見るように、他人も同じように見ているのでしょうか。私の赤色は、他人にとっても同じ赤色なのでしょうか。

実は、色については、ある程度の答えがあります。というのは、目の網膜にある色を感じるアンテナが、人によって少し違うのです。[3]

とりわけ赤色を感じる色素の遺伝子には、人によるバリエーションがあって、遺伝子によって吸収する光の波長が数ナノメートル（一ナノメートル＝一〇億分の一メートル）ほど異なります。[4] つまり、どのタイプの遺伝子を持っているかで、その人が「赤」と感じる波長が微妙に異なってくるわけです。ヒトの光色素の遺伝子のバリエーションは、たとえば近縁種のチンパンジーなどに比べても、はるかにレパートリーが豊富なのだそうで、どうしてそんなふうに進化したのかというのも面白いところです。[5]

ちなみに、舌で旨味や苦味を感じるアンテナ分子もまた人によって遺伝子が異なっているという論文も、ここ数年で頻繁に報告されています。[6,7] どうやら〝美味《おい》しさ〟を感じる度合いにも大きな個人差があるようなのです。そう言われてみれば、自分が美味しいと思う料理が、他人にとってはそうでもなかったなんてことは確かにあります。こうした感覚に対する「感受性」や「個性」のメカニズムが、分子レベルでだんだんと解明されてきています。

異なる感性を繋ぐ共通の言語

最近の科学的事実を眺めると、私たちが普段から感じている「感覚世界」に個人差があるのは、どうやら間違いのないところなのです。にもかかわらず、私たちは「赤」や「美味しい」という共通の言葉を使っています。改めて考えると、これはとても不思議なことです。人によって異なる〝心象〟に対して、同じ表現を使って済まそうとしているわけですから。

この手の問題を扱うことについては、哲学の分野では歴史が古くて、カントは「感性」や「悟性」などという用語を持ち込んで、個性と普遍の分離を図り、一方でヘーゲルは、こうした背反するもの同士を統一するために、「言語（ロゴス）」の重要性を説いています。

味覚や視覚や痛覚などという活《い》き活《い》きとした感覚を「私」の中に生み出したり、もしくは、そういうことを不思議だなあと感じたりするのは、おそらくヒトが言語を持っているからでしょう。もちろん、動物にも感覚や心はあるのでしょうけれども、言語がない以上、私たちが感じているような鮮やかな世界は感じていないようだと、私は無邪気に走り回るペットの仔犬《こいぬ》を眺めながら想像しています。もちろん、この手の話題は結局のところ証明できないわけですが、人間と動物の違いは何だろうかと想像を巡らせるのは、楽しいものです。この楽しみは、おそらくヒトだけに与えられた特権でしょう。

⑲脳はなにかと念押しする

――ただ「復習」すればいいというものではなかった！

覚えたことをきちんと記憶に留めておくためには、何度も思い出して復習するしかない。学習ノウハウ本を読むと必ずそう書かれている。しかし、最近の脳研究界では「復習」のあり方が見直され始めている。ただがむしゃらに復習さえすればよいというのはどうやら間違っているらしいのだ。

脳の記憶は、いくつかの複雑なステップを経て達成される。少なくとも「獲得」「固定」「再生」の三つの行程に分けて考えなければいけない。

ビジネスの現場で、初対面の相手の名前を覚えなければならないという状況を考えてみよう。最初のステップは名前を知ることである。名前がわからなければ何も始まらない。知ることは情報を脳に送信すること。これが一番目の記憶ステップ「獲得」である。次に、この情報を保存しなければならない。脳に情報を登録する行程が、二番目の記憶ステップ「固定」である。そして、覚えた記憶を思い出す作業が最後のステップになる。「再生」だ。本人が意識するしないにかかわらず、脳は必ずこの三ステップを踏んでいる。

社会生活を営む上でキーとなるのは「固定」ではないだろうか。名刺を交換した相手の顔と名前を記憶に留めたい、そんな機会も多いはず。強いインパクトを持った相手ならば自然に覚えてしまうだろうし、印象の薄い人は工夫しないと記憶に留まらない。なかなか名前が覚えられないというのは、記憶の「固定」に苦労しているわけだ。

実際、脳を覗《のぞ》くと、「固定」は複雑なステップを踏んでいることがわかる。記憶専用ネットワークの結合パターンがダイナミックに変化することで「固定」が行なわれると考えられているが、このとき、記憶のための特定の遺伝子たちが働いている。この遺伝子から必須《ひっす》な分子が合成されないと、記憶の固定ができない。ここで面白い点は、一度脳に記憶が登録されてしまえば、もはや遺伝子は必要ではないことだ。つまり、遺伝子の発現がなくても「再生」が可能なのだ。もう一度、整理しよう。記憶するためには遺伝子の発現は必要だが、思い出すだけだったら遺伝子の活動は必要ないというわけだ。

ニューヨーク大学のネイダー博士が２０００年に発表した研究には驚いた[1]。記憶には更なるステップがあると言うのだ。博士はこの第四のステップを「再固定化」と名づけた。

再固定化は、次のようにして発見された。記憶を「再生」している最中に薬物で遺伝子の働きを阻害する。もちろん、思い出すだけならば遺伝子の発現は必要ないから、その場限りにおいては、記憶力は正常に見える。しかし驚いたことに、こうして遺伝子発現のない状態で思い出された記憶は、それ以降、脳から消えてしまったのだ。

つまり、記憶の「再生」とは、記憶を再び固定し直す（再固定化）ための重要なステップであったわけだ。その後、この遺伝子の一つが突き止められ、「再固定化」の研究はいよいよ注目を集めている。[2]

実は「再固定化」が問題になるケースは日常的に起こっている。「あれ？　さっきまで覚えていたのになあ」という状況がそれだろう。先程に思い出したときの「再生」の仕方が不適切だったために記憶が曖昧《あいまい》になってしまったわけだ。

不用意に物事を思い出すことも考えものだ。中途半端《はんぱ》な記憶の再生によって、正確な記憶が損なわれてしまうという事実には注意を払う必要がある。もちろん復習は物事の習得には欠かせない。復習なき学習はありえない。しかし、復習が不十分だとかえって学習が悪化するのだ。再固定化を考慮すると、場合によっては復習しないほうが成績がよいなどという一見矛盾したことも起こりうる。

再固定化に失敗しないためにも、復習には時間を掛けて丁寧に行なう習慣を身につけたい。

〈『ＶＩＳＡ』／「ビジネス脳のススメ」〉

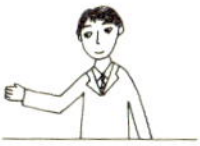

さらにさらに解説

記憶は「覚えかけ」のとき不安定になる

脳の「海馬」は情報を一時だけ保管しますが、一度しっかりと脳に保存されると、海馬はもはやその記憶には関係なくなることがわかっています。つまり、海馬は脳に情報を「固定」するまでのプロセスを担《にな》っているわけです。

では、「固定化された記憶」は脳の中でどういう形で保管されているのでしょうか。現代の科学でもまだわかっていません。ただ、動物の行動を分析してわかることは、一度覚えた情報はいつまでも「安定」で、永遠に消えないなどということはないという点です。思い出すと、その瞬間、記憶がまた「不安定」になるようなのです。これが先ほどのエッセイで述べたかったことです。

そもそも、記憶がもっとも不安定な状態は「覚えかけ」のときでしょう。そのときに、しっかりと覚えないと、曖昧に覚えてしまったり、もしくは記憶に残らないで、情報が脳から消えてしまったりします。この状態は、不安定というよりも、安定になる前の状態ですから、「未安定」といったほうがよいかもしれません。

記憶と「抗生物質」の奇妙な関係

記憶の形成を阻害する「アニソマイシン」という薬を投与すると、これが効いている間は、ものを覚えることができません。アニソマイシンは合成薬品ではなく、自然界に存在するものです。「放線菌」という細菌から見つかりました。

放線菌とは、あまり聞き慣れない名前かもしれませんが、土のなかに普通に生息しているありふれた菌です。虫の死骸《しがい》などを分解しているのですが、面白いことに、放線菌がいると、他の菌が繁殖しにくくなるので、病原菌を取り除くために、農場では肥料に放線菌を混ぜることも行なわれています。

なぜ他の菌が繁殖しなくなるかというと、放線菌が〝毒素〟を出すからです。その毒素を持っていると、周囲の菌が死んで、自分だけが生存できるので、自然淘汰《とうた》に有利だったのでしょう。

実は、この毒素を私たち人間も積極的に利用することができます。この毒素は病原菌を殺してくれるわけで、たとえば感染症や化膿《かのう》など、悪い菌が体に繁殖する場合には、毒素を使って退治することができます。

このようなヒトに〝役に立つ〟毒素を、私たちは「抗生物質」と呼んで、毒ではなく「薬」として扱います。市場にはたくさんの種類の抗生物質が出ていますが、その大多数は放線菌から見つかったものです。

アニソマイシンもまた放線菌が作り出した抗生物質です。微生物が作ったちっぽけな化学物質が、哺乳《ほにゅう》類の記憶を妨げてしまうのですから、なんとも不思議で、面白いところです。

この場合、アニソマイシンは主に海馬に作用しているのだと思います。実際、海馬を電気刺激するとシナプス（神経細胞と神経細胞を繋《つな》ぐ接合部）の伝達効率が高まることが知られていますが、アニソマイシンを投与すると、海馬のシナプスはもはや増強されません。

逆に、一回、記憶が固定されて、安定化されてしまえば、アニソマイシンを投与しても、記憶は消えません。一度覚えた情報は、アニソマイシンに対して耐性を持っていて、アニソマイシンを投与してもふつうに思い出すことができるわけです。こうした実験結果から、記憶の「獲得」「固定」「再生」の三つのステップのうちの、「獲得」の過程だけをアニソマイシンが阻害すると結論づけられます。

思い出しさえしなければ、思い出せる？

そこで、意外な発見だったのが、「再固定化」です。[3] アニソマイシンを投与しても、記憶は思い出せると言いましたが、たしかに正常に思い出せはするのですが、アニソマイシンのある状態で思い出すと、その後もう二度とその内容を思い出すことができなくなってしまうのです。

もちろん、アニソマイシンが効いている間に、思い出しさえしなければ、その後も正常に思い出せます。こうした事実から「思い出す」という行為は「覚えなおす」という行為と表裏一体で、このプロセスの間に再び記憶が危うい状態におかれることがわかります。せっかく安定に貯《たくわ》えられていた記憶が、思い出すことで不安定になってしまうわけです。

あえて喩《たと》え話を引き合いに出せば、引き出しの中のペンを取り出して使った後、きちんといつもの場所にしまわないと、次に使いたいときにどこにあるのかわからなく

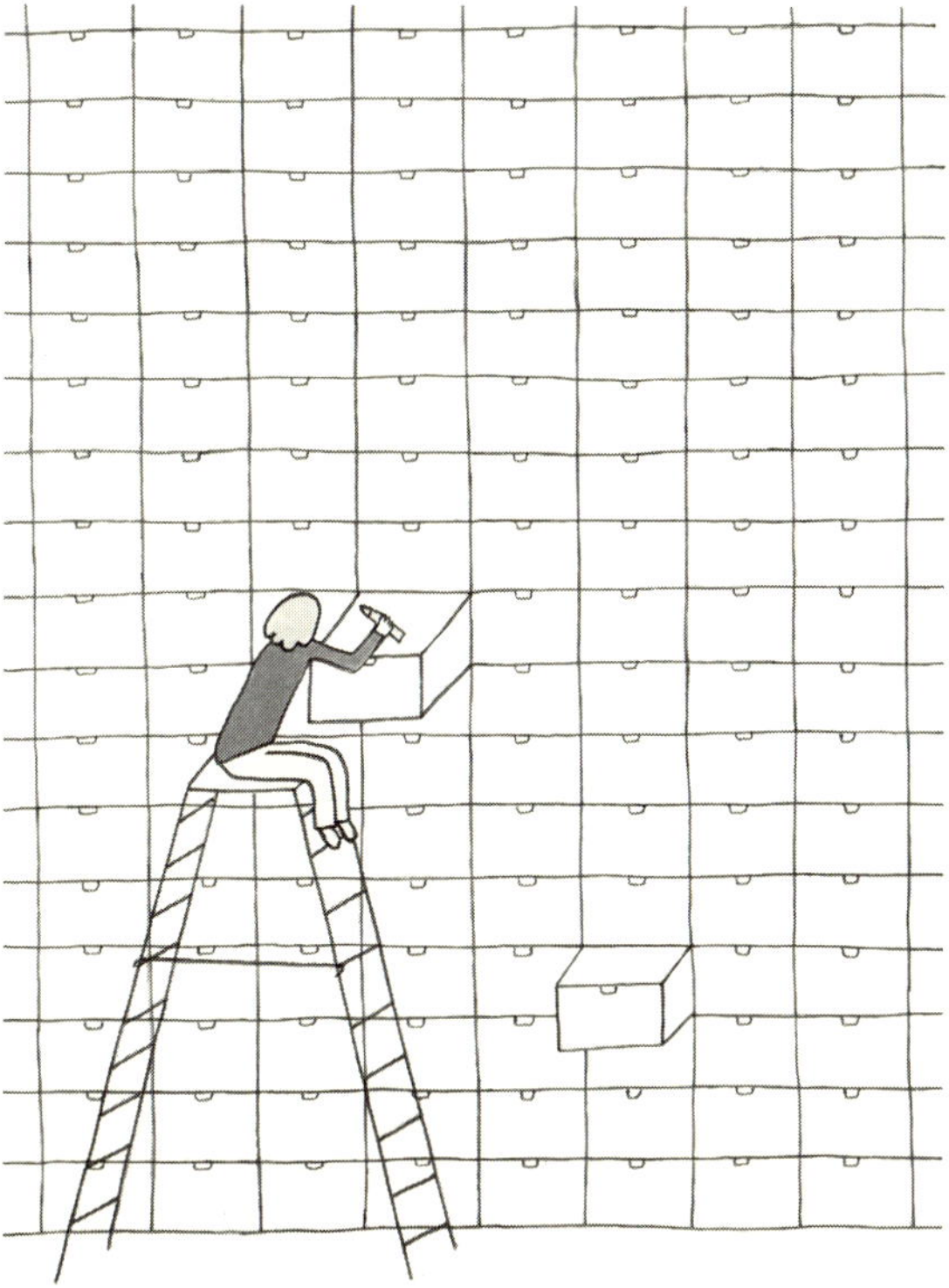

「もし、あのときペンを使わなければ、どこにあるのかすぐに見つかるのに」——記憶は再び不安定になる

なってしまうことに似ています。「もし、あのときペンを使わなければ、どこにあるのかすぐに見つかるのに」という状況です。つまり、覚えてしまえばもう安定ということにはならず、メモリー（記憶）にアクセスすることによって、メモリーは不安定になるのです。

コンピュータのハードディスクには、何度アクセスしても記憶を取り出すことができます。保存さえすれば文書データは変わらないままハードディスクの中に存在し続けます。でも、人間の脳は保存された文書にアクセスすると、それだけで不安定になる。これは、気をつけなければいけないポイントです。

「嫌な記憶」はアルコールで強化される！

この記憶の性質を逆に利用しようと考えている研究者がいます。たとえば、先のアニソマイシンの実験ですが、よくよく考えてみれば、これはいったん脳に貯えられた記憶を薬物投与によって消す、ことができるということです。人工的な「記憶消去」です。

世の中には記憶が消えなくて苦しんでいる人がいます。たとえばＰＴＳＤの患者などです。PTSDは「心的外傷後ストレス障害」の英名略称で、ショックな出来事の記憶が消えなくてトラウマとなり、恐怖感や無力感などの精神症状が表われることです。こういう有害な記憶は消したほうがよいわけで、その治療に記憶の「再固定化」が利用できるのではないかと考えられています。[4]

ほかにも消したほうがよい記憶があります。薬物中毒です。動物実験のレベルですが、「扁桃体《へんとうたい》」や「側坐核《そくざかく》」などの脳部位に、記憶を不安定化する薬を投与することで、コカイン中毒を治療することはすでに成功しています。[5、6]

ところで、私が所属している研究室でも、再固定化に関して次のような発見がありました。アルコールを飲むと学習能力が落ちるのはネズミでも同じなのですが、アルコールが再固定化にどのような効果があるかは実はよく知られていません。そこでネズミを使って調べてみたのです。記憶を思い出した直後にアルコールを与えて、翌日にその記憶がどうなっているかを試験してみました。結果は驚いたことに、記憶が消えるどころか、むしろ逆で、強まっていました。[7]

実は、この試験は迷路や餌《えさ》のありかなどの学習ではなく、電気ショックを与えられた部屋を覚えるという、いわば恐怖や嫌悪《けんお》に関係した記憶です。つまり、「嫌な記憶」を思い出しながらアルコールを飲むと、その記憶は強化されてしまうようなのです。まだネズミの実験でしかありませんが、もしかしたらヒトでも、ショックな事件に遭った後、その記憶から逃れるためにお酒を飲み、結果として忌《い》まわしい記憶がさらに強固になるなんてことも考えうるわけです。

また、この実験を拡大的に解釈すれば、「酒を飲みながら会社や家族の愚痴をこぼしたら、記憶として強化されてしまうからまずいのではないか」という一種の警鐘として捉《とら》えることができます。いずれにしても、お酒は楽しく、ということなのでしょう。

⑳脳はなにかと不安がる

――〝不確実さ〟が、脳の栄養源

不安、マンネリ、無気力。ビジネスマンの敵である。これに関して、ケンブリッジ大学のシュルツ博士の研究が面白い。

博士はサルの神経の反応を丹念に調べ、脳の奥深く、「中脳」と呼ばれる場所で、独特な活動をする細胞を発見した。[1] 餌《えさ》を与えられるときに活発に反応する神経細胞である。

彼の研究がより意義深くなったのは実験装置に施したある工夫である。[2、3] まず博士は、餌を与える直前に光で合図を出すようにした。もちろん初めは光が何を意味しているのかわからなかったサルも、すぐにこれが餌をもらえる予兆であることに気づく。いわゆる「パブロフの条件づけ」として知られるパラダイムである。

こうして合図の意味を知ったサルで再度実験してみると、合図が出てから餌をもらった場合には、神経が反応しないことがわかった。そこで博士はサルに意地悪をする。合図を出しても餌を与えないようにしたのだ。するとどうだろう。今度は神経の活動量は減少した。この事実は何を意味しているのだろうか。

シュルツ博士が記録した細胞は「ドーパミンニューロン」と呼ばれる神経細胞で、快楽を生み出す細胞である。餌に反応したということはサルが喜んだということにほかならない。しかし、合図の意味に気づくと、合図があれば餌をもらえて当然だと思う。もはや、そこに喜びはない。それどころか餌が出されないとがっかりさえするのだ。初給料がいかに嬉《うれ》しかったか、そして、今となっては減給にいかに落胆するか。わが身を考えてみれば、この神経の反応がサルの内面感情を的確に表わしていることが窺《うかが》える。

「ドーパミンニューロン」は集中力ややる気を維持するのに重要な働きをしている。となれば、実験結果はとても重要なことを意味している。そう、「マンネリ化」は脳には「毒」なのだ。新鮮な気持ちを忘れてしまっては、もう脳は活性化しない。

身辺を振り返ってみよう。自分が「当たり前」に思ってしまっていることがいかに多いか。給料だけではない。日頃、顔を合わせる同僚や顧客との会話、連日繰り返される単調な仕事、通勤路の風景、家族や恋人の存在。マンネリ化は脳の天敵である。世生きることに慣れてしまっている人は、これを機に反省してみるのもよいだろう。世の中とは本当は刺激に満ち溢《あふ》れているのに、それに気づけなくなっているのは他ならぬ〝慣れきってしまった脳〟だ。

シュルツ博士の続報がまた面白い[4]。合図と餌の関係に「確率」を使ってみたのである。確率が一〇〇%だったらいつでも餌が出る、〇%だったら餌は出ないという具合だ。博士はこの確率をいろいろと変えてみた。するとドーパミンニューロンの活動は確率五〇%で最大になった。つまり、どっちつかずの確率で報酬がもらえるときにもっとも快楽を感じた。そう、脳は〝不確実さ〟を楽しむようにできているのだ。

スポーツやカジノが面白いのは「未定の要素」を含んでいるからにほかならない。推理小説も結末を知ってしまっては面白くない。そもそも人が生きていられるのは「未来」が未確定だからではないだろうか。筋書きどおりの決まりきった将来は脳をダメにする。逆説的だが、「将来への不安こそが脳にとっての栄養源」なのである。

〈『VISA』/「ビジネス脳のススメ」〉

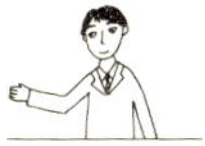

さらにさらに解説

悩まなければ、記憶力も低下する

「不安こそが脳にとっての栄養源」と書きました。不安が強すぎると、トラウマになったり、精神症状が表われたりしますが、かといって、不安がまったくないのも問題です。モチベーションがなくなります。

不安は主に「扁桃体」で作られるとされていますが、扁桃体以外の脳部位も関与しています。たとえば、大脳皮質の「前頭葉」の右側の一部が破壊されると、「悩み」が消えてしまうという、ちょっと変わった障害が表われます。

悩みは、未来を予測することから生まれます。未来の予測は、経験に基づいて計算されます。そこには二つの要素が必要です。ひとつは「過去の記憶がある」ということ、もうひとつは、「未来を想像できる」ことです。この二つがあって初めて、経験

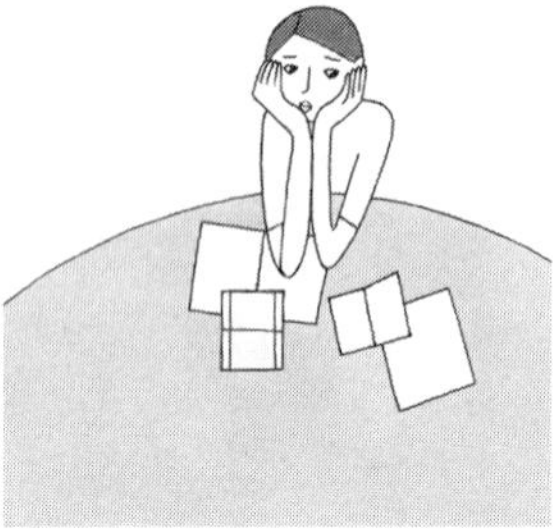

将来への不安……しかし、このとき脳は活性化していた！

に基づいて未来の計画が立てられます。計画が立てられるからこそ、逆に「うまくいかなかったらどうしよう」という不安が付随して生まれてくるわけです。

計画を立てたり、決定を下したりするときに活躍する脳部位が「前頭葉」です。[5] ここが部分的に障害を受けると、悩みが消えてしまうことがあります。

悩みが消えてしまうと聞くと、「悩まないなんて、いいな」と思うかもしれませんが、実際には、悲惨なものです。本人は悩んでいないから、その限りにおいては確かに幸せそうなのですが、悩みのない人は社会に適応しながら生活することができません。

何も悩まないことから生まれた単純な明

るさと、悩んだ末に生まれる前向きの明るさは、明らかに違います。悩まない人たちは、記憶力も低下します。そもそも、記憶というのは、未来の自分のために蓄えるものです。未来への不安がなく、計画をたてるモチベーションのない人にとっては、記憶は不要なのです。

ただ、これは因果関係が明確ではなくて、悩まないから記憶できないのか、それとも逆に、記憶ができないから不安の種となる予測もできずに悩まないのか、この点は、議論の分かれるところです。おそらく両方のタイプの患者がいるのでしょう。いずれにしても、こういう患者は、人付き合いもうまくできず、社会に順応できません。

こう考えると、「不安」にはマイナスのイメージが付きものですが、実は、不安は人間の生命力の肥やしにもなっていて、生活基準の重要なカテゴリーであるといえます。

「未来予測から不安が生まれる」ということは、計画は一種の人生リハーサルになっているわけです。将来、こういうことが起こるだろうと見越して、選択肢をいくつも用意しておく。それへの対処法を、無意識にせよ考えて、予習し備えておく。こうしたリハーサルが、いわば予測であり、計画であるわけです。不安は生活設計のリハーサルを丁寧に行なったということの証《あかし》でもあるのでしょう。

㉑脳はなにかとうつ、うつになる

——信じる意識が「痛み」を変える⁉

古来、春といえば生命の息吹《いぶき》の季節である。厳しい冬を終え、雪が溶け、植物が芽を出し、動物たちが野山を駆けまわり始める。私たち人類にとっても春は冬ほど寒くなく、夏ほど蒸し暑くなく、秋よりも雨が少なく、一年でもっとも快適で過ごしやすい時期であることは間違いない。

しかし、ビジネスマンにとって春は必ずしも歓迎すべきシーズンではないようだ。多忙な年度末をなんとかクリアしたら、間髪入れずに新年度を迎え、新環境に慣れるのに四苦八苦。しだいにできる人とそうでない人の差が明瞭《めいりょう》になってくる――。

この時期「五月病」という病気がしばしば話題に上る。医学的見地からいえば、これは病気ではなく、あくまでも〝症状〟だ。新しい社会にうまく順応できず憂鬱《ゆううつ》感や無気力感に陥る状態を指す。もちろん五月だけでなく年間通じて起こりうる症状ではあるものの、やはり新年度が始まったこの時期は頻繁にうつ傾向が見られるようだ。几帳面《きちょうめん》でまじめな人が発症しやすいと言われている。最近では五月病の罹患《りかん》率の上昇や、発症する年齢層の拡大も指摘されている。

原因は人によってさまざまである。環境からのストレスによるもの、環境に慣れようと力み過ぎてバテてしまうケース、理想と現実のギャップに苦しみ目的や希望を見失ってしまう場合などである。心が関係する問題だけあって因果関係を特定できないケースも少なくなく、こうした心の病を科学的に扱うのは難しい。

『サイエンス』誌に報告された「プラシーボ（偽薬）の効果」に関するウェイガー博士の論文は、心に関する面白い見解を私たちに教えてくれる。[1] 博士は被験者の手首に熱刺激を与え、脳が痛みを感じるときの活動の様子を機能的磁気共鳴画像（fMRI）で観察した。すると視床《ししょう》や大脳皮質の一部など、すでによく知られていた「痛覚経路」が活性化されることがわかった。

次に博士は、痛み止め薬を塗って同じ実験を繰り返した。しかし、ここにはちょっとしたトリックがある。被験者には内緒なのだが、実はこの薬にはまったく有効成分が入っていない。つまり「にせの薬（プラシーボ）」なのだ。

さて、結果はどうだったであろうか。驚くべきことに、プラシーボを与えると痛覚経路は活性化しなかった。つまり痛みを感じなくなったのだ。さらに面白いことに、痛み刺激を受ける直前に「前頭前野《ぜんとうぜんや》」と呼ばれる脳領域が活動していることがわかった。前頭前野とは心や意思に関連した場所とされる。おそらく「薬を塗ったんだからもう痛くないはずだ」と信じる意識が痛みの発生を防いだのだろう。

心は感覚さえもコントロールする。一般に素直で几帳面な人はうつ病になりやすいとはいうものの、一方で、このタイプの人はうつ病のプラシーボが効きやすいというデータもある。どうやら気の持ちようが重要のようだ。

もし仕事に疲れたなと感じたら、無理に頑張ろうとせずに一休みすることが肝心。のんびりしたり、趣味に打ち込んだりと、本来の自分を取り戻すように心掛けよう。このときに重要なことは、休むことに対して不必要に責任や焦《あせ》りを感じないことだ。気を楽に保つことがポイント。それさえ心がけていれば春は晴れやかな季節になるはずである。

〈『VISA』／「ビジネス脳のススメ」〉

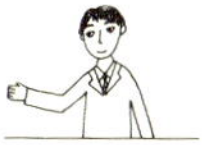

さらにさらに解説

「うつ病」は精神の弱さとは無関係

うつ病患者は日本の全人口の三%を占める、いや、もっと多いという人もいます。あるいは、うつ病は誰でも一生に一度はかかる病気であって、いわば「心の風邪」であるという言い方もします。この説明がどこまで現実を反映しているかはともかくとして、それほど、うつ病は身近な病気の一つであることは間違いありません。さらに私が付け加えたいことは、うつ病にかかること自体は、とりたてて異常なことではないという点です。

にもかかわらず、うつ病に対する世間の誤解はいまだに根強いものがあります。とりわけ日本においては、うつ病のみならず、精神疾患全般に対して、極端な偏見があるように思われます。

そもそも「うつ病」という言葉もよくないように思います。「病」と付けてしまったら、それこそ病気と見なしているわけですから、「うつ症状」とか「うつ傾向」などの言葉のほうが、多くのケースでは、しっくりくるかもしれません。

うつ病になった人に対して、「あいつは精神的に弱い、根性が足りない」と判断してしまうことは、たとえば、よその子は分数の割り算ができるのに、自分の子どもができないとき、親が「努力不足だ」と子を叱《しか》ってしまう構図によく似ています。人と違うことを欠陥と見なしてしまう悪《あ》しき風習が日本にはあるように思います。日本独特の「平均から外れない」ことを善とする風習や、「出る杭《くい》は打たれる」という社会的な暗黙規制が、集団の秩序において、時によい方向に働くことはあるでしょうけれど、少なくともうつ病に関しては、必ずしもよいことばかりではないように思うのです。

うつ病に対する世間の悪しき風潮を作った理由の一つとして、うつ病に「プラシーボ」が効くことが挙げられます。プラシーボとは偽薬のことで、ラテン語の「placere（喜びを授かる）」が語源です。医者が、「この薬はとても効きます」と言って、うつ患者にプラシーボを渡すと、七割の患者は治るとさえいわれています。

脳の〝化学的〟状態を変える「プラシーボ（偽薬）」

プラシーボは、うつ病のような心の病だけでなく、痛みにも効くようです。前述のエッセイで取り上げた論文がそれです。

痛みは、多くの動物たちが持つ、原始的な感覚です。痛みは、途中の経路であまり大きな影響を受けずに、脳に届きます。プラシーボを与えることで、大脳皮質などの痛覚の神経が活動しなくなるということは、私にとって驚きでした。

実は、これは「③脳はなにかと思い込む」の話と密接に関係しています。「思い込む」の項では第一次味覚野の話でしたが、痛みは、「第一次体性感覚野」で最初に処理されます。この初めの段階で、すでに脳に情報が入ってきていないから、痛く感じないのです。

これと似た作用をする薬があります。「モルヒネ」です。モルヒネは、痛みの経路を途中でブロックして、痛みを止める鎮痛薬です。そのブロックする場所が、脳に入ってくる前ですから、モルヒネの鎮痛効果は驚くほど高いのです。

モルヒネは麻薬の成分ですから、ブラックなイメージがありますが、決してそんなことはありません。実際、モルヒネの語源は、ギリシア神話に登場する眠りの神「モ

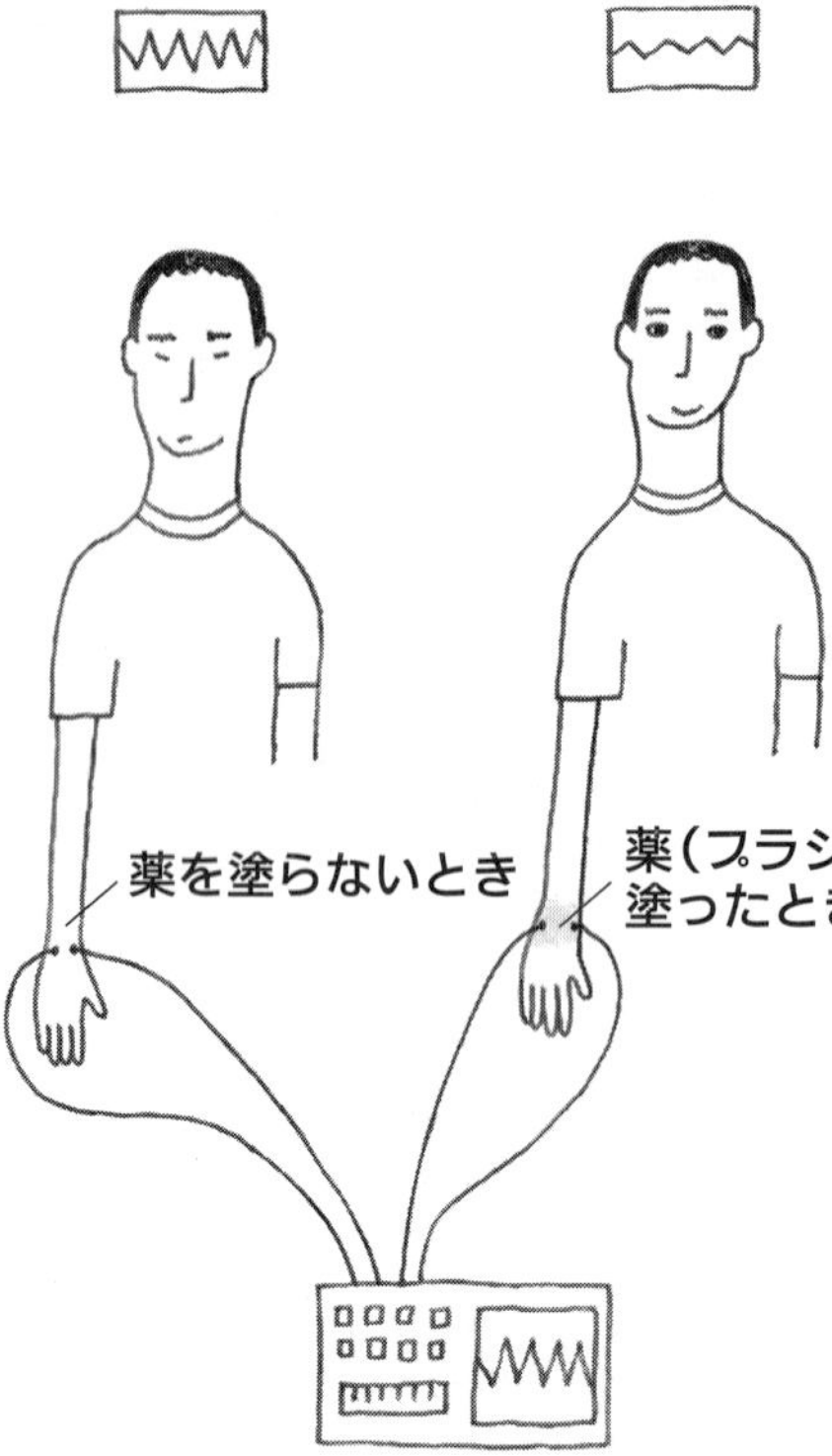

「薬を塗ったんだからもう痛くないはずだ」
——心が感覚をコントロールする驚異

ルペウス」から来ています。まるで夢のように無痛状態にしてくれるからです。私たちも実験でモルヒネをネズミに用いています。実際に使用してみるとよくわかるのですが、モルヒネによる中毒症状が現われるまでには、多量なモルヒネを投与しなければなりません。一方、鎮痛を目的として使用するときには、少量で済みますから、中毒症状の心配はほとんどありません。

モルヒネのような、いわゆるオピオイド系（脳内ホルモンの一種）の鎮痛薬の効き方と、プラシーボの鎮痛薬の効き方は、脳に入る時点ですでに痛みが抑えられているという点でそっくりです[2]。うつ病に関してもプラシーボが効くというのは、単なる思い込みというよりも、むしろ脳の〝化学的〟状態を変えているからではないでしょうか。さらに言えば、うつ病は努力や根性が足りないからかかるわけではない、もっと器質的な状態からくるものだ、と私は思っています。

うつ病と「海馬」の知られざる関係！

現在、うつ病の薬はたくさん出ています。たとえば、古典的な薬にイミプラミンやデシプラミンといった「三環系抗うつ薬」があります。これらは、一、二カ月服用していると、確かに効いてきます。しかし、以前は、脳のどこに作用してどのように効いているか、はっきりわかっていませんでした。ネズミの脳に三環系抗うつ薬を投与すると、脳のいろいろな部位に作用が出てきます。ですから、同時にいろいろな機能を改善することによって、結果として、理由ははっきりしないけれども、うつ病が治ってくるという感じでした。

もちろん、薬ですから、作用のメカニズムはわからなくても、治ればよいのです。中国の漢方にしろ、古代の薬はみな、分子メカニズムなどわからなかった時代は、単に効くから使っていたのですから。薬は効果があって、かつ安全であればよいのです。三環系抗うつ薬のような古典的抗うつ病薬は、それに似ています。

科学が発達すると、少し詳しいことがわかってきました。三環系抗うつ薬は、「セロトニン」や「ノルアドレナリン」といった神経伝達物質に作用しているようです。

また「統合失調症（旧：精神分裂症）」の治療によく用いられる薬に、ハロペリドールやクロルプロマジンなどの「向精神薬」があります。これらも三環系抗うつ薬と同じで、なぜ効くかはわかっていませんでした。調べてみると、主に「ドーパミン」に作用するのですが、それ以外にも、ノルアドレナリンにもセロトニンにも作用していることがわかっています。

こうした脳の疾患の多くは、神経伝達物質のバランスが崩れて生じます。これまでの三環系抗うつ薬も向精神薬も、一カ所ではなく、多数の標的に作用することで、全体のバランスを整えるから効く、逆に言えば、一カ所に効くだけの薬では脳内物質のバランスは戻らないのではないか、と考えられていました。

そこに、セロトニンの信号だけに作用するＳＳＲＩ（選択的セロトニン再吸収阻害剤）が登場したのです。ある意味でこれは衝撃的でした。脳の全体のバランスを治すというのでなく、セロトニン信号だけに効く薬でも、うつ病が治療できるというのですから。

ＳＳＲＩは原名どおり、「セロトニン」という大切な脳内物質が神経に再吸収されて活性化を失うのを防ぐ薬です。つまり、セロトニンが長く神経細胞に作用して、高い効力が発揮するように設計されているのです。

ＳＳＲＩがセロトニンだけに作用することでうつ病が治療できるという事実から、セロトニン量の増減とうつ病に何らかの関係があるのでは、と想像できます。

もちろん、うつ病の原因がすべてセロトニン不足で説明できるとは言い切れませんが、少なくとも一部の患者では、セロトニンの変調が発症に関与していることはどうも間違いなさそうです。

そうだとしたら、うつ病をある程度は予防することが可能かもしれません。セロトニンがなぜ変化するかを探っていけばよいからです。上司に叱られ、そのストレスで変化したのか、あるいはとりたてていきっかけはないけれど、脳の「ゆらぎ」(「⑪脳はなにかとウソをつく」参照)の結果として、たまたま二、三カ月ぐらいの期間だけ、セロトニンが変化したのか。セロトニンが変調を始めたぞ、ということがわかれば、早めに薬なりで対処することができます。そうすれば、うつ病の患者数も減るのではないでしょうか。

セロトニンが変化すると、なぜうつ傾向が出てしまうのかは、まだはっきりしていませんが、それに関して、『サイエンス』誌にコロンビア大学のヘン博士が寄せた論文が面白いと思います。博士によると、なんと「海馬」が関与しているのではないかというのです[3]。うつ病の薬を投与すると、海馬の神経細胞数が増えるのです。これは驚きです。

海馬は、アセチルコリンやノルアドレナリン、ドーパミンといった神経伝達物質を含んでいます。セロトニンも持っていますが、強烈な作用を持つアセチルコリンと比べると、むしろ脇役《わきやく》的な存在です。ですから、海馬とうつ病の関係は、脳研究の常識からは、幾分イメージが湧《わ》きづらかったのです。しかし、うつ病の薬が、海馬以外で

神経細胞の数と年齢

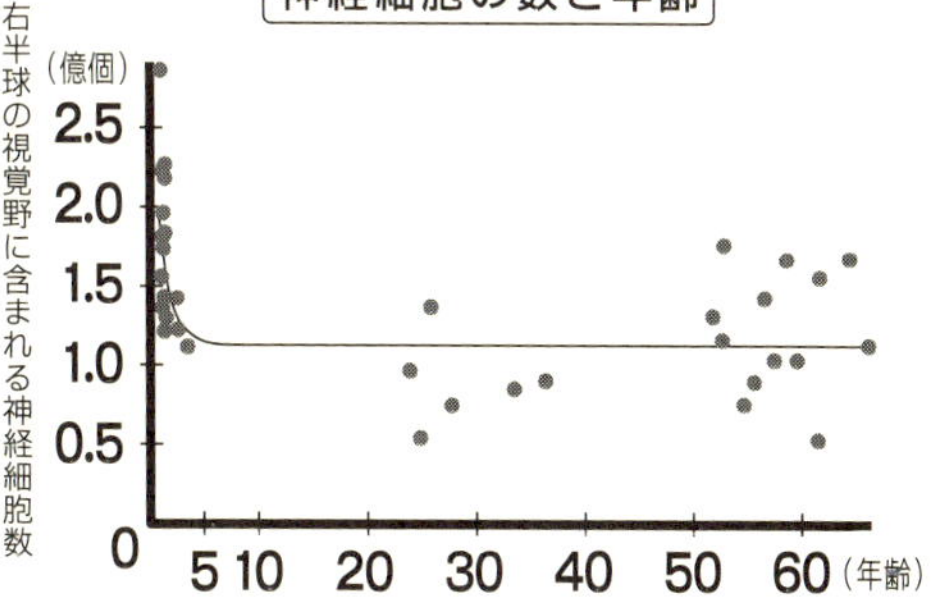

朗報！　神経細胞は、２歳以降は、一生変わらない
（J Neurol Sci 103:136-143,1991より）

分泌《ぶんぴつ》されるセロトニンに効いて、それが回りまわって、最終的に海馬の機能を変えて、うつ病の治療に至るのではないかと考えられます。

「とりあえずたくさん作っておく」システム

神経細胞は、生まれたときがいちばん多く、加齢とともに減っていく、と言われていました。厳密に言えば、これは正確ではありません。神経細胞の数は、確かに生まれたときがいちばん多いのですが、三歳ぐらいまでに、七割ぐらいが消えてなくなり、その後は一生の間ほとんど変わりません。一秒に一個ずつ神経細胞の数が減る、とよく言われるのは、生まれたときと死ぬときの神経細胞の数を直線で結ぶと、徐々に減っていくように見えるからでしょう。しかし、実際には、そういうことはありません。神経細胞に限らず、生命体は、とりあえずたくさん作っておいて、優れたものだけを生命の維持や子孫繁栄に使い、それ以外の大半を不要なものとして、捨てたり殺したりします。精子や卵子もそうですし、免疫《めんえき》細胞もそうです。脳もご多分に漏れず、ネットワークを作りそこなった神経細胞や性能の悪い細胞を、排除してしまいます。

「脳の細胞は増殖するようだ」

それにしても、残った神経細胞の数がその後、変わらないというのは不思議な話です。たとえば、皮膚の細胞も、腸の細胞も、髪の毛も、どんどん入れ替わります。肝臓は手術で八〇%を切除しても、数カ月で元どおりの大きさに戻ります。

その一方で、組織の種類としては少ないけれど、細胞を一生使い続けるシステムも、体には備わっています。その代表が筋肉や脳の神経細胞です。

なぜ、脳は、同じ細胞をずっと使い続けるのでしょうか。こういう問題を扱うときには、問いを逆向きに考えてみると、答えが見えてくることがあります。つまり、入れ替えたら都合が悪いことがあるのだろうと考えてみます。脳の細胞が、たとえば三日で入れ替わってしまったらどうなるでしょう。

脳の一つの役割は、記憶を貯《たくわ》えることです。もし神経細胞が入れ替わってしまったら、せっかく貯えた記憶が消えてなくなってしまいます。会社経営に喩《たと》えると見通しがよくなるかもしれません。ベテラン社員を次々にリストラして、未熟な若者ばかりを採用するより、ベテランに熟達した技術を発揮してもらうほうが、会社（脳）としてのメリットは大きいでしょう。

それが従来の神経科学界の常識でした。ところが今から四〇年ほど前に「脳の細胞は増殖するようだ」という論文が掲載されました。[4-6] 当時、大変な驚きをもって迎えられたのですが、人々は半信半疑でした。なぜならば、神経細胞が神経細胞たるアイデンティティーは、増殖しない、分裂しない、ということだったからです。分裂増殖したら、そもそも神経細胞の定義に反するではないか！　それほど、びっくりする話だったのです。

当時、神経細胞の増殖は、海馬の中の「歯状回《しじょうかい》」という場所で生じていると発表され、しかし、その後しばらく、それ以上の進展はありませんでした。むしろ、カナリヤなどの鳥類が「求愛の歌」を覚えたり、編曲したりするために、神経細胞の新生が必要だというデータが報告されるようになりました。[7]特定の季節になるとホルモンのバランスが変わって神経細胞が増え、その結果、鳴き声のレパートリーが豊かになって鳥が歌えるようになるというわけです。結局、鳥類の脳での細胞増殖は意味があるけれど、一方で、哺乳類《ほにゅうるい》での増殖には、そもそも、どんな意味があるのかがわからないままでした。

それが一〇年ほど前に、急に脚光を浴びるようになりました。ネズミを調べてみると、一匹一匹、歯状回の大きさが違いました。さらに詳しく調べると、ネズミが飼われていた環境によって大きさが違うらしいことがわかりました。狭い飼育カゴで餌《えさ》と水だけを与えて、寂しくポツンと育てられたネズミと、回り車やトンネルなどの刺激の多い環境で育ったネズミを比べると、脳の細胞の状態がわずかに違うということは古くから知られていました。[8]しかし海馬では、歯状回の大きさが二〇％も異なるというので驚いたわけです。刺激の多い環境で育ったネズミの脳を調べたところ、海馬の細胞の増殖速度が二倍くらい高い。この発見は１９９７年の『ネイチャー』誌に発表されました。[9]驚くべき論文でした（「①脳はなにかと記憶する」も参考に）。

うつ病の薬を飲むと、別に豊かな環境で刺激を受けたわけでもないのに、ネズミの海馬の増殖度が高まりました。逆に、脳に放射線を浴びせ、海馬の神経細胞の増殖をストップさせたら、うつ病の薬が効かなくなりました。

これまで、セロトニンとうつ病は関係があるのは確かだとしても、その両者がどのように関係しているのかは、なかなか結びつかなかったのです。そこへ「海馬」という役者の存在が明らかになってきたわけです。これは大きな進歩でした。ただし、海馬からうつ病へどういうふうに繫《つな》がるかは、いまだ解明されていません。それに、まだネズミの実験ですから、今後の進展を待たねばなりません。

うつ病は、ある意味、賢さの表われ？

ここで、ネズミのうつ状態や不安度、または、うつ病の薬がネズミに効いたかどうかをどのように調べるかを紹介しましょう。

ネズミを新しい飼育カゴに入れます。そこには餌が置かれています。私たち人間も、まったく知らない新しい環境に突然連れてこられたら、ソワソワ落ち着かない気持ちになります。お腹《なか》は空《す》いているけれども、目の前にある食べ物を落ち着いて口にすることはできません。「食事も喉《のど》を通らない」という状態は、ネズミでも同じです。ところが、うつ病の薬を投与されたネズミは、新しい環境に入れられても、堂々と食事を始めるのです。ソワソワ落ち着かない状況から、実際に餌を食べるまでの時間が、そのネズミが不安に感じた時間を反映していると考えることもできます。うつ病の薬を投与され、その時間が短くなったとしたら、薬が不安を取り除いたことになります。それを計測するのです。

もうひとつの方法があります。ネズミは陸上動物ですが、イヌ同様、結構、器用に泳ぎます。ただし、泳ぐとはいっても、あまり水が好きでないようで、必死に泳ぎながら出口を探そうとします。そのとき、逃げ道を作っておかないと、ネズミはあきらめて泳がなくなります。ところが、うつ病の薬を与えておくと、ネズミはあきらめずに頑張り続けるのです。これも、先ほどの餌の場合と同じで、泳いでいる総時間、つまり、あきらめないで努力している時間を測ることで、薬が効いているかどうかを確かめることができます。うつ病の薬を投与すると、泳いでいる時間が長くなります。

うつ病の薬は、別の見方をすると、「楽観的にさせる働き」があるといえます。なぜなら、緊張しなければならないときでも食事ができるし、本当は泳いでも無駄なのに、それに気づかず泳ぎ続けられるからです。うがった見方をすると、現状に気づかない、ある意味、感覚を麻痺《まひ》させる作用が、うつ病の薬にあるといえるかもしれないわけです。

つまるところ、〝健康〟とは、「この仕事を続けてもいったい何の意味があるのか」などという、実はかなり真っ当な疑問について正面から深く考えないで、ただ目の前の仕事を黙々とこなす状態のことではないでしょうか。こんな考えはもちろん詭弁ですが、そういう少々変わった結論すらも、動物実験のデータから導き出せます。

㉒脳はなにかと干渉する

——「果報は寝て待て」を証明する

こんなに忙しいのに、次々に仕事が舞い込んでくる——さて、あなたは何を犠牲にして時間を捻出《ねんしゅつ》する？　ある調査でそんな質問を投げかけてみた。圧倒的だった回答は「睡眠時間を減らす」。次が「食事を抜く」であった。この調査結果は、身を削ってでも仕事を優先する日本のビジネスマンたちの姿を浮き彫りにしている。

現実問題として、睡眠時間を切り詰めたところで、本当に仕事の効率が上がるのだろうか。『ネイチャー』誌に掲載されたフェン博士とウォーカー博士による二つの論文は、安易に睡眠を削ることへの警告を発している。[1, 2] 論文の結論を述べるとこうだ。「睡眠もまた学習の一部分であって、私たちの仕事の効率を高める働きをしている」。これについて詳しく説明しよう。

フェン博士の論文では聞き取りテストの実験を行なっている。不正確な発音から元の単語を推測するという試験である。誰でも初めは手間取るものの、一時間ほどの訓練で正答率は格段にアップする。訓練を中断すれば、もちろん、たちまち成績は低下してしまう。たとえば朝一時間だけ訓練して覚えた場合、その日の夜には正答率は三分の一に落ち込む。不思議なことではない。時間とともに記憶が薄れていくことは誰もが経験している。

ところがフェン博士の実験は驚くべき結果を見せた。こうして低下した成績は、翌日の朝に再試験してみると、三分の二程度にまで回復していることがわかったのだ。この効果は十分に睡眠をとった人にだけ現われた。つまり睡眠とは忘れかけた情報を呼び起こして記憶を補強する効果があるのだ。

ここで新たな疑問が生まれる。どんな記憶でも均一に強化されるのか、それとも、特定の記憶だけが選択されるのか、という疑問だ。これを調べたのが次のウォーカー博士による研究である。

ウォーカー博士は、ピアノの鍵盤《けんばん》のような装置を使って、キーを押す順番を暗記させるテストを行なった。いくつかのパターンを試す過程で、類似したパターンを立て続けに覚えさせると学習効率が悪くなることが判明した。たとえば、ある順番パターンを記憶した直後に、わずかに異なるパターンを覚えさせると、最初に覚えた記憶が薄れてしまうのだ。

これは「記憶の干渉」と呼ばれる現象で、うりふたつの顔や似た名前を区別して覚えるのがいかに大変なことかは私たちも普段から経験している。

ウォーカー博士は、記憶が干渉されているときは、最後に覚えた情報だけが睡眠中に強化されることを発見した。つまり、より最近の記憶が選択されて強化されるのであって、すべての情報が強められるわけではないということだ。博士は論文中で、さらに重要な事実について触れている。類似したものを暗記する場合でも、間隔をおけば干渉が生じないというのだ。似た情報でも、学習する時間帯が六時間以上離れていれば、睡眠はこれを均等に強化してくれる。

学習間隔を十分にとれば、紛らわしい情報でも正確に覚えられる。似た情報を脳に送るときは、頭が混乱しないように間隔を十分にあけて習得する——学習スケジュールを立てる際には、ぜひこの研究結果を活用したいところ。そして十分な睡眠をとる。肝心の睡眠を削ってしまっては効果は望めない。「果報は寝て待て」とはよく言ったものである。やるべきことをやったならば、あとは寝て待てばよいのだ。

〈『ＶＩＳＡ』／「ビジネス脳のススメ」〉

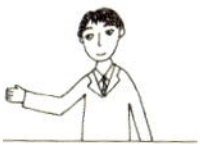

さらにさらに解説

努力しないで記憶力を高めるには

夢については、「⑭脳はなにかと夢を見る」で述べましたが、もうひとつ面白い話があります。夢に現われる情報は、睡眠の直前のものが多いというのです。就寝の瞬間から、時間を前に遡《さかのぼ》るほど、睡眠のなかでは再生されにくいというわけです。

睡眠は記憶のためにあるのだという研究者がいます[3]。この説には一部には反論もあるようなのですが、しかし私は、少しでも可能性があるのならばと、寝る前に必ず、本や論文を読んだり、英会話講座を聞いたりしています。バラエティー番組を見たりするのは、できるだけ控えて、仕事や勉学に必要な情報を睡眠直前に仕入れるようにしています。

もし寝ている間に、脳が情報をオートマティックに強化してくれるのならば、これ

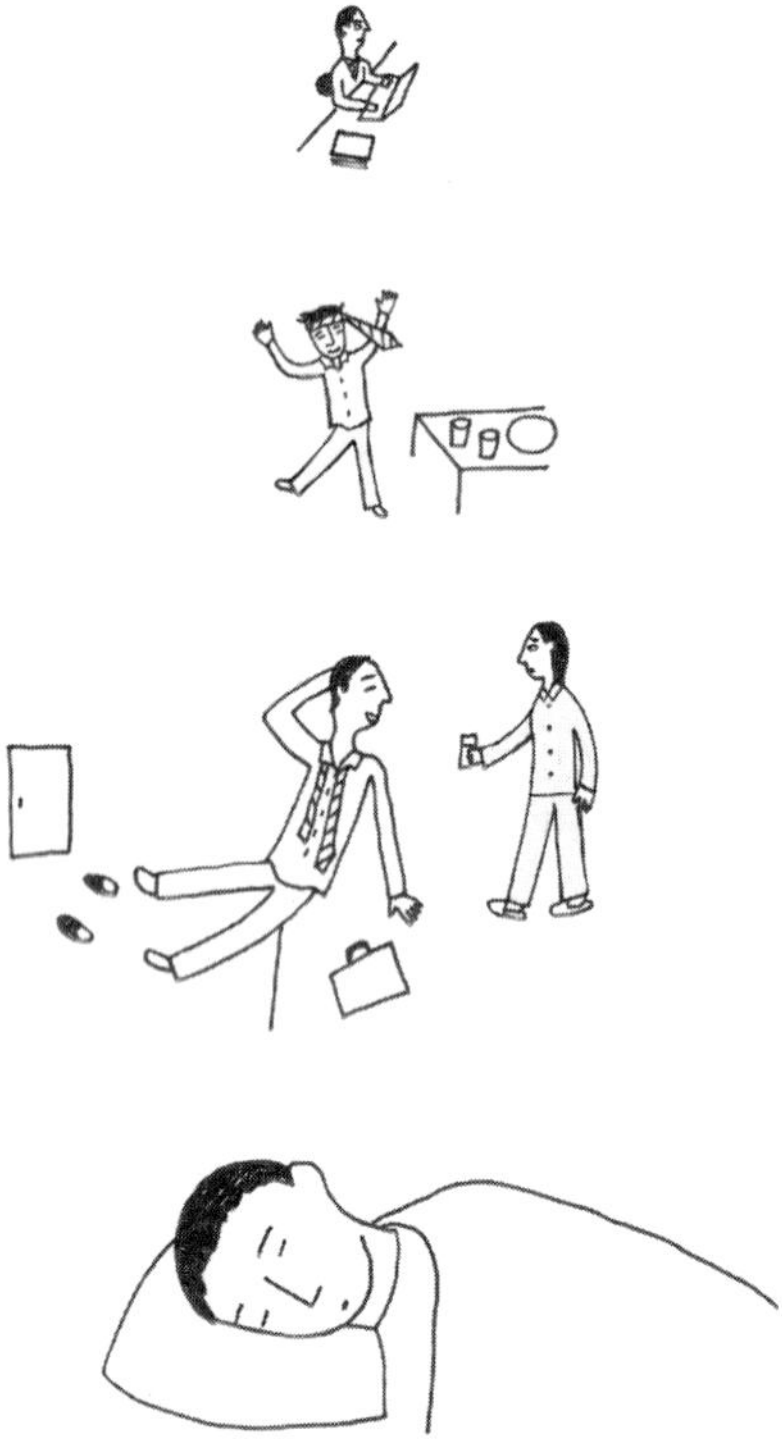

「睡眠は記憶のためにある」のだとしたら……
就寝直前の「時間」に何をするかで差が出る!?

を利用しない手はありません。なんといっても、睡眠中は「私」は寝ているわけですから、意識的に〝努力〟しなくて済みます。これほど好都合な話はありません。

睡眠をうまく活用するという考え方は以前からあります。アイデアに詰まったとき、一晩おくと、次の日にふっとひらめくことがあります。おそらくこれも、睡眠の効果だと考えられます。こうした睡眠の効果は「レミニセンス効果」と呼ばれています。

レミニセンス効果に関する面白い実験があります。[4] リューベック大学のヴァクネル博士が行なった実験です。博士は、被験者にある法則の隠された数字の列を見せて、次の空欄に入る数字を当てさせるという試験を行ないました。私もやってみたのですが、ちょっと難しめの問題です。

前日の夜にこの問題を見せて、その後、睡眠をきちんととった人、徹夜した人に分けて、翌朝、回答してもらいました。また別の人には、朝に問題をみてもらって、日中ずっと起きていて、夕方に解いてもらうということもやりました。すると、きちんと寝た人だけが、他の人たちよりも三倍近い正答率で数字の法則をひらめいたというのです。博士は「睡眠は、記憶を再構築することで、知識を抽出し、インスピレーションをもたらすのではないか」と結論づけています。

数学はまとめて、英語は少しずつ勉強する、が効果的

「記憶の干渉」についてですが、夢の中では、脳はいろいろな情報を繋《つな》いだり切り離したりして、記憶を再現しているらしいのですが、そのときに、似たような情報が結合されて、いつの間にか「情報がすりかわる」こともあるでしょう。実際、記憶がいつのまにか入れ替わっているという経験は、誰にでもあるのではないでしょうか。そういうことが起こらないように、とくに何かを習得するときには、時間を十分に「あける」ことが大事です。先に紹介したウォーカー博士の論文からは、似た情報でも学習時間帯が「六時間以上、離れていればいい」と判断できますので、学習スケジュールを立てる上では有効な情報だと思います。

また、記憶の種類によって学習スケジュールを変えることも重要です。知識を丸ごと覚えるものは、あまり詰め込まないように。逆に論理性の高いものは一気に習得するとよいと聞いたことがあります。つまり、数学などの科目は、時間をとってまとめて勉強して、英語などの科目は、毎日、少しずつ勉強するのがいいということのようです。これは科学的になにか確固たる根拠があるというよりも、経験則なのだと思う

のですが、十分に参考になる勉強法です。

㉓脳はなにかと依存する

——ニコチンの好ましい脳内作用とは

「タバコをやめるのなんて簡単さ」。文豪マーク・トウェインはこう続ける、「私はもうかれこれ数百回は成功したからね」。

この言葉はタバコの持つ慣習性をよく言い表わしている。世界的な禁煙ブームから喫煙者人口は激減しているとはいえ、現在でも日本の喫煙率は成人総人口の三〇％に達する。

喫煙者がタバコに憑《つ》かれる理由は「ニコチン」というアルカロイド成分にある。肺から吸収されたニコチンは、血流に乗って容易に中枢《ちゅうすう》神経系に到達し、アセチルコリン受容体の一種である「ニコチン受容体」に作用する。この受容体は神経細胞に陽イオンを流入させ、これが「神経細胞」を興奮させる。

ニコチンは脳に快楽をもたらすと同時に、タバコ中毒を誘発する。

不思議と世間ではニコチンの悪《あ》しき面ばかりが強調されているが、好ましい作用もある。ニコチンには脳を覚醒《かくせい》させ集中力を高める働きがあり、記憶力を増強させる。[1]パーキンソン病の症状を改善させる効果もあるらしい。[2]また、アルツハイマー病などの認知症患者の脳ではアセチルコリン作動性神経が劇的に減っている。つまり、ニコチンの脳内作用を解明することは、健康な脳がどうやって記憶や集中力を保持するかを理解するための足がかりになるだけでなく、脳疾患の治療に向けて有用な知見をもたらす可能性さえあるのだ。

実際ここ数年の脳研究界では、ニコチンの脳内作用のメカニズムがホットな話題となっている。「ニコチン受容体」はサブユニット（単一のタンパク質分子）の集合から成り立っている。サブユニットには一六種が知られている。それぞれが異なる遺伝子に書かれていて、その組み合わせによって多様なパターンのニコチン受容体を組み立てることができる。

この中でニコチン中毒に関係するものは、「α4」と「β2」という組み合わせから成る受容体である。たとえば、仏パスツール研究所のシャンジュー博士は1998年1月号の『ネイチャー』誌に、β2遺伝子を欠いたネズミが「ニコチン嗜《し》好《こう》性」を示さないことを報告している[3]。この論文では二股《ふたまた》に道が分岐した迷路でネズミをテストしている。ネズミが正解の道を選ぶと、センサーがこれを感知して、自動でニコチンを脳内注射するという仕掛けである。この試験を何度も繰り返すと、ネズミはニコチンがもらえる道を好んで選択するようになる。ニコチン依存症である。ところがβ

2を持たないネズミは、正解を選択する確率は五〇%に下がった。岐路は二者択一であるから、このネズミはまったくニコチン嗜好性がないことになる。

この研究に引き続いて、同博士が発表した論文はとりわけ重要である。これは『ネイチャー』誌で大きく採り上げられた。[4] 博士は、β2遺伝子を欠いたこの〝禁欲的〟なネズミの脳のある領域に、β2遺伝子を組み込んでみたのだ。その脳領域とは「腹《ふく》側《そく》被《ひ》蓋《がい》野《や》」(「④脳はなにかとやる気になる」でも詳述)と呼ばれる場所で、脳の奥深くの「中脳」に存在する小さな部位である。腹側被蓋野にβ2遺伝子を組み込むと、このネズミは、通常のネズミと同じようにニコチン嗜好性を示すようになった。

つまり、ニコチン依存症は腹側被蓋野で生まれるというわけだ。面白いことに、腹側被蓋野は、麻薬や覚醒剤、さらには食事やセックスに至る日常の「快楽行動」に深く関与する部位として知られている。腹側被蓋野に存在するドーパミン性の神経細胞の活動が、脳に快感をもたらす。博士は、ニコチンがこのドーパミン性神経を活性化することを見《み》出《いだ》しており、ニコチン中毒もまた、腹側被蓋野のドーパミンに起因していることが見事に裏づけられた。

カリフォルニア工科大学のレスター博士が『サイエンス』誌に発表した研究成果もまた興味深い。レスター博士はβ2ではなく、もう一方の遺伝子α4に着目している。[5]

博士は、α4遺伝子の一部に変異を加えて、イオンの通りがよいニコチン受容体を作成した。イオンの通りがよいということは、神経細胞を効率よく活性化できるということである。この変異α4遺伝子をマウスに組み込んでみたところ、マウスは低濃度のニコチンでさえも敏感に反応するようになり、強いニコチン嗜好性を示すようになった。つまり、α4の一部分に変異があるだけでニコチン中毒になりやすくなるのである。

実は、ヒトのα4やβ2には「遺伝子多型」が存在することが知られている。つまり、変異を持ったα4やβ2を生まれながらにして持つヒトがいる。こうした遺伝子多型とニコチン中毒とどんな対応関係があるかは未解明とはいえ、ニコチンの体内分解の個人差も含め、遺伝的にニコチン依存症に陥りやすい体質がある可能性は十分にあるだろう。[6,7]

ニコチン研究がさらに進展すれば、ニコチン中毒の危険率を下げ、多くの命を救うことができるだけでなく、記憶力促進効果はあるが依存症は出ない「安全ニコチン」が開発できる日が来るかもしれない。夢は膨らむばかりである。

〈『Ｆｉｅｌｄ』〉

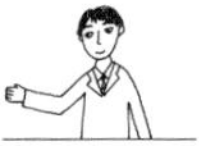

さらにさらに解説

遺伝子の違いで判断する「オーダーメイド医療」

「遺伝子多型」と「ニコチン中毒」にはどうやら関係がありそうです。

実際、一度タバコを吸っただけで癖になってしまう人と、そうでない人がいます。また、なかなかやめられない人もいるし、すぐにやめられる人もいます。ファッションとしてタバコを吸っているだけであって、たまらなく好きで吸っているわけではないという人もいれば、タバコがないと禁断症状を起こす人もいます。同じタバコなのに、人によってこれほど感受性に差があるのは、遺伝子が違うからだと考えてよいでしょう。アルコールの強い人がいたり、弱い人がいるのも、遺伝子の違いです。

薬に対する〈感受性の差〉も、遺伝子の違いからきます。

心不全の治療で、昔から使われていた薬に「ジギタリス」があります。さじ加減が

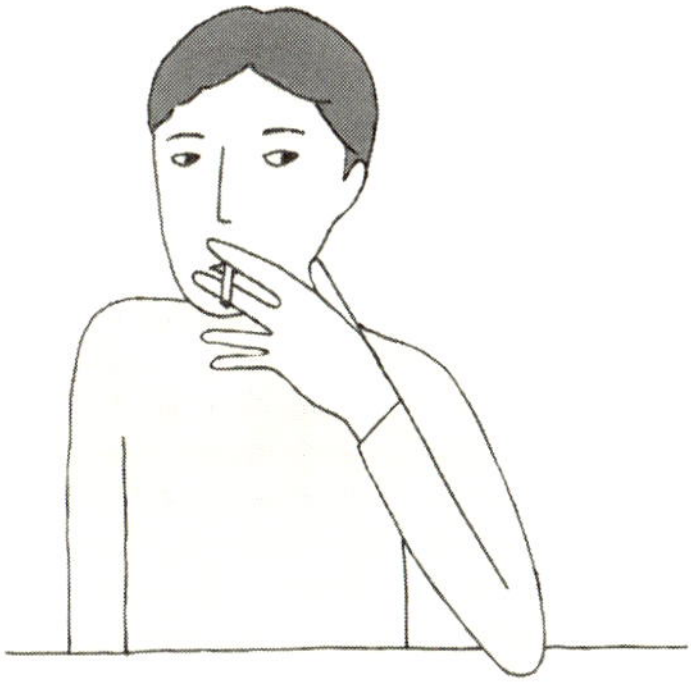

「記憶力促進効果」はあるが、「依存症」にならない「安全ニコチン」が待たれる

難しく、与えすぎると強い副作用が出たり、ときには死んでしまいます。でも、ある程度の用量を与えないと効かない。この薬に対する感受性が人によって違うので、ジギタリスが上手に処方できるということは、昔は「腕のよい医者」の代名詞でもあったわけです。

今では、薬を投与する前に、血液や口の粘膜などを採取して、どういう遺伝子を持っているかを検査すれば、薬への感受性が、投薬前にわかるようになってきました。感受性が高ければ「少量で効く」と判断できるし、低ければ「たくさん投与せねば」と判断できるわけです。

効果だけでなく、副作用が出るか出ないかも、遺伝子を見れば、ある程度わかるので、薬の投与量や種類を決めることができます。このように遺伝子を参考にしながら、その患者にベストな治療法を決定していくことを、「薬理ゲノミクス」と呼びます。また、個人によって治療法を変えるので「オーダーメイド医療」などと呼ばれています。

「個性」を決める、もうひとつの因子

九〇年代の後半から「薬理ゲノミクス」はとくに注目を集めています。その背景には「薬は必ずしも万能ではない」という事実があります。どんなによい薬であっても、すべての人に効くわけではありません。医薬品はどんなに効いても全体の七五%程度の患者であって、たいていの場合は五〇%以下です。つまり、人によって効果があったりなかったりするわけです。副作用についても同じで、同じ薬を同じように処方しても、ある患者にだけ重い副作用が生じたりもします。

こうした差は、患者個人の遺伝子の違いにしばしば起因しているので、今では、一人ひとりの遺伝子の違い、つまり薬物への感受性の違いを重要視しながら治療をしよう、という方向に進んでいます。

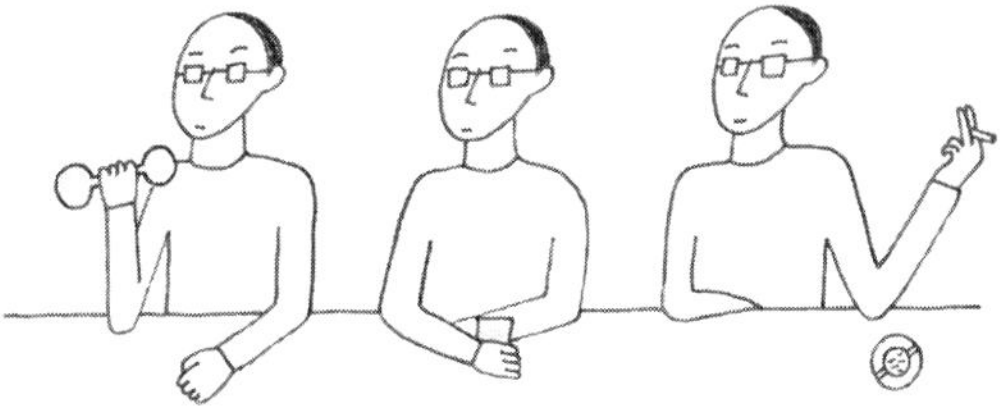

環境因子によって薬への「感受性」は変わる

ただ、よく考えてみれば、東洋の医学は昔からそうでした。

漢方では、「陰陽虚実《いんようきょじつ》」や「三陰三陽《さんいんさんよう》」などの指標で、患者の体質を分類して、それによって処方やさじ加減を変えます。処方名こそ「葛根湯《かっこんとう》」や「小柴胡湯《しょうさいことう》」などと決まっていますが、かつては、生薬成分をどの程度入れるかは、お医者さんが患者さんの体質を診ながら変えていました。ですから、中国の医療は、昔からオーダーメイドだったのです。

今は、遺伝子という実体がはっきりしてきたので、オーダーメイドの根拠をより客観的に求めることができるようになりました。それで、西洋医学でも個人によって処方を調節することが行なわれつつあります。

遺伝子を調べる個別治療は、すでに、成功例もあるのですが、実際のところは、やはり遺伝子だけでは個性は決まりません。環境因子も重要です。

普段から酒をたくさん飲んでいる人や、ヘビースモーカーの人は、特定の肝臓の酵素がよく働いています。アルコールやニコチンを頻繁に分解しなくてはいけないからです。こういう人は、薬を飲んでも、すぐに肝臓で分解されてしまって、薬がきちんと効かないこともあります。ですから、遺伝子だけでもある程度はわかるかもしれませんが、環境や生活習慣の因子もきちんと考慮していかないと、薬理ゲノミクスだけでは限界が生じてしまいます。

薬の副作用は飲む前に予測できる⁉

この壁を打破する方法が２００６年の『ネイチャー』誌に発表されました。[8]

その論文では、その人の酵素などの代謝《たいしゃ》状態を知れば、それで十分ではないかというのです。つまり、新陳代謝には「環境因子」と「遺伝子」の両方が反映されていますから、それを知ることで、その薬の感受性が予測できるのではないかというのです。

実験では、ネズミの尿が調べられました。ネズミの代謝状態によって、尿中の成分は違ってきます。尿の成分を分析装置で調べて、このネズミはどういう代謝物が多いかを見ていきます。その後、たとえばアセトアミノフェンという解熱薬《げねつやく》をネズミに投与して、肝臓毒性などの副作用を調べていきます。その結果、尿成分と肝臓毒性には相関があることがわかりました。

つまり、薬を投与する前に、おしっこの状態を見て、「このネズミは肝臓がこんな状態だ」とか、「このネズミは健康そうだ」と予測できるわけです。

もちろん尿でなくても、血液や糞《ふん》、皮膚、毛髪でも同じようなことができるでしょう。要するに「遺伝子以外のもの」も調べることで、より正確に薬の副作用を予測する技術が、現実になりつつあるということです。こうした新しい研究の流れは「薬理代謝ゲノミクス」と呼ばれています。期待できる研究分野だと思います。そんな細かな医療が進んでくると、もっともっと安心して薬を飲めるような時代になるだろうと思います。

㉔脳はなにかと満足できない

――脳と〝肥満〟の密接な関係

「ベストセラーのナンバーワンは料理の本、ナンバーツーはダイエットの本」――CBSニュースのコメンテーター、アンディー・ルーニーの言葉だ。うまいものは食べたいが、太りたくはない。そんな矛盾の狭間に葛藤する人間の性《さが》が、このユーモアに集約されている。

実際、「肥満」の原因はほぼ例外なく食べ過ぎにある。体に溜《た》まった脂肪を気にかける人は多いが、とりわけ若い世代では、その理由は外見を気にしてのようである。いうまでもなく、肥満は見てくれがどうのこうのという問題以上に、生命にとって危険信号である。中程度の肥満でも平均寿命が二～五年ほど短くなるし、重度になると五～一〇年も短縮する。糖尿病、脂肪肝、脳卒中、心臓疾患などの成人病が肥満を原因とすることはよく知られているが、無呼吸症などの睡眠障害も肥満によって引き起こされることがあり、人生のクオリティーを考える上で肥満は無視できない存在である。

なぜ脳研究者である私が肥満について書いているのか。脳とはなんの関係もないように思えるが、そんなことはない。脳と肥満の密接な関係を決定づけたのは、一〇年ほど前の大発見である。肥満ネズミの遺伝子が解析されたのだ。

このネズミは血統的に肥満体質であり、糖尿病さえも発症する。１９９４年に原因が突き止められた[1]。「レプチン」と呼ばれるタンパク質を欠いていたのだ。レプチンは脂肪細胞で作られ、血流に乗って脳に到達し、「視床下部《ししょうかぶ》」を刺激することで食欲を抑制する[2]。つまり、脂肪が体に満ち足りていることを脳に伝える信号なのだ。体に脂肪が多いときには、「これ以上は食べないように」と脳に指令を送っているというわけだ。ところが、肥満ネズミでは、レプチンが欠損していたために、食欲が抑制されず、過食傾向になっていたのである。

人間の「本能」には三つの基本欲が存在する。「食欲」、「性欲」、「睡眠欲」である。これらの欲に共通した性質は「満足を知る」という点である。満たされればそれ以上を欲しない。満腹のときにご馳走《ちそう》を見れば嫌悪感《けんおかん》すら覚えるだろう。一方、金銭欲、権利欲、独占欲などの世俗的な欲望は満足を知らない。満たされてもさらに欲しくなる。際限のない欲は醜い。肥満ネズミは、抑制の外れた欲がいかに危険かを浮き彫りにしている。

「レプチン」がさらに注目されるようになったのは翌１９９５年、治療に応用できることが示唆《しさ》されてからである。[3、4] 肥満ネズミにレプチンを投与すると摂餌《せつじ》量が低下し、体重も三〇％ほど減る。またレプチンがないために遺伝的に肥満になっているヒトでも、レプチン治療が有効であった。

順風満帆にみえたレプチン治療の開発。しかし、話はそう単純ではなかった。豊かな現代の社会において肥満人口は増加の一途であるが、その多くはレプチン遺伝子とは関係のない生活病である。こうした一般的な肥満ではレプチンがまったく効果がないのだ。

それどころか、肥満の人の体内濃度を測定すると、驚くべきことに、健常人よりもレプチンが多いことがわかった。[5、6] レプチンは足りていたのだ。つまり、体中の脂肪細胞がレプチンを多量に合成し、脂肪過剰という警告を発しているにもかかわらず、脳は何も感じていなかったというわけである。

発見当初、大きな期待が掛けられていたレプチン療法は、肥満人の「レプチン耐性」によって夢が絶たれてしまった。やはり薬による肥満の治療は難しいのか。

あきらめかけたムードの中、思いもよらない方向から光明がもたらされた。「マリファナ」である。

マリファナの常習者に肥満が多いことは古くから知られていた。マリファナには

「テトラヒドロカンナビノイド」という舌を嚙《か》みそうな名前のついた化学物質が含まれている。これが「視床下部」に作用して食欲を促進する。それで食べ過ぎてしまうというわけだ。この化学物質とそっくりな物質が脳にもともと存在する。この脳内ホルモンは「体内にある大麻《たいま》」という意味で、「エンドカンナビノイド」と呼ばれている。

エンドカンナビノイドは食欲を刺激し過食を誘発するが、効果はそれだけではなく、体の細胞にも作用し、脂肪の蓄積を促進することがわかった。そこで思いつくアイデアは「エンドカンナビノイドの作用を止めてみたら？」であろう。さっそく、製薬会社で「リモナバント」というエンドカンナビノイド阻害薬が合成され、動物で試された。すると確かに肥満解消の効果があるのだ[7]。

さっそくヒトでも試験される。２００４年、三四〇〇人以上の臨床データがアメリカで発表された。報告によると、リモナバントを一年間服用すると、平均して八・八キロも体重が減少していたという。さらに血中コレステロールも一七・四％減少した。五％以上の体重減に成功した人は全体の六二％、一〇％以上の減量でさえ三二％もいたことは驚嘆に値する[8]。

こうした研究成果が報告される中、米国国立衛生研究所は「肥満研究における戦略計画」を発表した。米政府も学際的な肥満研究を推進するために何十億円にものぼる研究費を充《あ》てることを決定している。こうした強いサポートがあれば、肥満研究の飛躍的な進歩はほぼ確実といってよいだろう。

肥満という生活病。しかし、研究成果が治療レベルを越える影響力があることは容易に想像できる——美食家にとって肥満が恐怖でなくなる日はそんなに遠くないのかもしれないし、あくなき美を追求する女性たちが、希望の体型をエステ薬で手軽に手に入れるような時代も、あながちありえない話でないのかもしれない。

〈『Field』〉

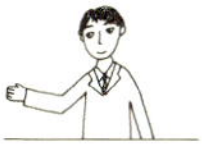

さらにさらに解説

「心疾患」と「脳疾患」の原因は一緒

最近、厚生労働省が発表した日本人の死因をみると、いちばん多いのは「ガン」。これだけで全体の死因の三割近くを占めています。二番目が心筋梗塞《しんきんこうそく》などの「心疾患」で約一五％強。三番目に多いのが脳梗塞《のうこうそく》や脳出血などの「脳疾患」で約一五％。この三つで、全体の六割以上を占めています。

実は、第三位の脳疾患は、第二位の心疾患と、実質的には同じで、血管系の病気です。たまたま血管が詰まったり出血したりした箇所が、脳であったか、心臓であったかの違いだけです。ですから、二位と三位は原因としては一緒だと見なしてもよいでしょう。両者を合わせると、ガンを抜いて、死因第一位になります。

一時間も正座していたら脚がしびれます。あれは、座っている間に膝裏《ひざうら》の血管が圧迫されて、血流が止まるからしびれるのです。足のしびれは、数分もすれば治ります。たいした問題ではありません。もっとひどい状態、たとえば、血流が完全に止まってしまって、細胞が壊死《えし》し、脚を切断しなくてはならなくなったとしても、生命まで脅《おびや》かすものではありません。ところが、脳や心臓の血管は数十分でも止まったら、人は死んでしまいます。

一口に〝血管の病気〟といいますが、おそらく血管は、ある程度の年齢になれば、体のあちこちで詰まったりしているのだと思います。たまたま血流が停止すると都合の悪い臓器で梗塞が起こると、死に至るわけです。都合の悪い臓器とは脳や心臓です。だから、死因の上位にあるのです。

美食生活は〝緩慢なる自殺〟

なぜ血流が止まるかというと、多くの場合は、コレステロールや中性脂肪などの脂肪分が、血管を詰まらせやすくするからです。ここに、人間と脂肪分のあくなき戦いが始まります。

なぜならば、脂肪分は「旨味《うまみ》」成分の一つだからです。人間にとっておいしいと感

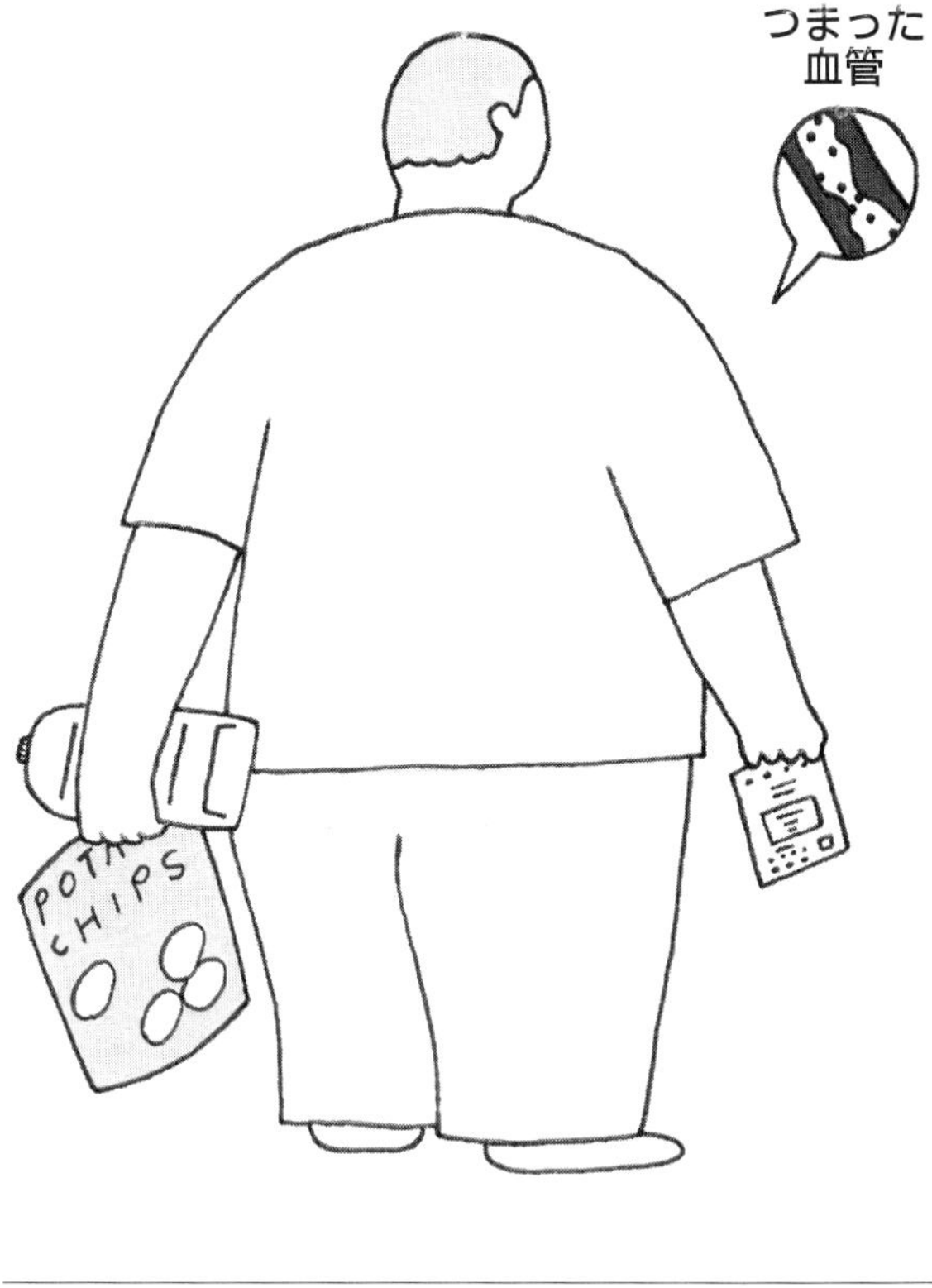

食事量を30%減らすだけでも、平均寿命は延びる

じる味はアミノ酸やプリン体、そして脂肪が主です。トロがおいしいのも、ウニがおいしいのも、霜降り牛がおいしいのも、脂肪があるからです。でも、高脂肪な食事を取ると血管が詰まりがちになります。ちょっと極端な言い方をすれば、「長生きしたければ、おいしいものを食べるな」とさえ言えるわけです（もちろん、納豆や焼イワシなど、おいしくて健康的なものもたくさんありますが）。

寿命を延ばす最良の方法は食を抑えることだと言われています。たとえば、食事量を三〇％減らすだけでも、平均寿命はかなり延びます。これはヒトだけでなく、生物全般に言えることのようです。食事量が減ると、国全体の食料の消費量も少なくて済みます。家計的にも食費が三〇％減ったら相当な節約になるでしょう。しかも、健康で長生きになれる。よいことずくめです。ただ、試してみるとわかりますが、実際に三〇％の食事量を減らすのは、かなりつらい修行です。

肥満は直接、死の原因にはなりません。しかし、高血圧症や糖尿病などの「生活習慣病」を引き起こす原因になります。これは死の原因となります。つまり、肥満は死を早める遠因です。美食生活は、いわば〝緩慢なる自殺〟です。

現在、生活習慣病の患者は多いし、まだまだ増えています。ですからそういう意味では、肥満を解消したり、予防したりする薬が、今後どんどん開発されてくるだろうと思います。

「記憶力を増強する薬」も認可される⁉

ところで、以前は、薬は、病気を治すためのものでした。ところが、最近はちょっと様子が違ってきています。

たとえば、1999年、シルデナフィルという薬（「バイアグラ」といえばより通じるでしょうか）が男性の勃起《ぼっき》不全治療薬として登場して話題になりました。しかし、勃起不全は、ガンや心筋梗塞などのような体を冒す「病気」ではありません。また、時を同じくして、ミノキシジルという成分を持った発毛促進薬「リアップ」も認可されました。もちろん、脱毛症も体を冒す病気ではありません。

バイアグラやリアップは、どちらかというと、その表面的な興味から、メディアが大きく取り扱いましたが、現場の製薬業界にとっては、他に重要な意味がありました。これまでの厚生労働省は、「病気に効くか効かないか」で薬を認可してきたわけです。薬の本来の役割が治療であることを考えればわかります。そこへ、発毛促進薬や勃起不全治療薬を認可したというのは、これまでの長い薬の歴史が大きく変わった瞬

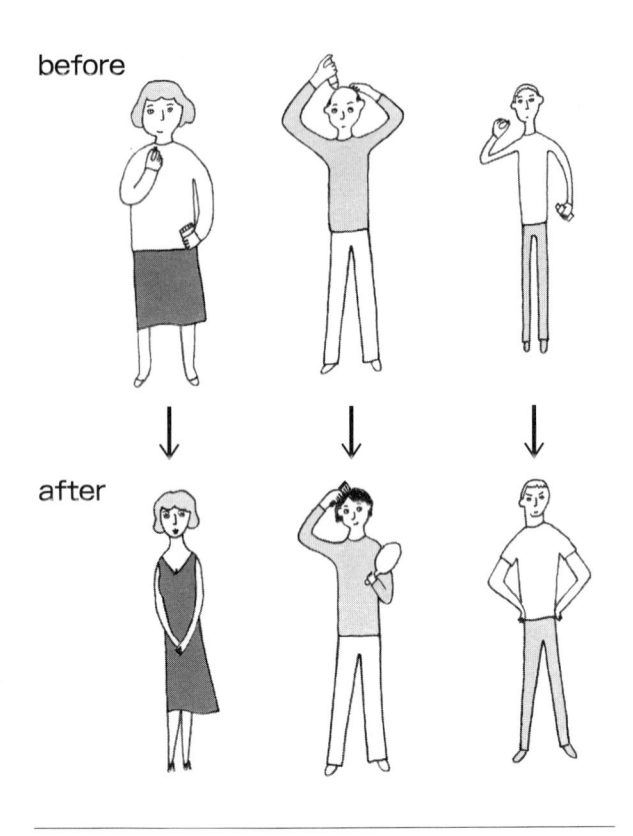

気になる部分を補える「生活改善薬」の誕生

間だったのです。これらの薬は、病気を治すことが目的ではありません。日常生活で気になる部分を薬で補おうとするものです。このように生活の質を向上させるための薬を「生活改善薬」と呼びます。バイアグラとリアップの認可は、〝生活改善薬の誕生〟という歴史的な出来事でした。

生活改善薬という新しい分野が生まれ、これを厚生労働省が正式に認可したということは、たとえば将来、記憶力を増強する薬が開発されたら、それも認可される可能性があるわけです。体力を増強する薬ができたら、それも認可されるかもしれません。生活改善薬は、概念的には、「ドーピングをＯＫとした」ということに相当する、薬学の長い歴史においては大きな事件です。

もちろん、肥満の薬も開発されたら認可される可能性が高いわけですから、そうなれば肥満で本当に困っている患者だけでなく、単に甘いものを太らずに食べたい人、あるいは、ジムに通うことなく手軽にやせたいという願望を持つ女性たちにも愛用されることでしょう。肥満の薬は、古典的な治療薬としての側面と、新しい概念としての生活改善薬の側面の両方を併せ持つという意味で、薬学を専門とする私は興味をもって見ています。

㉕脳はなにかと曖昧《あいまい》になる

――血圧も自律神経もコントロールできる⁉

一見なんの変哲もないサイコロ型をした白い物体。米コーネル大学のリプソン博士がこの物体を、『ネイチャー』誌に発表したとき、世界は衝撃に包まれた。[1]

これは電動ロボットである。しかし、ただのロボットではない。自分のコピーを作り出すことができるロボットなのだ。なぜ、これがそれほどに衝撃的なのか。それは生命の尊厳に関わっているからである。

生物と非生物の境界は何か。多くの人は「子孫を残せるか否《いな》か」と答える。たしかに、タヌキも、ミジンコも、シイタケも、生物と呼ばれるものはみな「自己複製」を行なう。一方、ダイヤモンドや高級車は（残念ながら）自己増殖はしない。

しかし、リプソン博士は自己増殖するロボットを作ってしまった。このロボットは一辺が一〇センチの立方体が積み木のように組み合わさってできている。サイコロ型の各パーツには、データ送受信センサーと電磁石が備わっており、他のパーツと自在に結合と解離を繰り返すことができる。

映像を見ていると、ロボットはクネクネとボディを動かし、自主的に周囲のパーツを拾い上げ、自分と同じシステムを持った別のロボットを組み立てることがわかる。所要時間は数分。手際《てぎわ》はよい。新生した子ロボットにも孫ロボットを作る能力があるため、原理的には、永遠に増殖できるという仕掛けだ。

それでは、このロボットは「生物」なのか。論文の結びで博士は「つまり、自己複製はマシーンでも可能であり、生物に固有なものではない」と述べているが、なかなか難しい問題である。

私たちも簡単な考察から、自己複製と生物の微妙な関係に向かい合うことができる。たとえば、ラバ。ラバはウマとロバの合いの子であるが、繁殖能がないため二世は生まれない。ラバを作るときには毎回ウマとロバを交尾させる必要がある。つまり、ラバに「自己複製能」がない。だからといって生物でないといえるだろうか。もっと身近な例では、不妊カップルがある。一説によると、今や新婚夫婦の二〇%が不妊だという。「不妊カップルは生物でない」とするのは、何か引っかかるものを感じるのは私だけではないはずだ。

脳研究に従事していることもあり、私は脳の生物と非生物の境界、つまり、生命知能と人工知能は何が違うのだろうかとしばしば問うている。ここにも類似した問題があるのだ。

たとえば将来、科学が進歩して、ヒトの心の実体を解き明かし、さらにコンピュータを使って心を模倣できるようになるかもしれない。ここでは思考実験のために、まるで本物の意識を持つような電脳ロボットが完成したと仮定しよう。そして、あなたはその精密機械を友人に紹介したとする。すると、友人はロボットだとは気づかずに親友付き合いをし、そして、真実を知らないまま円満な一生を終えた。さて、このロボットは意識を持っていたと言えるだろうか。これは六〇年ほど前にイギリスの数学者チューリングによって提示された、いわゆる「チューリングテスト」の本質に通じる問題である。

生物と非生物——一見すると単純な話のようだが、議論を厳密に始めると一気に袋小路に入り込む。とりわけ、その境界をさまようロボット科学は奥深い。生命真理に留まらず、心理学、宗教、そして差別の問題も含むからである。なぜ差別か。明らかだろう。この例で「どうせアンドロイドさ」と心のど<ruby>こ</ruby>かで見下しているのは紛れもなく〝あなた〟なのだから。

〈『VISA』／「ビジネス脳のススメ」〉

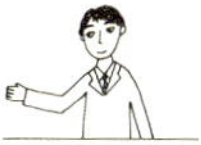

さらにさらに解説

「コンピュータと脳」の境界線

「ロボットと人間」、もしくは「コンピュータと脳」の境界線は何なのか、突きつめれば突きつめるほど、よくわからなくなってきます。

石ころは生物ではありません、ヒトは生物です。この違いを生んでいるのはなんでしょう。

よく言われる定義は、前述のエッセイに書いたように、「子どもができるものが生物、できないものが非生物」です。この定義では不十分なことはすでに説明しました。では何が生物なのでしょうか。タンパク質などの有機物でできているものが生物だということではどうでしょう。それでは、死人も生物になってしまいます。外からの反応、環境に対して反応するものが生物かというと、たとえば自動ドアは生物かといわれると、やはり違います。人間の体内には大腸菌などの細菌がたくさんいますが、人が死んだ後も、菌はしばらくは生きています。細菌に限らず、死んだ直後であれば、人間の体の細胞一個一個はまだ生きています。こうした細胞は生物でしょうか。

ネズミの脳から神経細胞を取り出すと、動物は死んでしまいますが、栄養さえ与えれば神経細胞はシャーレの中で、一年以上も生きます。でも、これを生物といえるかどうか。

ウィルスはパーツが不足していて単独では増殖できないから、生物でないという定義もありますが、単独で増殖できないものはたくさんあります。寄生虫は単独では子孫を残せなくて、宿主がいて初めて増えていきます。でも、寄生虫は生物です。

結局、何をもって生物とするかは、シチュエーションによって変わってよいのだと、私は思います。

「曖昧性」から生まれてくるもの

脳も同じです。「人工知能」かどうかの定義の一つに、先に述べた数学者チューリングが提示したものがあります。

たとえば、壁の向こうの相手と会話をしたときに、その話した相手がヒトかコンピュータかを見分けられなかったら、そのコンピュータは知能を持っていると見なしてよいという定義です。たとえ、事前に「こういうふうに聞かれたときにはこう答える」という膨大なリストを教え込まれたコンピュータが、単に質問に対して紋切り型の答えを言っているだけだったとしても、会話の相手がそのことに気づかなければ、それは知能を持っていると考えていいというのがチューリングの考え方です。これを拡大解釈すると、モニターを介して誰かとチェスの試合をしたとして、対戦相手が実はコンピュータだったと気づかなければ、その相手は知能を持っていると見なしてよいということになります。

私は脳研究という仕事に携わっていますから、「人工知能」と「ヒトの知能」の違いをよく聞かれるのですが、そんなわけで、私自身はそれが人工かどうかを厳密に分類することに懸命になるよりも、むしろ逆に、生物と人工物を融合させる、いわゆるハイブリッド生命工学のほうに興味があります。

ここ数年、流行《はや》っている研究分野に「ニューラル・プロステティクス（神経補綴《ほてい》学）」があります[2]。大雑把に言えば、脳から直接信号を拾うことで、その人に欠けた身体能力を補っていこう、あるいは欠けてなくても能力を高めていこう、という試みです。

有名な例としては、手足が麻痺《まひ》した患者の成功例があります。[3] 事故で脊髄《せきずい》が損傷され全身不随となってしまった二五歳の男性の脳に、九六本の小さな電極が埋め込まれました。電極が埋め込まれた場所は、大脳皮質の第一次運動野です。ここは手足の動きをコントロールする指令を出す脳部分で、この領野に存在する神経細胞のうちの約二五個の細胞からリアルタイムで活動が記録できました。

この神経活動をコンピュータで高速解析して、接続されたロボットの手に信号を送ります。数カ月の訓練の結果、患者は自分の脳から発した信号を通じて、ロボットの手を操作することができるようになりました。実際に映像を見てみますと、まだ動きがぎこちないとはいえ、体が麻痺した患者が意識したようにロボットを動かすことができたという事実は大きな進歩だといってよいでしょう。またこの患者は、パソコンのネズミと脳を接続することで、テレビの電源を入れたり、簡単なゲームをしたり、Eメールを送信したり、初歩的な操作もできるようになりました。

このように脳とコンピュータを繋《つな》ぐ装置は「脳コンピュータインターフェース」と呼ばれます。現在の材質では電極の寿命が短く、一〇カ月ほどで半数以上がダメになってしまい、まだ耐久性に問題があるようです。とはいえ、ニューラル・プロステテイクスは確かに臨床の現場で役に立つでしょうし、未来の新しい治療像を見通すうえで、鍵《かぎ》を握る約束された分野の一つと言ってよいでしょう。

ところで、ニューラル・プロステティクスはこうした医療的な視点だけでなく、コンピュータ・ニューロサイエンスという純科学の分野からみても興味深いものです。脳の情報を取り出して、それを解析することで車椅子《いす》などのロボットに送信します。でも、実験で記録するとすぐにわかることですが、脳の情報は想像以上に無駄な情報が多く、それが何を意味しているのかが曖昧で、わかりにくいこともしばしばです。どうやら、コンピュータとはまったく異なる方法で、情報を表わしているようなのです。

たとえば、目の前にあるコップを見て、それに反応する神経細胞があったとします。しかし、その神経細胞は、コップがあるときに、いつも反応するわけではありません。コップを見て、反応することもあるし、しないこともある。しかも、コップに反応する神経細胞は脳の中には一つではなく、他にもいくつかあって、その神経細胞もまた反応することも、しないこともある。それどころか、神経細胞には自発活動があって、コップを見ていなくても、コップ神経細胞は根拠もなく突然活動を始めたりする。いわゆる「ゆらぎ」です。脳の一個一個の神経細胞はすごく曖昧なのに、なぜかはわからないけれども、私たちはコップを見たときには毎回コップだと認識できる。そんな不思議な曖昧性です。

その曖昧な情報、たとえば「手の指を開きたい」という意思は、シチュエーションによって脳の中の反応の仕方が違うのですが、とりあえず電気で神経細胞の反応を記録しておき、それを常に「指を開きたい」という意思だと読み解いて、「今脳は指を開きたがっている」と解読しながら、ロボットの手を動かしてやるというのは、言ってみれば〈曖昧性の中から確実性を読み出している〉わけです。これが研究の面白さの一つです。

人間の脳とコンピュータの脳が融合するとき

どのくらいの神経細胞の数を記録すれば、その曖昧性を相殺《そうさい》して確実性に持っていけるのか。仮に脳に神経細胞が一〇〇〇億あるとすれば、全部を記録するのは不可能です。私が開発を進めている方法は今世界最高レベルで、運がよければ一万個以上の神経細胞から同時に記録することが可能です。でも一万個という数は脳全体から見れば一〇〇〇億分の一万、つまり〇・〇〇〇〇一%にすぎません。そんなに少なくて本当に脳の情報を取り出せるのか、それだけしか見ないで脳の何がわかるのか、という問題もあります。逆に、現在の技術で一〇〇〇個まで可能であるならば、その技術をもってして、どこまで複雑な行動が再生可能なのかというチャレンジもまた、科学的に面白いところです。

また、この分野にはマシーン学習という面白さもあります。

最初は、患者さんはロボットを動かそうという意思を持っても、実際に車椅子を動かすことはなかなかできません。でも、しだいに、「こういう指示を頭に思い浮かべると指が動くぞ」、と患者さんの脳が学習していきます。そういう「可塑性《かそ》」が脳に生まれます。

もう一つ、コンピュータにも学習させているということ。

患者の脳の活動のパターンだけでは、実際には思いどおりの運動ができないことが多いのです。そこで、こういうときには指をこう動かしたいと思っているようだとコンピュータのほうから積極的に推測させて、それでロボットを実際に動かしてみて、「ああ、違う、違う」ということになったら、またアルゴリズム（処理手順）を組み直してコンピュータに修正させていくのです。この学習は、コンピュータの中に仮想的な神経ネットワークを作って、それに情報を覚えさせていくという方法を使います。

ニューラル・プロステティクス（神経補綴《ほてい》学）

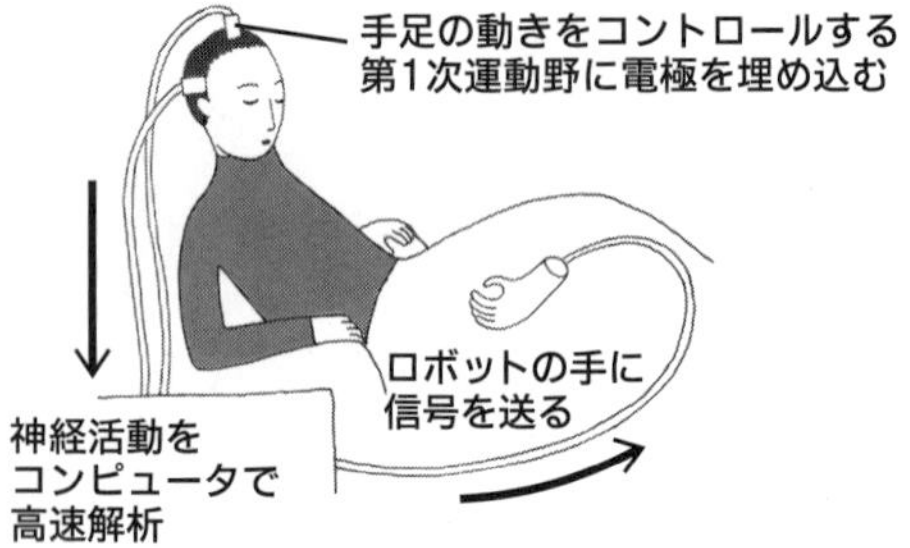

全身不随となってしまった患者が、脳から発した信号を通じて、接続されたロボットの手の操作が可能に

いわゆる「マシーン学習」です。その仮想回路が、患者の脳の不足情報を補うのです。

つまり「こういう反応のときはこういう行動を意図しているんだ」とコンピュータも学習するし、もちろん、患者も脳の活動のさせ方を学習していく。ということで、ニューラル・プロステティクスでは、「ヒトの脳」と「コンピュータの仮想脳」の二つが相互作用するわけです。その結果、「指を動かしたい」という一つの意思が目に見える形となって実行される。人間の脳の変化とコンピュータの内部変化が融合するという高次なことをやっていて、ある意味、ＳＦに似た興奮もあって純粋なサイエンスとしても面白いわけです。

ここに述べたニューラル・プロステティ

クスでは、電極を脳に刺して、神経細胞から直接記録する方法をとっています。しかし、電極の耐久性や手術痕《こん》の細菌感染などの問題もまだ残されていて一〇〇％安全だとは言い切れません。より安全な方法は、現在のところは脳波を使うことです。脳波は頭皮の表面から測りますから、脳に損傷を与えずに測定できます。そして「こういう脳波を出したときにはどうする」と約束事を決めておけば、意思表示ができるようになります。ただ、脳波の場合は、その性質上、情報量が毎秒10ビット程度と少ないため、精細なコントロールが難しく、細かいところまで指示できないのがネックです。[4]とはいえ、現在、車椅子を動かしたり、コンピュータで文字を打ったりできるぐらいまでになっています。[5]

映画『スパイダーマン2』では、敵のボスが自分の脊髄《せきずい》から神経情報を取り出して、破壊力抜群な大型ロボットに指令を送っているシーンが出てきます。あれは一種のニューラル・プロステティクスです。この場合は、人間が本来持っていなかった能力を水増しするという、いわばドーピングのような使い方をしています。映画を見ている人は、そんな増幅された力を利用する姑息《こそく》な敵に対して「卑怯《ひきょう》な！」と感じ、主人公に感情移入していくという設定になっていました。『アバター』や『サロゲート』も、脳でロボットを操作するという映画でした。

心拍数を低下させる⁉　ヨガの達人

ただ、能力を増幅するということ自体は、人間は昔からやってきているわけです。たとえば、車。人間は何十キロも歩けばすぐに疲れますし、そもそも時速一〇〇キロの猛スピードでは走ることはできません。そういう人間にできないことを補うために、車を使っています。車に限らず、私たちが使う道具はすべて、人間の能力を増強させるもので、ドーピングと似た性質をもっています。ニューラル・プロステティクスもその延長にあるといえます。ただ単に、脳から直接的に操作する命令を出すという点が異なるだけです。

こう考えていくと、ニューラル・プロステティクスの考え方自体は、何も今始まったわけではないことが理解できます。手足を介さず、脳から直接指示を出すだけで済むのですから、よりダイレクトで効率がよく、省エネだともいえます。今後、さらに研究が進めば、ハンドルを持たなくても、頭で念じただけで、自動車や飛行機を自在に動かせるようになるかもしれません。

すでに実用化されている脳刺激装置で代表的なものに、パーキンソン病の治療があります。パーキンソン病は中脳の「ドーパミン」が減少する病気で、発病初期には手足の運動がスムーズでなくなってしまう症状が現われます。そこで脳深部に電極を挿して神経を刺激します。刺激用のバッテリーも体内に埋め込んでしまいます。そのバッテリーから電流が出て、脳内の電極を通して、脳を刺激し、ドーパミンの分泌《ぶんぴつ》を活性化させる。一時的ではあるのですが、症状は相当に改善します。

パーキンソン病を抜本的に治す方法は見つかっていません。でも、ほんの何年かの間でも、症状が改善して、今までは外出もできなかった人が、自由に歩けるようになることはとても意味のあることだと思います。これも人工的な装置と人間の有意義な融合だといえるでしょう。

血圧をコントロールしようという試みが行なわれています。血圧は、普通は意識ではコントロールできません。「血圧を一〇㎜Hgだけ下げてください」と言われても、それは無理です。血圧は、「自律神経系」という神経がコントロールしています。自律神経とは、その名のとおり、自分の意識では制御できない、つまり「私」からは独立した自動神経システムのことです。

自律神経がなぜコントロールできないかというと、おそらく、自律神経には「フィードバック」がないからだと思います。フィードバックがないとは、たとえば、自分の血圧が今いくらか、自分にはわからないということです。わからないものは、コントロールしようがありません。

たとえば、生まれつき目の不自由な方は、顔の表情が乏しい傾向があります。笑顔もありますし、怒った顔もできます。でも、「微妙な表情」はあまり得意ではありません。それはフィードバックがないからです。私たちは人の顔を見たり、鏡を見たりして、ヒトの表情というものをよく知っています。そして、「顔がこういうふうになっているときには、こういうふうに他人には見えるんだ」と自己フィードバックを通じて、知らず識《し》らずのうちに表情を覚えていくのです。だから、赤ちゃんも成長や経験に応じて、しだいに微妙な表情ができるようになります。顔に人格が表われると言いますが、あながち理由のないことではないように思えます。

なにかを学ぶときにはフィードバックがあることがポイントです。「自分は怒りっぽい性格だから気をつけよう」とか、「寝ぼうだから早く起きよう」とか、そういう問題意識を持ってフィードバックすることによって、自己修正ができるのです。ところが、血圧はフィードバック機構がありません。では、どうすればいいか。答えは簡単です。フィードバック装置を取り付ければよいのです。

血圧を測定することは、市販の装置でもできます。数値だと実感が湧《わ》きにくいかも

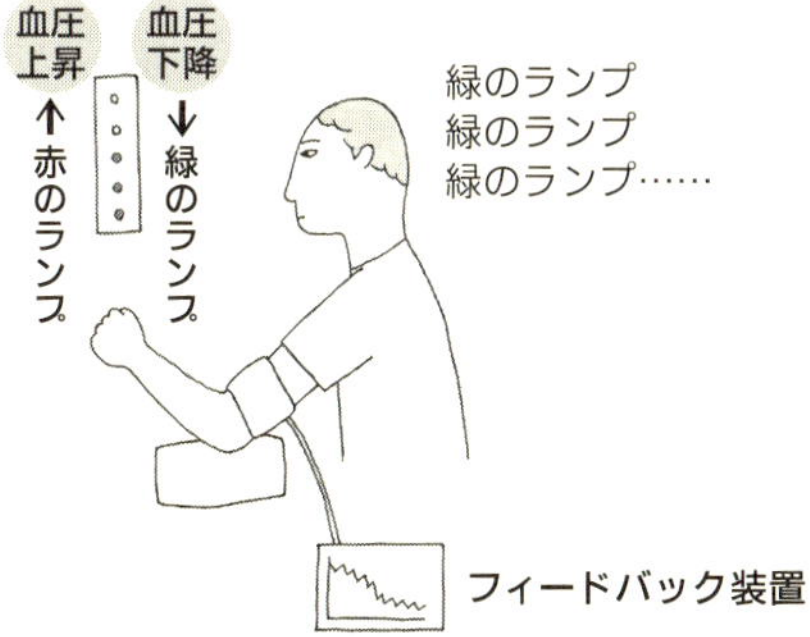

高血圧も自律神経失調症も、薬いらずの「バイオフィードバック」で治療可能になる日がくる!?

しれませんので、たとえば血圧が下がったら、「緑色のランプ」を点灯させて、上がったら「赤色のランプ」を光らせるようにします。そして、それを見ながら、頭の中で「緑色のランプ」をつけようと念じるのです。決して、血圧を下げようと念じているわけではありません。単に「緑色のランプ」を光らせることに専念します。すると、そのうちにできるようになります。つまり、血圧を下げることができるようになります。これは、高血圧の患者の治療に応用できるのではないかと期待できます。なにせ、薬を使わない治療法で、副作用がないのですから。こういう治療法を「バイオフィードバック」と言います。

「自律神経失調症」は、本来ならば活動し

なくてよいときに、自律神経が急に活動して動悸《どうき》がしたり、汗が出てきたりといった症状が現われます。自律神経失調症も、もしかしたらバイオフィードバックである程度治療できるようになるかもしれません。

バイオフィードバックを使うことによって、コントロールできないはずだった自律神経は「自律」でなく、意識によって自在に制御可能な神経になるわけです。

ヨガの達人を見ていると、心拍数や呼吸数を低下させたりなど、体機能をコントロールしています。これは自律神経をコントロールしている証拠です。赤や緑のランプを使わずに、そんなことができるようになるのですから、ヨガはすごいなあと思うのですが、科学の力を借りて、誰でも容易に習得できるようにしようというのが、バイオフィードバックであるともいえます。いずれにしても、脳を自ら操作して、利用しようという考え方は、将来とても重要な研究分野になっていくと思います。

おわりに

２００５年3月、留学先のアメリカから帰国しました。二年半足らずの海外滞在でしたが、この間に自分の内面はずいぶんと変化したように感じます。

とくに「人」の営みがもつ〝温かみ〟に親和感を覚えるようになったのは、かつて科学万能主義的な理系バカであった私からは想像のできない変化だと思います。「科学は何でも解決できる。仮に今は無理でも、いつかはこの世のすべてが科学的に説明できる」などという独りよがりな傲慢《ごうまん》さは、今では完全に消えています。そもそも、「科学的でないものは信じない」と私が言い張っていたあの頃、この文末の「信じる」「信じない」という盲信的なトートロジーの非科学性にまったく気づいていなかったわけです。今はむしろ、科学を〝人為〟として捉《とら》え、その限界と可能性を想像するほうが、はるかに楽しく感じています。

帰国してから出会った伝統工芸品で印象に残っている作品があります。北村美術館

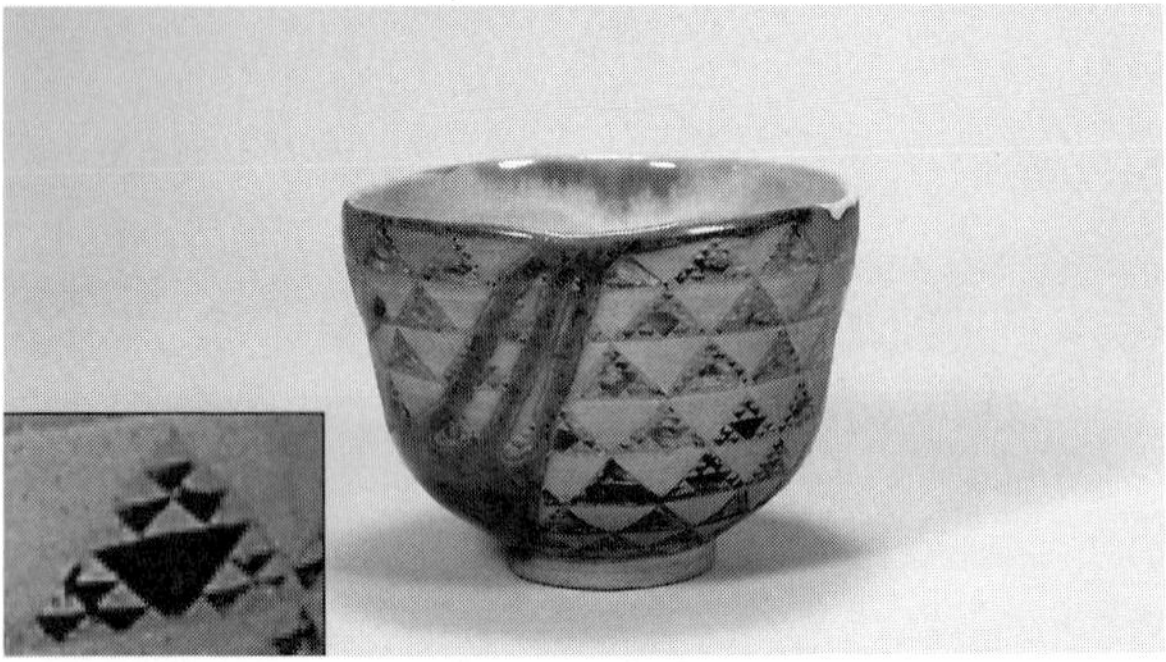

野々村仁清作『色絵鱗波文茶碗』（江戸時代　重要文化財／北村美術館所蔵）。文様や釉《ゆう》薬《やく》の表情で水を表現している
（拡大部分：連続する鱗文の中に、更に規則正しい文様が描かれている）

が所蔵する「色絵鱗波文茶碗《いろえうろこなみもんちゃわん》」です。江戸時代の京焼色絵陶工野々村仁清《ののむらにんせい》による名作です。鱗文様《うろこもんよう》という伝統的なデザインを組み合わせて、茶碗の景色に用いています。ここに欧米科学でいうところの「フラクタル」に通じる精神を感じました。

　フラクタルが一躍有名になったのは、なんといっても1967年のマンデルブロ博士による論文からでしょう[1]（もっとも彼は論文中に「フラクタル」という言葉は使っていませんが）。論文のタイトルは「イギリスの海岸長はいくらか？」という少し意表をついたものです。

　たとえば、日本の観光ガイドブックで「北海道の周囲長は約二五〇〇㎞である」などという表記を見かけます。これは北海道の雄大さをイメージするための有用な尺度となります。
「海岸線の長さ」とは、よく考えると、実に不思議です。というのは、海岸の形にはさまざまなレベルの凹凸《おうとつ》があるからです。考慮に入れる凹凸のレベル次第で、海岸長は一〇倍も一〇〇倍も変わってしまうことでしょう。たとえば、道東には「野《の》付崎《つけさき》」という、細いながら、美しい岬があります。海岸長には、この岬の複雑な形のどこまでを正確に反映したらよいでしょうか。

　海岸線の凹凸を拡大すると、また別のレベルの凹凸が現われて、それを拡大すると、また別のレベルの凹凸が現われます。凹凸にはさまざまな階層があり、どんな凹凸にもその次元なりの意味があります。凹凸という物差しを通して眺めると、海岸線は、ロシア人形マトリョーシカのような「入れ子構造」になっているといえます。

　このように、自分の内部に自分とそっくりな〝相似構造〟を持っていることを「フラクタル」と呼びます。日本語では「自己相似性」となります。

　先の色絵鱗波文茶碗は、フラクタル的な文様で飾られています。もちろん作者はフラクタルという言葉は知らなかったでしょうから、偶然の類似にすぎないわけですが、この茶碗が私の心を捉えたのは、ちょうどその頃、科学という学問の入れ子構造について考えていたからです。

研究を続けていくと、科学のフラクタル性を思い知らされます。一般に、生命科学は生命現象の謎《なぞ》を解明する学問だと考えられています。この観点からすると、自然現象のなかに今問題となっている謎があって、それが解き明かされれば、その限りにおいて目的は達せられたことになります。確かにそういう側面はあります。

しかし、現場の科学者にとっては、それだけで科学が完結することはありません。実験に実験を重ねて謎を解き明かすと、必ずや、次の謎が生まれます。もちろん、その新しい謎を解明しても、きっとその先に、別のもっと深い謎が待っていることでしょう。

科学的な探求に「フラクタル性」がある限り、研究が完結するということはありえません。つまり、すべての科学は〝未完成〟であると言えます。「現時点では」という意味でなく、未来永劫《えいごう》にわたって科学は不完全であると言ってよいでしょう。

もちろん、悲観的に考える必要はまったくありません。先の海岸線の測定では、「どこまで計量することが実質的に有意義か」と「どこまで細かく測って自己満足するか」という二つの基準で、擬似的に測定を終えることができるわけです。ここに人為的な「意図」が介入します。実は、これこそが科学者のやっていることです。その判断の尺度はひどく恣意《しい》的で、けっして公平ではありえません。実際、それでよいわ

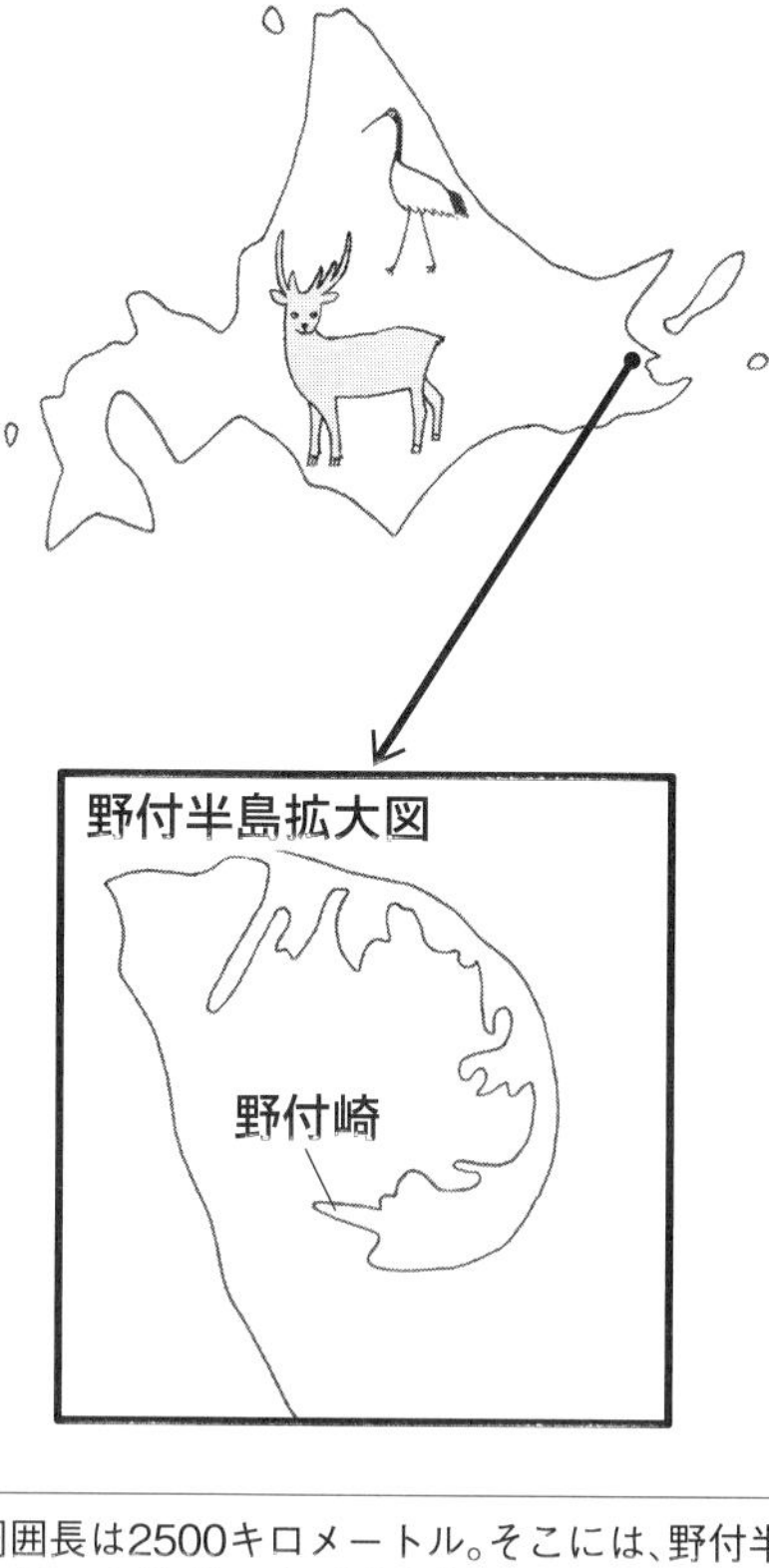

北海道の周囲長は2500キロメートル。そこには、野付半島の複雑なディテールが、どこまで反映されているか？

けです。私はそういう科学について、この本で語ってきたわけです。

ところで、この「語る」という行為に関しても、話はそれほど簡単ではありません。そもそも生命科学について何かを語ることができるのでしょうか。科学は解釈学的な文化行為ですから、〝語ろう〟とすること自体がおかしな試みなのかもしれません。

ここではそうした実に真っ当でいて、しかし残念ながら解決不可能な問題には触れないで、もう少し現実的な点について述べてみたいと思います。なぜなら、この本を世に送り出したことに対する、私なりの「言い訳」を探したいからです。せっかくですから、なにかと言い訳する私の性癖をもって本書を終わりたいと思います。

「科学的」という言葉を聞けば多くの方は、曖昧《あいまい》なところのない高度な論理性を持ち、冷徹な視点で真実を迫り、データを精確に記述するという印象を持たれると思います。しかし、科学的な事実は時代とともに逆転することもありえます。真が偽になり、偽が真になりえるのです。

研究者たちは、日々、真実を探求しようと努力はしています。しかし、「探求しようと努力する」と「探求する」は違います。科学者は、その時点で利用できる最高のツールを駆使して研究を遂行します。かつては思いもよらなかった新技術が開発されて、歓迎すべきブレイクスルーがもたらされます。すると、ワクワクするような新事実が発見されます。この瞬間がもっとも興奮します。従来は事実だと信じられていた仮説が間違いだったと判明することさえ珍しくありません。

科学は解釈の学問です。その時代その時代の実験システムによって得られたデータを解釈しながら、その背後に潜む真理（そもそも、そんな真理が本当に存在するのか私にはわかりませんが）を、人間である科学者が推測するわけです。そう、あくまでも〝推測〟にすぎません。遠くに見えた知人が近寄ってみたら人違いだった、などという経験は誰にでもあるでしょう。科学も人間の営みである以上、そんな勘違いのような曖昧さが必ずや含まれています。

ここに「言い訳その1」があります。「科学上の事実」を語ろうとするときに、それが「本当の事実」とは異なっている可能性、つまり、将来、身も蓋《ふた》もなく否定されてしまう危険性が常につきまとっているということです。最新情報をベースに本を出すというのは、そういう難しさがあります。

ところで、科学界では研究成果を学術論文として発表します。発見は論文にまとめられて、はじめて「発見」として公認されます。そして論文の最後には「考察」を書くのが普通です。実験結果からどんな法則が推測されるか、何に役立つかなどです。

もちろん、書き手による思考の暴走は許されませんから、慎重にデータを解釈して推論を進めます。

ここに「言い訳その2」があります。私自身も学術論文は、極めて慎重な姿勢で臨みます。どこまでが確実で、どこからが証拠不十分かを丁寧に分析して、理解を深めてから、ゆっくりと文章を綴《つづ》ります。無根な推察は徹底的に回避します。実際にやってみると、科学的論法という独特な思考体系は、答えのない詰め将棋のようで楽しいものです。

と同時にフラストレーションを感じるのも正直なところです。ときには、手持ちのデータから、想像を膨らませ、あれやこれやと愉快な思いを巡らせてみたくもなるのです。ワクワクするような可能性や、夢のような未来像を描いてもみたいのです。そんな空想は、もちろん、学術論文には書けません。

では、非科学幻想に満ちたアイデアは、どこに書けばよいのでしょうか。一つの形態がエッセイではないでしょうか。もちろん、そんなものなど書く必要はない、と言われれば、反論のしようもないのですが、まあ、書いていけないこともないだろうと思うわけです。いわば日記のようなもので、私があのとき何を考えていたかを残しておくのは悪くはなかろうと。そうして生まれたのが、この本です。つまり本書は、私の〝空想の集合体〟です。

この本は学術論文ではありませんから、そしてまた、私は論文以外で科学について語る機会など滅多にありませんから、この意味では、この科学風エッセイ、いや厳密には科学的な知見から派生した私の妄想も、それなりの存在意義があるのではないかと思うのです。あまり決定的でないことも、仮説のまま、思い切って述べてしまってもよいだろう、少なくともそんな本が書店に一冊くらい並んでいてもよいだろう、と考えています。ですから、内容については、細部に囚《とら》われず、赴くままに想像を巡らせています。

ただし、エッセイといえども、これではあまりに無責任だと、さすがの私も罪悪感を覚えます。そんなわけで、内容が気になったり、もっと詳しく知りたいと感じた方のために、できる限り私が参考にした原著論文を示すように努めました。これは巻末に参考文献として載せてあります。これは一種の〝責任逃れ〟であるとともに、私の立ち位置を明確にしておきたかったという目的があります。ですから、本書のどこまでが科学的な検証にもとづいていて、どこからが私の個人的な仮説なのかは、文章に文献の参照番号が付いているかどうかで判断できるように気を配りました。

日本最大の脳研究者の組織である日本神経科学会（私もメンバーです）が二〇一〇年に正式に発表した声明文に、「疑似脳科学あるいはいわゆる『神経神話』が生じないよう、成果を社会がどのように受け取るのかを考慮したうえ研究結果を発表することが重要である。（中略）研究成果の科学的根拠が明確となるよう、学会発表、出版論文などの出典を明らかにすべきである」とあることも申し添えたいと思います。

こうした背景や個人的な悩みをご理解いただき、本書をご堪能《たんのう》いただけたとしたら心から嬉《うれ》しく思います。脳を知ることは自分を知ることにも繋《つな》がるでしょう。ときに驚きながら、ときに怖くなりながら、ときに笑いながら、そんな素敵な時間を皆さんと共有できたのならば幸いです。

最後に、出版に際してお世話になりました方々にお礼を申し上げたいと思います。

本書を出すきっかけを与えてくださいました担当編集者の山口洋子さんには、行き届いた配慮と、尋常ならざる体力で、原稿の完成にご尽力いただきました。私の小うるさい注文にも、嫌な顔ひとつせずに丁寧に応《こた》えてくださいました。追加解説の際には、連休にもかかわらず大学の研究室にいらしていただき、質問係と録音係という二役をこなされました。山口さんの〝聞き上手っぷり〟に、私も気持ちよく話させていただきまして、ときに大胆な仮説が引き出されたり、突然の思いつきで話題が飛躍したりもしました。行き過ぎの点がありましたら、すべて図に乗りやすい私の責任となりますが、これもエッセイという性質上ご勘弁いただければ幸いです。

書籍出版部長の長谷川克美さんは、私を「やる気」にさせるコツを心得られているようで、ふと気づけば気持ちよく乗せられ、その魔力で企画が滞りなく進行したような気がしています。とりわけ、本書の出版に関する重要な案件について、私の要望を多く聞き入れてくださいました。

本書の文庫化にあたりましては、新潮文庫編集部の三室洋子さんと鈴木真弓さんに大変お世話になりました。とくに全面的に改正を施したいという私の希望に快く応じてくださいましたことは、常に進歩を続ける科学に身を置く者として、納得できるまで手を加える機会となりました。

また、解説文を寄せてくださいました中村うさぎさんにもお礼申し上げたいと思います。何度かお会いして、脳の不思議について議論し合いました。目をキラキラと輝かせながら、楽しそうにお話される姿が印象的で、鋭い洞察と深い思慮は、毎回、とても勉強になります。

イラストを描《か》いてくださいました祖父江《そぶえ》ヒロコさんには、タイトなスケジュールをこなしていただきました。クールなのに素朴で味のあるラインの力で、バランスよく仕上がり、個人的に大変気に入っております。文庫版のカバーを担当していただいたのは寄藤文平さんです。いつも私の好みのイラストを描いていただいています。

またエッセイのオリジナル原稿を扱ってくださいました『ＶＩＳＡ』の占野洋さん、和泉ゆかりさん、武田雄二さん、『Ｆｉｅｌｄ』の利根川恵子さん、福嶋拓郎さん、『文藝春秋』の松下理香さんには、適切なコメントと屈託のない意見を戴《いただ》きました。

かつて編集者として働いていた妻には、日頃から、私の文才に欠けた〝理系的文章〟のすべてに目を通してもらい、プロの視点から厳しい指摘をもらっています。エッセイを通しての私のメディア活動は、妻の才能に負うところが多いと感じています。

そして、本書のタイトルどおり「なにかと言い訳する」人間らしい私の脳を創《つく》って、温かく育《はぐく》んでくれた両親に感謝したいと思います。

イリー・ジャパン)
石浦章一『生命に仕組まれた遺伝子のいたずら』(羊土社)
マイケル・S. ガザニガ『脳のなかの倫理』(紀伊國屋書店)
V. S. ラマチャンドラン, サンドラ・ブレイクスリー『脳のなかの幽霊』(角川書店)

㉔脳はなにかと満足できない——339

1. Zhang Y, Proenca R, Maffei M, Barone M, Leopold L, Friedman JM. Positional cloning of the mouse *obese* gene and its human homologue. Nature 372:425-432, 1994.

2. Campfield LA, Smith FJ, Guisez Y, Devos R, Burn P. Recombinant mouse OB protein: evidence for a peripheral signal linking adiposity and central neural networks. Science 269:546-549, 1995.

3. Pelleymounter MA, Cullen MJ, Baker MB, Hecht R, Winters D, Boone T, Collins F. Effects of the obese gene product on body weight regulation in ob/ob mice. Science 269:540-543, 1995.

4. Halaas JL, Gajiwala KS, Maffei M, Cohen SL, Chait BT, Rabinowitz D, Lallone RL, Burley SK, Friedman JM. Weight-reducing effects of the plasma protein encoded by the obese gene. Science 269:543-546, 1995.

5. Lönnqvist F, Arner P, Nordfors L, Schalling M. Overexpression of the obese（*ob*）gene in adipose tissue of human obese subjects. Nat Med 1:950-953, 1995.

6. Hamilton BS, Paglia D, Kwan AYM, Deitel M. Increased *obese* mRNA expression in omental fat cells from massively obese humans. Nat Med 1:953-956, 1995.

7. Colombo G, Agabio R, Diaz G, Lobina C, Reali R, Gessa GL. Appetite suppression and weight loss after the cannabinoid antagonist SR 141716. Life Sci 63:113-117, 1998.

8. Di Marzo V, Matias I. Endocannabinoid control of food intake and energy balance. Nat Neurosci 8:585-589, 2005.

㉕脳はなにかと曖昧になる——353

1. Zykov V, Mytilinaios E, Adams B, Lipson H. Robotics: Self-reproducing machines. Nature 435:163-164, 2005.

2. Schwartz AB. Cortical neural prosthetics. Annu Rev Neurosci 27:487-507, 2004.

3. Hochberg LR, Serruya MD, Friehs GM, Mukand JA, Saleh M, Caplan AH, Branner A, Chen D, Penn RD, Donoghue JP. Neuronal ensemble control of prosthetic devices by a human with tetraplegia. Nature 442:164-171, 2006.

4. Wolpaw JR, Birbaumer N, McFarland DJ, Pfurtscheller G, Vaughan TM. Brain-computer interfaces for communication and control. Clin Neurophysiol 113:767-791, 2002.

5. Birbaumer N, Ghanayim N, Hinterberger T, Iversen I, Kotchoubey B, Kübler A, Perelmouter J, Taub E, Flor H. A spelling device for the paralysed. Nature 398:297-298, 1999.

●おわりに——371

1. Mandelbrot B. How long is the coast of Britain? Statistical self-similarity and fractional dimension. Science 156:636-638, 1967.

●その他の参考文献

トム・スタッフォード，マット・ウェブ『Mind Hacks：実験で知る脳と心のシステム』（オラ

graphs. Science 197:1092-1094, 1977.
7. Goldman SA, Nottebohm F. Neuronal production, migration, and differentiation in a vocal control nucleus of the adult female canary brain. Proc Natl Acad Sci USA 80:2390-2394, 1983.
8. Altman J, Das GD. Autoradiographic examination of the effects of enriched environment on the rate of glial multiplication in the adult rat brain. Nature 204:1161-1163, 1964.
9. Kempermann G, Kuhn HG, Gage FH. More hippocampal neurons in adult mice living in an enriched environment. Nature 386:493-495, 1997.

㉒脳はなにかと干渉する—317

1. Fenn KM, Nusbaum HC, Margoliash D. Consolidation during sleep of perceptual learning of spoken language. Nature 425:614-616, 2003.
2. Walker MP, Brakefield T, Hobson JA, Stickgold R. Dissociable stages of human memory consolidation and reconsolidation. Nature 425:616-620, 2003.
3. Stickgold R, Hobson JA, Fosse R, Fosse M. Sleep, learning, and dreams: off-line memory reprocessing. Science 294:1052-1057, 2001.
4. Wagner U, Gais S, Haider H, Verleger R, Born J. Sleep inspires insight. Nature 427:352-355, 2004.

㉓脳はなにかと依存する—327

1. Rezvani AH, Levin ED. Cognitive effects of nicotine. Biol Psychiatry 49:258-267, 2001.
2. Baron JA. Cigarette smoking and Parkinson's disease. Neurology 36:1490-1496, 1986.
3. Picciotto MR, Zoli M, Rimondini R, Léna C, Marubio LM, Pich EM, Fuxe K, Changeux JP. Acetylcholine receptors containing the $\beta 2$ subunit are involved in the reinforcing properties of nicotine. Nature 391:173-177, 1998.
4. Maskos U, Molles BE, Pons S, Besson M, Guiard BP, Guilloux JP, Evrard A, Cazala P, Cormier A, Mameli-Engvall M, Dufour N, Cloëz-Tayarani I, Bemelmans AP, Mallet J, Gardier AM, David V, Faure P, Granon S, Changeux JP. Nicotine reinforcement and cognition restored by targeted expression of nicotinic receptors. Nature 436:103-107, 2005.
5. Tapper AR, McKinney SL, Nashmi R, Schwarz J, Deshpande P, Labarca C, Whiteaker P, Marks MJ, Collins AC, Lester HA. Nicotine activation of $\alpha 4^*$ receptors: sufficient for reward, tolerance, and sensitization. Science 306:1029-1032, 2004.
6. Pianezza ML, Sellers EM, Tyndale RF. Nicotine metabolism defect reduces smoking. Nature 393:750, 1998.
7. Feng Y, Niu T, Xing H, Xu X, Chen C, Peng S, Wang L, Laird N, Xu X. A common haplotype of the nicotine acetylcholine receptor $\alpha 4$ subunit gene is associated with vulnerability to nicotine addiction in men. Am J Hum Genet 75:112-121, 2004.
8. Clayton TA, Lindon JC, Cloarec O, Antti H, Charuel C, Hanton G, Provost JP, Le Net JL, Baker D, Walley RJ, Everett JR, Nicholson JK. Pharmaco-metabonomic phenotyping and personalized drug treatment. Nature 440:1073-1077, 2006.

idation after retrieval. Nature 406:722-726, 2000.
2. Kida S, Josselyn SA, de Ortiz SP, Kogan JH, Chevere I, Masushige S, Silva AJ. CREB required for the stability of new and reactivated fear memories. Nat Neurosci 5:348-355, 2002.
3. Sara SJ. Retrieval and reconsolidation: toward a neurobiology of remembering. Learn Mem 7:73-84, 2000.
4. McCleery JM, Harvey AG. Integration of psychological and biological approaches to trauma memory: implications for pharmacological prevention of PTSD. J Trauma Stress 17:485-496, 2004.
5. Miller CA, Marshall JF. Molecular substrates for retrieval and reconsolidation of cocaine-associated contextual memory. Neuron 47: 873-884, 2005.
6. Lee JLC, Di Ciano P, Thomas KL, Everitt BJ. Disrupting reconsolidation of drug memories reduces cocaine-seeking behavior. Neuron 47:795-801, 2005.
7. Nomura H, Matsuki N. Ethanol enhances reactivated fear memories. Neuropsychopharmacolosy 33: 2912-2921, 2008.

⑳脳はなにかと不安がる——289

1. Mirenowicz J, Schultz W. Preferential activation of midbrain dopamine neurons by appetitive rather than aversive stimuli. Nature 379:449-451, 1996.
2. Hollerman JR, Schultz W. Dopamine neurons report an error in the temporal prediction of reward during learning. Nat Neurosci 1:304-309, 1998.
3. Waelti P, Dickinson A, Schultz W. Dopamine responses comply with basic assumptions of formal learning theory. Nature 412:43-48, 2001.
4. Fiorillo CD, Tobler PN, Schultz W. Discrete coding of reward probability and uncertainty by dopamine neurons. Science 299:1898-1902, 2003.
5. Burgess PW. Strategy application disorder: the role of the frontal lobes in human multitasking. Psychol Res 63:279-288, 2000.

㉑脳はなにかとうつになる——297

1. Wager TD, Rilling JK, Smith EE, Sokolik A, Casey KL, Davidson RJ, Kosslyn SM, Rose RM, Cohen JD. Placebo-induced changes in fMRI in the anticipation and experience of pain. Science 303:1162-1167, 2004.
2. Petrovic P, Kalso E, Petersson KM, Ingvar M. Placebo and opioid analgesia—imaging a shared neuronal network. Science 295:1737-1740, 2002.
3. Santarelli L, Saxe M, Gross C, Surget A, Battaglia F, Dulawa S, Weisstaub N, Lee J, Duman R, Arancio O, Belzung C, Hen R. Requirement of hippocampal neurogenesis for the behavioral effects of antidepressants. Science 301:805-809, 2003.
4. Altman J. Are new neurons formed in the brains of adult mammals? Science 135:1127-1128, 1962.
5. Altman J, Das GD. Autoradiographic and histological evidence of postnatal hippocampal neurogenesis in rats. J Comp Neurol 124:319-335, 1965.
6. Kaplan MS, Hinds JW. Neurogenesis in the adult rat: electron microscopic analysis of light radioauto-

memory loss in an animal model of Alzheimer's disease. Nature 408:982-985, 2000.
11. Hock C, Konietzko U, Papassotiropoulos A, Wollmer A, Streffer J, von Rotz RC, Davey G, Moritz E, Nitsch RM. Generation of antibodies specific for β-amyloid by vaccination of patients with Alzheimer disease. Nat Med 8:1270-1275, 2002.
12. Hock C, Konietzko U, Streffer JR, Tracy J, Signorell A, Müller-Tillmanns B, Lemke U, Henke K, Moritz E, Garcia E, Wollmer MA, Umbricht D, de Quervain DJ, Hofmann M, Maddalena A, Papassotiropoulos A, Nitsch RM. Antibodies against β-amyloid slow cognitive decline in Alzheimer's disease. Neuron 38:547-554, 2003.
13. Nicoll JA, Wilkinson D, Holmes C, Steart P, Markham H, Weller RO. Neuropathology of human Alzheimer disease after immunization with amyloid-β peptide: a case report. Nat Med 9:448-452, 2003.
14. Saido TC, Iwata N. Metabolism of amyloid β peptide and pathogenesis of Alzheimer's disease. Towards presymptomatic diagnosis, prevention and therapy. Neurosci Res 54:235-253, 2006.
15. Yang F, Lim GP, Begum AN, Ubeda OJ, Simmons MR, Ambegaokar SS, Chen PP, Kayed R, Glabe CG, Frautschy SA, Cole GM. Curcumin inhibits formation of amyloid β oligomers and fibrils, binds plaques, and reduces amyloid ***in vivo***. J Biol Chem 280:5892-5901, 2005.
16. Ng TP, Chiam PC, Lee T, Chua HC, Lim L, Kua EH. Curry Consumption and Cognitive Function in the Elderly. Am J Epidemiol 164:898-906, 2006.
17. Zhou Y, Su Y, Li B, Liu F, Ryder JW, Wu X, Gonzalez-DeWhitt PA, Gelfanova V, Hale JE, May PC, Paul SM, Ni B. Nonsteroidal anti-inflammatory drugs can lower amyloidogenic $A\beta_{42}$ by inhibiting Rho. Science 302:1215-1217, 2003.

⑱脳はなにかと冴えわたる—265

1. Diano S, Farr SA, Benoit SC, McNay EC, da Silva I, Horvath B, Gaskin FS, Nonaka N, Jaeger LB, Banks WA, Morley JE, Pinto S, Sherwin RS, Xu L, Yamada KA, Sleeman MW, Tschöp MH, Horvath TL. Ghrelin controls hippocampal spine synapse density and memory performance. Nat Neurosci 9:381-388, 2006.
2. Singer T, Seymour B, O'Doherty J, Kaube H, Dolan RJ, Frith CD. Empathy for pain involves the affective but not sensory components of pain. Science 303:1157-1162, 2004.
3. Winderickx J, Lindsey DT, Sanocki E, Teller DY, Motulsky AG, Deeb SS. Polymorphism in red photopigment underlies variation in colour matching. Nature 356:431-433, 1992.
4. Merbs SL, Nathans J. Absorption spectra of human cone pigments. Nature 356:433-435, 1992.
5. Verrelli BC, Tishkoff SA. Signatures of selection and gene conversion associated with human color vision variation. Am J Hum Genet 75:363-375, 2004.
6. Nelson G, Chandrashekar J, Hoon MA, Feng L, Zhao G, Ryba NJ, Zuker CS. An amino-acid taste receptor. Nature 416:199-202, 2002.
7. Kim UK, Jorgenson E, Coon H, Leppert M, Risch N, Drayna D. Positional cloning of the human quantitative trait locus underlying taste sensitivity to phenylthiocarbamide. Science 299:1221-1225, 2003.

⑲脳はなにかと念押しする—277

1. Nader K, Schafe GE, Le Doux JE. Fear memories require protein synthesis in the amygdala for reconsol-

hippocampal long-term potentiation. Brain Res 368:347-350, 1986.
14. Huerta PT, Lisman JE. Heightened synaptic plasticity of hippocampal CA1 neurons during a cholinergically induced rhythmic state. Nature 364:723-725, 1993.
15. Berry SD, Thompson RF. Prediction of learning rate from the hippocampal electroencephalogram. Science 200:1298-1300, 1987.
16. Asaka Y, Mauldin KN, Griffin AL, Seager MA, Shurell E, Berry SD. Nonpharmacological amelioration of age-related learning deficits: the impact of hippocampal theta-triggered training. Proc Natl Acad Sci USA 102:13284-13288, 2005.

⑰脳はなにかとボケていく—251

1. Calon F, Lim GP, Yang F, Morihara T, Teter B, Ubeda O, Rostaing P, Triller A, Salem N Jr, Ashe KH, Frautschy SA, Cole GM. Docosahexaenoic acid protects from dendritic pathology in an Alzheimer's disease mouse model. Neuron 43:633-645, 2004.
2. Lazarov O, Robinson J, Tang YP, Hairston IS, Korade-Mirnics Z, Lee VM, Hersh LB, Sapolsky RM, Mirnics K, Sisodia SS. Environmental enrichment reduces Abeta levels and amyloid deposition in transgenic mice. Cell 120:701-713, 2005.
3. Lesné S, Koh MT, Kotilinek L, Kayed R, Glabe CG, Yang A, Gallagher M, Ashe KH. A specific amyloid-β protein assembly in the brain impairs memory. Nature 440:352-357, 2006.
4. Tsai JY, Wolfe MS, Xia W. The search for gamma-secretase and development of inhibitors. Curr Med Chem 9:1087-1106, 2002.
5. Iwata N, Tsubuki S, Takaki Y, Shirotani K, Lu B, Gerard NP, Gerard C, Hama E, Lee HJ, Saido TC. Metabolic regulation of brain Aβ by neprilysin. Science 292:1550-1552, 2001.
6. Saito T, Iwata N, Tsubuki S, Takaki Y, Takano J, Huang SM, Suemoto T, Higuchi M, Saido TC. Somatostatin regulates brain amyloid β peptide $A\beta_{42}$ through modulation of proteolytic degradation. Nat Med 11:434-439, 2005.
7. Schenk D, Barbour R, Dunn W, Gordon G, Grajeda H, Guido T, Hu K, Huang J, Johnson-Wood K, Khan K, Kholodenko D, Lee M, Liao Z, Lieberburg I, Motter R, Mutter L, Soriano F, Shopp G, Vasquez N, Vandevert C, Walker S, Wogulis M, Yednock T, Games D, Seubert P. Immunization with amyloid-β attenuates Alzheimer-disease-like pathology in the PDAPP mouse. Nature 400:173-177, 1999.
8. Bard F, Cannon C, Barbour R, Burke RL, Games D, Grajeda H, Guido T, Hu K, Huang J, Johnson-Wood K, Khan K, Kholodenko D, Lee M, Lieberburg I, Motter R, Nguyen M, Soriano F, Vasquez N, Weiss K, Welch B, Seubert P, Schenk D, Yednock T. Peripherally administered antibodies against amyloid β-peptide enter the central nervous system and reduce pathology in a mouse model of Alzheimer disease. Nat Med 6:916-919, 2000.
9. Janus C, Pearson J, McLaurin J, Mathews PM, Jiang Y, Schmidt SD, Chishti MA, Horne P, Heslin D, French J, Mount HT, Nixon RA, Mercken M, Bergeron C, Fraser PE, St George-Hyslop P, Westaway D. Aβ peptide immunization reduces behavioural impairment and plaques in a model of Alzheimer's disease. Nature 408:979-982, 2000.
10. Morgan D, Diamond DM, Gottschall PE, Ugen KE, Dickey C, Hardy J, Duff K, Jantzen P, DiCarlo G, Wilcock D, Connor K, Hatcher J, Hope C, Gordon M, Arendash GW. Aβ peptide vaccination prevents

265:676-679, 1994.

6. O'Keefe J, Dostrovsky J. The hippocampus as a spatial map. Preliminary evidence from unit activity in the freely-moving rat. Brain Res 34:171-175, 1971.

7. Brown EN, Frank LM, Tang D, Quirk MC, Wilson MA. A statistical paradigm for neural spike train decoding applied to position prediction from ensemble firing patterns of rat hippocampal place cells. J Neurosci 18:7411-7425, 1998.

8. Louie K, Wilson MA. Temporally structured replay of awake hippocampal ensemble activity during rapid eye movement sleep. Neuron 29:145-156, 2001.

9. Lee AK, Wilson MA. Memory of sequential experience in the hippocampus during slow wave sleep. Neuron 36:1183-1194, 2002.

10. Maquet P, Ruby P. Psychology: Insight and the sleep committee. Nature 427:304-305, 2004.

11. Axmacher N, Mormann F, Fernández G, Elger CE, Fell J. Memory formation by neuronal synchronization. Brain Res Rev 52:170-182, 2006.

12. Foster DJ, Wilson MA. Reverse replay of behavioural sequences in hippocampal place cells during the awake state. Nature 440:680-683, 2006.

⑯脳はなにかと〝波〟に乗る——231

1. Lutz A, Greischar LL, Rawlings NB, Ricard M, Davidson RJ. Long-term meditators self-induce high-amplitude gamma synchrony during mental practice. Proc Natl Acad Sci USA 101:16369-16373, 2004.

2. Huang YZ, Edwards MJ, Rounis E, Bhatia KP, Rothwell JC. Theta burst stimulation of the human motor cortex. Neuron 45:201-206, 2005.

3. Roskies A. Neuroethics for the new millenium. Neuron 35:21-23, 2002.

4. Konopacki J, MacIver MB, Bland BH, Roth SH. Carbachol-induced EEG 'theta' activity in hippocampal brain slices. Brain Res 405:196-198, 1987.

5. Buzsáki G. Theta oscillations in the hippocampus. Neuron 33:325-340, 2002.

6. Adey WR. Hippocampal states and functional relations with corticosubcortical systems in attention and learning. Prog Brain Res 27:228-245, 1967.

7. Kahana MJ, Sekuler R, Caplan JB, Kirschen M, Madsen JR. Human theta oscillations exhibit task dependence during virtual maze navigation. Nature 399:781-784, 1999.

8. Raghavachari S, Kahana MJ, Rizzuto DS, Caplan JB, Kirschen MP, Bourgeois B, Madsen JR, Lisman JE. Gating of human theta oscillations by a working memory task. J Neurosci 21:3175-3183, 2001.

9. Caplan JB, Madsen JR, Raghavachari S, Kahana MJ. Distinct patterns of brain oscillations underlie two basic parameters of human maze learning. J Neurophysiol 86:368-380, 2001.

10. Winson J. Loss of hippocampal theta rhythm results in spatial memory deficit in the rat. Science 201:160-163, 1978.

11. Givens BS, Olton DS. Cholinergic and GABAergic modulation of medial septal area: effect on working memory. Behav Neurosci 104:849-855, 1990.

12. Markowska AL, Olton DS, Givens B. Cholinergic manipulations in the medial septal area: age-related effects on working memory and hippocampal electrophysiology. J Neurosci 15:2063-2073, 1995.

13. Larson J, Wong D, Lynch G. Patterned stimulation at the theta frequency is optimal for the induction of

⑫脳はなにかと体に頼る——177

1. Lewin R. Is your brain really necessary? Science 210:1232-1234, 1980.

2. Stepanyants A, Hof PR, Chklovskii DB. Geometry and structural plasticity of synaptic connectivity. Neuron 34:275-288, 2002.

⑬脳はなにかとダジャレを言う——189

1. Goel V, Dolan RJ. The functional anatomy of humor: segregating cognitive and affective components. Nat Neurosci 2001 4:237-238, 2001.

⑭脳はなにかと夢を見る——205

1. Cirelli C, Bushey D, Hill S, Huber R, Kreber R, Ganetzky B, Tononi G. Reduced sleep in Drosophila Shaker mutants. Nature 434:1087-1092, 2005.

2. Welsh DK, Logothetis DE, Meister M, Reppert SM. Individual neurons dissociated from rat suprachiasmatic nucleus express independently phased circadian firing rhythms. Neuron 14:697-706, 1995.

3. Liu C, Weaver DR, Strogatz SH, Reppert SM. Cellular construction of a circadian clock: period determination in the suprachiasmatic nuclei. Cell 91:855-860, 1997.

4. Yamazaki S, Numano R, Abe M, Hida A, Takahashi R, Ueda M, Block GD, Sakaki Y, Menaker M, Tei H. Resetting central and peripheral circadian oscillators in transgenic rats. Science 288:682-685, 2000.

5. McCormick DA. DEVELOPMENTAL NEUROSCIENCE: Spontaneous activity: signal or noise? Science 285:541-543, 1999.

6. Thompson LT, Best PJ. Place cells and silent cells in the hippocampus of freely-behaving rats. J Neurosci 9:2382-2390, 1989.

7. Volgushev M, Chauvette S, Mukovski M, Timofeev I. Precise long-range synchronization of activity and silence in neocortical neurons during slow-wave sleep. J Neurosci 26:5665-5672, 2006.

8. Massimini M, Ferrarelli F, Huber R, Esser SK, Singh H, Tononi G. Breakdown of cortical effective connectivity during sleep. Science 309:2228-2232, 2005.

⑮脳はなにかと眠れない——219

1. Gottselig JM, Hofer-Tinguely G, Borbély AA, Regel SJ, Landolt HP, Rétey JV, Achermann P. Sleep and rest facilitate auditory learning. Neuroscience 127:557-561, 2004.

2. Mednick S, Nakayama K, Stickgold R. Sleep-dependent learning: a nap is as good as a night. Nat Neurosci 6:697-698, 2003.

3. Mednick SC, Nakayama K, Cantero JL, Atienza M, Levin AA, Pathak N, Stickgold R. The restorative effect of naps on perceptual deterioration. Nat Neurosci 5:677-681, 2002.

4. Marshall L, Mölle M, Hallschmid M, Born J. Transcranial direct current stimulation during sleep improves declarative memory. J Neurosci 24:9985-9992, 2004.

5. Wilson MA, McNaughton BL. Reactivation of hippocampal ensemble memories during sleep. Science

4. Shidara M, Richmond BJ. Anterior cingulate: Single neuronal signals related to degree of reward expectancy. Science 296:1709-1711, 2002.
5. Fiorillo CD, Tobler PN, Schultz W. Discrete coding of reward probability and uncertainty by dopamine neurons. Science 299:1898-1902, 2003.
6. Barraclough DJ, Conroy ML, Lee D. Prefrontal cortex and decision making in a mixed-strategy game. Nat Neurosci 7:404-410, 2004.
7. Dorris MC, Glimcher PW. Activity in Posterior Parietal Cortex Is Correlated with the Relative Subjective Desirability of Action. Neuron 44:365-378, 2004.
8. Roesch MR, Olson CR. Neuronal activity related to reward value and motivation in primate frontal cortex. Science 304:307-310, 2004.
9. Sugrue LP, Corrado GS, Newsome WT. Matching behavior and the representation of value in the parietal cortex. Science 304:1782-1787, 2004.
10. Padoa-Schioppa C, Assad JA. Neurons in the orbitofrontal cortex encode economic value. Nature 441:223-226, 2006.
11. Shuler MG, Bear MF. Reward timing in the primary visual cortex. Science 311:1606-1609, 2006.

⑪脳はなにかとウソをつく —151

1. Singer T, Seymour B, O'Doherty J, Kaube H, Dolan RJ, Frith CD. Empathy for pain involves the affective but not sensory components of pain. Science 303:1157-1162, 2004.
2. McClure SM, Li J, Tomlin D, Cypert KS, Montague LM, Montague PR. Neural correlates of behavioral preference for culturally familiar drinks. Neuron 44:379-387, 2004.
3. Gallese V, Fadiga L, Fogassi L, Rizzolatti G. Action recognition in the premotor cortex. Brain 119:593-609, 1996.
4. Singer T, Seymour B, O'Doherty JP, Stephan KE, Dolan RJ, Frith CD. Empathic neural responses are modulated by the perceived fairness of others. Nature 439:466-469, 2006.
5. Lutz A, Greischar LL, Rawlings NB, Ricard M, Davidson RJ. Long-term meditators self-induce high-amplitude gamma synchrony during mental practice. Proc Natl Acad Sci USA 101:16369-16373, 2004.
6. Libet B. Brain stimulation in the study of neuronal functions for conscious sensory experience. Hum Neurobiol 1:235-242, 1982.
7. Libet B. Unconscious cerebral initiative and the role of conscious will in voluntary action. Behav Brain Sci 8:529-566, 1985.
8. Libet B. Do we have free will? J Conscious Stud 6:47-57, 1999.
9. Briggman KL, Abarbanel HDI, Kristan WB Jr. Optical imaging of neuronal populations during decision-making. Science 307:896-901, 2005.
10. Otten LJ, Quayle AH, Akram S, Ditewig TA, Rugg MD. Brain activity before an event predicts later recollection. Nat Neurosci 9:489-491, 2006.
11. Farah MJ. Neuroethics: the practical and the philosophical. Trends Cogn Sci 9:34-40, 2005.
12. Moreno JD. Neuroethics: an agenda for neuroscience and society. Nat Rev Neurosci 4:149-153, 2003.
13. Roskies A. Neuroethics for the new millenium. Neuron 35:21-23, 2002.

2. Morris RGM. Spatial localization does not require the presence of local cues. Learn Motiv 12:239-260, 1981.

⑦脳はなにかと言い訳する——103

1. Johansson P, Hall L, Sikström S, Olsson A. Failure to detect mismatches between intention and outcome in a simple decision task. Science 10:116-119, 2005.

⑧脳はなにかと熱中する——115

1. http://www.natureasia.com/japan/index.php（元記事は Blinkhorn S. Neuroscience: Of mice and mentality. Nature 424:1004-1005, 2003 です）
2. Matzel LD, Han YR, Grossman H, Karnik MS, Patel D, Scott N, Specht SM, Gandhi CC. Individual differences in the expression of a "general" learning ability in mice. J Neurosci 23:6423-6433, 2003.
3. Kentros CG, Agnihotri NT, Streater S, Hawkins RD, Kandel ER. Increased attention to spatial context increases both place field stability and spatial memory. Neuron 42:283-295, 2004.
4. de Quervain DJ-F, Papassotiropoulos A. Identification of a genetic cluster influencing memory performance and hippocampal activity in humans. Proc Natl Acad Sci USA 103:4270-4274, 2006.
5. Zatorre RJ. Absolute pitch: a model for understanding the influence of genes and development on neural and cognitive function. Nat Neurosci 6:692-695, 2003.

⑨脳はなにかと錯覚する——127

1. Hill RA, Barton RA. Psychology: Red enhances human performance in contests. Nature 435:293, 2005.
2. Cuthill IC, Hunt S, Clarke C, Cleary C. Colour bands, dominance, and body mass regulation in male zebra finches（***Taeniopygia guttata***）. Proc. R. Soc. Lond. B 264:1093-1099, 1997.
3. Jacobs GH, Deegan JF 2nd, Neitz J. Photopigment basis for dichromatic color vision in cows, goats, and sheep. Vis Neurosci 15:581-584, 1998.
4. Rowe C, Harris JM, Roberts SC. Sporting contests: Seeing red? Putting sportswear in context. Nature 437:E10-11, 2005.
5. Akiyama T, Sasaki M, Takenaka Y. Body color and pattern formations in animals: pigment cell development, genes and a reaction-diffusion model. Hiyoshi Rev Natural Sci（Keio Univ.）37:73-94, 2005.

⑩脳はなにかと期待する——141

1. McCoy AN, Platt ML. Risk-sensitive neurons in macaque posterior cingulate cortex. Nat Neurosci 8:1220-1227, 2005.
2. Kawagoe R, Takikawa Y, Hikosaka O. Expectation of reward modulates cognitive signals in the basal ganglia. Nat Neurosci 1:411-416, 1998.
3. Tremblay L, Schultz W. Relative reward preference in primate orbitofrontal cortex. Nature 398:704-708, 1999.

2. Okuda S, Roozendaal B, McGaugh JL. Glucocorticoid effects on object recognition memory require training-associated emotional arousal. Proc Natl Acad Sci USA 101:853-858, 2004.
3. Henke PG. Limbic system modulation of stress ulcer development. Ann NY Acad Sci 597:201-206, 1990.
4. Blanchard RJ, Blanchard DC. Crouching as an index of fear. J Comp Physio Psych 67:370-375, 1969.
5. Kim JJ, Fanselow MS. Modality-specific retrograde amnesia of fear. Science 256:675-677, 1992.
6. Phillips RG, LeDoux JE. Differential contribution of amygdala and hippocampus to cued and contextual fear conditioning. Behav Neurosci 106:274-285, 1992.

③脳はなにかと思い込む——47

1. Nitschke JB, Dixon GE, Sarinopoulos I, Short SJ, Cohen JD, Smith EE, Kosslyn SM, Rose RM, Davidson RJ. Altering expectancy dampens neural response to aversive taste in primary taste cortex. Nat Neurosci 9:435-442, 2006.
2. Shuler MG, Bear MF. Reward timing in the primary visual cortex. Science 311:1606-1609, 2006.
3. Stevens CF. An evolutionary scaling law for the primate visual system and its basis in cortical function. Nature 411:193-195, 2001.
4. Clark DA, Mitra PP, Wang SS. Scalable architecture in mammalian brains. Nature 411:189-193, 2001.
5. Hill RS, Walsh CA. Molecular insights into human brain evolution. Nature 437:64-67, 2005.（この論文の図1がわかりやすい）
注　4については反論も出ている。Sultan F. Analysis of mammalian brain architecture. Nature 415: 133-134, 2002.

④脳はなにかとやる気になる——61

1. Shidara M, Richmond BJ. Anterior cingulate: single neuronal signals related to degree of reward expectancy. Science 296:1709-1711, 2002.
2. Aron A, Fisher H, Mashek DJ, Strong G, Li H, Brown LL. Reward, motivation, and emotion systems associated with early-stage intense romantic love. J Neurophysiol 94:327-337, 2005.

⑤脳はなにかと理性を失う——77

1. Abelson JL, Liberzon I, Young EA, Khan S. Cognitive modulation of the endocrine stress response to a pharmacological challenge in normal and panic disorder subjects. Arch Gen Psychiatry 62:668-675, 2005.
2. Ueyama T, Ohya H, Yoshimura R, Senba E. Effects of ethanol on the stress-induced expression of NGFI-A mRNA in the rat brain. Alcohol 18:171-176, 1999.

⑥脳はなにかとド忘れする——93

1. de Hoz L, Martin SJ, Morris RGM. Forgetting, reminding, and remembering: the retrieval of lost spatial memory. PLoS Biol 2:e225, 2004.

参考文献一覧

①脳はなにかと記憶する——25

1. Leuner B, Mendolia-Loffredo S, Kozorovitskiy Y, Samburg D, Gould E, Shors TJ. Learning enhances the survival of new neurons beyond the time when the hippocampus is required for memory. J Neurosci 24:7477-7481, 2004.
2. Maguire EA, Gadian DG, Johnsrude IS, Good CD, Ashburner J, Frackowiak RS, Frith CD. Navigation-related structural change in the hippocampi of taxi drivers. Proc Natl Acad Sci USA 97:4398-4403, 2000.
3. Shors TJ, Miesegaes G, Beylin A, Zhao M, Rydel T, Gould E. Neurogenesis in the adult is involved in the formation of trace memories. Nature 410:372-376, 2001.
4. Kempermann G, Kuhn HG, Gage FH. More hippocampal neurons in adult mice living in an enriched environment. Nature 386:493-495, 1997.
5. van Praag H, Kempermann G, Gage FH. Running increases cell proliferation and neurogenesis in the adult mouse dentate gyrus. Nat Neurosci 2:266-270, 1999.
6. Mitome M, Hasegawa T, Shirakawa T. Mastication influences the survival of newly generated cells in mouse dentate gyrus. Neuroreport 16:249-252, 2005.
7. Stranahan AM, Khalil D, Gould E. Social isolation delays the positive effects of running on adult neurogenesis. Nat Neurosci 9:526-533, 2006.
8. Gould E, Tanapat P, McEwen BS, Flügge G, Fuchs E. Proliferation of granule cell precursors in the dentate gyrus of adult monkeys is diminished by stress. Proc Natl Acad Sci USA 95:3168-3171, 1998.
9. Mirescu C, Peters JD, Gould E. Early life experience alters response of adult neurogenesis to stress. Nat Neurosci 7:841-846, 2004.
10. Kozorovitskiy Y, Gould E. Dominance hierarchy influences adult neurogenesis in the dentate gyrus. J Neurosci 24:6755-6759, 2004.
11. Hill RS, Walsh CA. Molecular insights into human brain evolution. Nature 437:64-67, 2005.
12. Scoville WB, Milner B. Loss of recent memory after bilateral hippocampal lesions. J Neurol Neurosurg Psychiatry 20:11-21, 1957. この記念碑的な論文は2000年に、ネットで無料公開されました。http://neuro.psychiatryonline.org/cgi/content/full/12/1/103-a
13. Frankland PW, Bontempi B, Talton LE, Kaczmarek L, Silva AJ. The involvement of the anterior cingulate cortex in remote contextual fear memory. Science 304:881-883, 2004.
14. Maviel T, Durkin TP, Menzaghi F, Bontempi B. Sites of neocortical reorganization critical for remote spatial memory. Science 305:96-99, 2004.
15. Gould E, Beylin A, Tanapat P, Reeves A, Shors TJ. Learning enhances adult neurogenesis in the hippocampal formation. Nat Neurosci 2:260-265, 1999.
16. Roy NS, Wang S, Jiang L, Kang J, Benraiss A, Harrison-Restelli C, Fraser RA, Couldwell WT, Kawaguchi A, Okano H, Nedergaard M, Goldman SA. In vitro neurogenesis by progenitor cells isolated from the adult human hippocampus. Nat Med 6:271-277, 2000.

②脳はなにかと疲れを溜める——37

1. McEwen BS. Glucocorticoids, depression, and mood disorders: structural remodeling in the brain. Metabolism 54:20-23, 2005.

やめにくい人がいる⁉】〉

㉔脳はなにかと満足できない

〈『Field』/2006年2号冬/【好奇心刺激型エッセイ―脳科学の一滴　希望の体型を薬で手に入れる⁉】〉

㉕脳はなにかと曖昧になる

〈『VISA』/2005年10月号/【生物と非生物の境界線―。その厳密な議論は袋小路へと入り込んでしまう】〉

⑫脳はなにかと体に頼る

〈『VISA』/2005年1月号/【脳の性能は後天的な努力や環境で変えられるのか】〉

⑬脳はなにかとダジャレを言う

〈『文藝春秋』/2005年3月臨時増刊号/「言葉の力」【新鮮な脳がダジャレを生む】〉

⑭脳はなにかと夢を見る

〈『VISA』/2005年8+9月号/【新しく発見された睡眠の必要度を下げるハエ遺伝子の存在】〉

⑮脳はなにかと眠れない

〈『VISA』/2005年4月号/【眠れない夜も心配無用！　目を閉じてリラックスするだけで睡眠と同じ効果が】〉

⑯脳はなにかと“波”に乗る

〈『VISA』/2005年6月号/【未来の倫理観に強いインパクトを与えうる脳科学の恐ろしい一面】〉

⑰脳はなにかとボケていく

〈『VISA』/2005年7月号/【食生活、日常生活のスタイルに気を配ることによって認知症は予防できる】〉

⑱脳はなにかと冴えわたる

〈『VISA』/2006年6月号/【過食、間食を慎み「腹八分に医者いらず」で“脳力”を伸ばす】〉

⑲脳はなにかと念押しする

〈『VISA』/2004年8+9月号/【復習の仕方が悪いと正しい記憶が損なわれてしまう⁉】〉

⑳脳はなにかと不安がる

〈『VISA』/2005年5月号/【マンネリ化は脳の天敵。新鮮な気持ちを忘れてしまってはもう脳は活性化しない】〉

㉑脳はなにかとうつになる

〈『VISA』/2004年6月号/【心は感覚さえもコントロールする。“気を楽に”が肝心】〉

㉒脳はなにかと干渉する

〈『VISA』/2004年10月号/【果報は寝て待て⁉　睡眠もまた学習の一部分である】〉

㉓脳はなにかと依存する

〈『Field』/2005年秋号/【好奇心刺激型エッセイ―脳科学の一滴　体質的にタバコを

初　出　一　覧

①脳はなにかと記憶する

〈『VISA』/2004年12月号/【神経細胞は一生増やし続けられる。さて、その秘訣とは？】〉

②脳はなにかと疲れを溜める

〈『VISA』/2004年5月号/【記憶力を高めてストレスにも打ち勝つ強い脳を作る】〉

③脳はなにかと思い込む

〈『VISA』/2006年7月号/【外部からの事前情報によって変化する人間の感覚にひそむビジネスチャンスの可能性】〉

④脳はなにかとやる気になる

〈『VISA』/2005年12月号/【大きな仕事を成就するためには小さな目標、達成可能な目標を常時、掲げていくことが重要】〉

⑤脳はなにかと理性を失う

〈『VISA』/2006年4月号/【アルコールを飲むことは単に、ストレスを発散した気になっているに過ぎない】〉

⑥脳はなにかとド忘れする

〈『VISA』/2004年11月号/【ド忘れしても大丈夫。失った記憶を蘇らせる方法がある】〉

⑦脳はなにかと言い訳する

〈『VISA』/2006年2+3月号/【独特な心理現象「変化盲」が私たちに教えてくれる“後悔を嫌う”という人間の本能】〉

⑧脳はなにかと熱中する

〈『VISA』/2004年7月号/【できるヤツ、できないヤツの差は「好奇心」や「集中力」が高いかどうかにかかっている】〉

⑨脳はなにかと錯覚する

〈『VISA』/2005年11月号/【ビジネス脳のススメ―無意識のうちに相手を威嚇し優位に立ちやすい状況を作る。“赤”が秘めた驚くべきパワー】〉

⑩脳はなにかと期待する

〈『VISA』/2006年1月号/【生物は本質的にギャンブル好き。しかし、リスクの効用は即物的な報酬では測れない】〉

⑪脳はなにかとウソをつく

〈『VISA』/2005年2+3月号/【マーケティング、ウソ発見器……新しいビジネスの時代に応用される脳科学】〉

解説

中村うさぎ

私にとっての最大の謎《なぞ》は、他ならぬ「私」自身である。

私とは何者なのか。私が「私」だと思っている者は、本当に私なのか。そもそも、私が「私」だと思っている、その私とは誰なのか。

こうやって考えれば考えるほど、私は果てしない鏡の迷路にさまよい込んだような気持ちになり、頭の中がグルグルになってしまって、最後にはプシュ〜と脳天から煙が出ると同時に、オンボロロボットみたいにガタガタと壊れてしまうのである。

思考停止。頭が真っ白。

ああ、ダメだ。私はバカだから、自分が誰かもわからない!

このように、ほとほと自分に嫌気がさしていた頃、私は池谷氏の本に出会った。人間の脳について、わかりやすく面白く書かれたその本を読むうちに、目からボロボロとウロコが剝《は》がれ落ちるような気がした。実際、目の前に立ち塞《ふさ》がっていた見えない扉が開いて、視界がパァーッと開けたような想いだったのだ。

そうか！　私という謎を解く鍵《かぎ》は、脳にあるのかもしれない！　脳について、もっともっと深く知れば、私は「私」に会えるかもしれない！

ちなみに、私が「私」について考えるたびにハマり込んでた例の鏡の迷路は「リカージョン」と呼ばれるものだという事も、池谷氏の本で知った。

むろん、名づけられたからといって迷路が解けたワケではないのだが、それでも何か「正体見たり！」という気分になってワクワクした。「私」を見る私、私に見られている「私」。さらにその外側に「私」を見る私を、じっと見ているワタシがいる……それが「リカージョン」という鏡の迷路。

私はたくさんの「私」の中をグルグルと巡り歩いて来たのだが、「一番外側の私」なんてものは、おそらく存在しないのだろう。何故なら、池谷氏によると、その迷路は無限だからだ。私は「一番外側の私」こそが「神」だと思っていて、それをずっと探し続けていたのだけれど、やれやれ、徒労の旅であったか（苦笑）。

しかし、それを知ったからと言って、私は絶望したワケではなかった。むしろ、脳というもの、私という存在の不思議さに、ますます心を奪われたのだ。

以来、池谷氏の本を貪《むさぼ》るように読み漁《あさ》った。この『脳はなにかと言い訳する』も、単行本で読んだ。脳は私が思っているほど賢くなく、いくつも盲点があったり嘘《うそ》つきだったり適当だったりするのだが、その一方で、私が思っていたより遥《はる》かに働き者で合理的で賢明だったりもするのだ、と、この本に教えられた。愚鈍であるかと思えば明晰《めいせき》で、深遠かと思えば意外と浅はかな、我々の脳。だけど、そんな脳が、知れば知るほど愛しく見えてくる。

池谷氏の本は、脳を理解するだけでなく、脳を愛する事も、我々に教えてくれるのである。それは、池谷氏自身が、こよなく脳を愛しているからなのであろう。ちょっとした言い回し、文章の端々に、脳に対する氏の愛情が窺《うかが》えて、読んでいてほのぼのとした心持ちになるほどだ。池谷氏の本の読後感が爽快《そうかい》で、難しい理屈さえスウッと抵抗なく身体《からだ》の中に入って来る気がするのは、ひとえに、彼の本が愛情深く書かれているからに違いない。書き手の愛情が読み手にも伝染して、我々は脳という驚異的な存在に、そして脳の中で形作られる自分自身に、優しさといたわりとリスペクトの想いを抱くのだ。

私は今まで、何度も自分に期待しては失望し、信用しては裏切られてきた。そのたびに不甲斐《ふがい》ない自分に苛立《いらだ》ち、憎みさえしてきたのだ。けれども、そういった「自己嫌悪《けんお》」ですら、結局は「自己愛」の裏返しに過ぎない事も、私にはわかっていた。自分は自分を憎んでいるのか愛しているのか、堂々めぐりの果てに疲労困憊《こんぱい》し、何もかも嫌になって自分を放り出したくなる事もしばしばあった。

しかし、そんな自分を、脳という観点から眺めてみれば、その時その時の「ゆらぎ」に翻弄《ほんろう》されながら生きている「いじらしい私」が見えてくる。せっかく憶《おぼ》えた事を肝心な場面で度忘れしたり、一生懸命に築き上げたものを一瞬で台無しにしたり、そんな無能な自分にウンザリしてきたけど、その代わり、自分でも信じられないほどの会心の冴《さ》えを見せた事だってあったじゃないか。すべては脳の「ゆらぎ」なのだと考えれば、己に対する過少評価にも過大評価にも、あまり振り回されずにすむかもしれない。もっとも、すべてを「ゆらぎ」のせいにして責任放棄するのも問題だけど(笑)。

自己への執着、そこから生まれる自己嫌悪やナルシシズム、他者への近親憎悪や侮《ぶ》蔑《べつ》やルサンチマン……そういった泥沼から脱却する方法として「客観性を持つ」事が有効なのであれば、脳について知る事は、確かに私に「客観性」を与えてくれた。私の頭蓋骨《ずがいこつ》の中で、ある時は烈《はげ》しく発火し、ある時は暗く沈黙する、おびただしいニューロンたち。それが「私」なのだとしたら、必要以上に憎んだり自惚《うぬぼ》れたりする事に、何の意味があろうか。私は長い進化の歴史の中で作られたひとつの生命体であり、べつに特別な存在でもない代わりに、まったく無価値な存在というワケでもない。ただ、ここに在る……それだけのために、エネルギーを燃やして生き続ける存在なのだ。その生命活動に、崇高も卑俗もあるものか。

池谷氏の本を読んで救われた気持ちになった私は、もっともっと脳について知りたくなって、彼に会食を申し込んだ。すると池谷氏は、忙しい中、私のために時間を割いてくださり、私の本当にクルクルパーな質問にも丁寧に答えてくださって、私は心の底から感動してしまったのだった。

うわぁ、なんて素晴らしい人なんだ！　やっぱ、真の意味で知的な人って、人間的にも優れてるよなぁ！　ちっとも嫌味じゃないし、相手を見下したりしないし、むしろ謙虚で思いやりがあって面白くて、最高！

池谷氏は、その著書のとおりの人だった。人間を、そして人生を、とても愛して生きている人、という印象だ。

文系の私は、理系に対するコンプレックスから、ついつい科学者に対してマッドサイエンティスト的なイメージを先入観として持ってしまいがちなのだが、優れた科学者は、ある意味、文系の人間よりもずっと優しくて機知に富む人間なのだと、私は池谷氏を通して学んだのだった。

池谷さん、これからも、私たちのためにたくさん本を書いてください。私たちは、自分に対してひどく無知で、そのために愚かな迷妄の地獄から抜け出せない。池谷さんの与えてくださる「知」は、我々にとっての大きな救済なのです。

（平成二十二年四月、作家）

この作品は平成十八年九月祥伝社より刊行され、
文庫化にあたり、一部改稿された。

池谷裕二
糸井重里著

海馬
—脳は疲れない—

脳と記憶に関する、目からウロコの集中対談。「物忘れは老化のせいではない」「30歳から頭はよくなる」など、人間賛歌に満ちた一冊。

池谷裕二著

受験脳の作り方
—脳科学で考える効率的学習法—

脳は、記憶を忘れるようにできている。そのしくみを正しく理解して、受験に克とう！——気鋭の脳研究者が考える、最強学習法。

池谷裕二著

脳には妙なクセがある

楽しいから笑顔になるのではなく、笑顔を作ると楽しくなるのだ！ 脳の本性を理解し、より楽しく生きるとは何か、を考える脳科学。

池谷裕二
中村うさぎ著

脳はみんな病んでいる

馬鹿と天才は紙一重。どこまでが「正常」でどこからが「異常」!? 知れば知るほど面白い〝脳〟の魅力を語り尽くす、知的脳科学対談。

五木寛之著

心が挫《くじ》けそうになった日に

この時代をどのように生き抜けばいいのか。「人生の危機」からの脱出術を自らの体験をもとに、深く、そしてやわらかに伝える講義録。

茂木健一郎
河合隼雄著

こころと脳の対話

人間の不思議を、心と脳で考える……魂の専門家である臨床心理学者と脳科学の申し子が、箱庭を囲んで、深く真摯に語り合った——。

養老孟司著

かけがえのないもの

何事にも評価を求めるのはつまらない。何が起きるか分からないからこそ、人生は面白い。養老先生が一番言いたかったことを一冊に。

養老孟司著

養老訓

長生きすればいいってものではない。でも、年の取り甲斐は絶対にある。不機嫌な大人にならないための、笑って過ごす生き方の知恵。

養老孟司著

養老孟司特別講義 手入れという思想

手付かずの自然よりも手入れをした里山にこそ豊かな生命は宿る。子育てだって同じこと。名講演を精選し、渾身の日本人論を一冊に。

養老孟司
隈研吾著

日本人はどう住まうべきか？

大震災と津波、原発問題、高齢化と限界集落、地域格差……二十一世紀の日本人を幸せにする住まいのありかたを考える、贅沢対談集。

養老孟司
隈研吾著

日本人はどう死ぬべきか？

人間は、いつか必ず死ぬ――。親しい人や自分の「死」とどのように向き合っていけばよいのか、知の巨人二人が縦横無尽に語り合う。

養老孟司
宮崎駿著

虫眼とアニ眼

「一緒にいるだけで分かり合っている」間柄の二人が、作品を通して自然と人間を考え、若者への思いを語る。カラーイラスト多数。

小川洋子著

薬指の標本

標本室で働くわたしが、彼にプレゼントされた靴はあまりにもぴったりで……。恋愛の痛みと恍惚を透明感漂う文章で描く珠玉の二篇。

小川洋子著

まぶた

15歳のわたしが男の部屋で感じる奇妙な視線の持ち主は？　現実と悪夢の間を揺れ動く不思議なリアリティで、読者の心をつかむ8編。

小川洋子著

博士の愛した数式

本屋大賞・読売文学賞受賞

80分しか記憶が続かない数学者と、家政婦とその息子――第1回本屋大賞に輝く、あまりに切なく暖かい奇跡の物語。待望の文庫化！

小川洋子著

海

「今は失われてしまった何か」への尽きない愛情を表す小川洋子の真髄。静謐で妖しく、ちょっと奇妙な七編。著者インタビュー併録。

小川洋子著

博士の本棚

『アンネの日記』に触発され作家を志した著者の、本への愛情がひしひしと伝わるエッセイ集。他に『博士の愛した数式』誕生秘話等。

小川洋子著

いつも彼らはどこかに

競走馬に帯同する馬、そっと撫でられるブロンズ製の犬。動物も人も、自分の役割を生きている。「彼ら」の温もりが包む8つの物語。

柳田邦男著
言葉の力、生きる力

たまたま出会ったひとつの言葉が、魂を揺さぶり、絶望を希望に変えることがある——日本語が持つ豊饒さを呼び覚ますエッセイ集。

網野善彦著
歴史を考えるヒント

日本、百姓、金融……。歴史の中の日本語は、現代の意味とはまるで異なっていた！　あなたの認識を一変させる「本当の日本史」。

山口謠司著
文豪の凄い語彙力

的皪・薫風・瀟々・蒼惶・慨嘆……。近現代の文豪の言葉を楽しく学んで、大人の教養と表現力が身につくベストセラー、待望の文庫化。

山口瞳著
礼儀作法入門

礼儀作法の第一は、「まず、健康であること」。作家・山口瞳が、世の社会人初心者に遺した「気持ちよく人とつきあうため」の副読本。

瀬名秀明著
パラサイト・イヴ

死後の人間の臓器から誕生した、新生命体の恐怖。圧倒的迫力で世紀末を震撼させた、超弩級バイオ・ホラー小説、新装版で堂々刊行。

瀬名秀明著
ポロック生命体

人工知能が傑作絵画を描いたらどうなるか？最先端の科学知識を背景に、生命と知性の根源を問い、近未来を幻視する特異な短編集。

若き数学者のアメリカ
藤原正彦著

一九七二年の夏、ミシガン大学に研究員として招かれた青年数学者が、自分のすべてをアメリカにぶつけた、躍動感あふれる体験記。

数学者の言葉では
藤原正彦著

苦しいからこそ大きい学問の喜び、父・新田次郎に励まされた文章修業、若き数学者が真摯な情熱とさりげないユーモアで綴る随筆集。

数学者の休憩時間
藤原正彦著

「正しい論理より、正しい情緒が大切」。数学者の気取らない視点で見た世界は、プラスもマイナスも味わい深い。選りすぐりの随筆集。

遥かなるケンブリッジ
―一数学者のイギリス―
藤原正彦著

「一応ノーベル賞はもらっている」こんな学者が闊歩する伝統のケンブリッジで味わった波瀾の日々。感動のドラマティック・エッセイ。

父の威厳　数学者の意地
藤原正彦著

武士の血をひく数学者が、妻、育ち盛りの三人息子との侃々諤々の日常を、冷静かつホットに描ききる。著者本領全開の傑作エッセイ集。

心は孤独な数学者
藤原正彦著

ニュートン、ハミルトン、ラマヌジャン。三人の天才数学者の人間としての足跡を、同じ数学者ならではの視点で熱く追った評伝紀行。

カミュ
宮崎嶺雄訳
ペスト

ペストに襲われ孤立した町の中で悪疫と戦う市民たちの姿を描いて、あらゆる人生の悪に立ち向うための連帯感の確立を追う代表作。

S・シン
青木薫訳
フェルマーの最終定理

数学界最大の超難問はどうやって解かれたのか？　3世紀にわたって苦闘を続けた数学者たちの挫折と栄光、証明に至る感動のドラマ。

S・シン
青木薫訳
暗号解読（上・下）

歴史の背後に秘められた暗号作成者と解読者の攻防とは。『フェルマーの最終定理』の著者が描く暗号の進化史、天才たちのドラマ。

S・シン
青木薫訳
宇宙創成（上・下）

宇宙はどのように始まったのか？　古代から続く最大の謎への挑戦と世紀の発見までを生き生きと描き出す傑作科学ノンフィクション。

J・B・テイラー
竹内薫訳
奇跡の脳
―脳科学者の脳が壊れたとき―

ハーバードで脳科学研究を行っていた女性科学者を襲った脳卒中――8年を経て「再生」を遂げた著者が贈る驚異と感動のメッセージ。

フロイト
高橋義孝
下坂幸三訳
精神分析入門（上・下）

自由連想という画期的方法による精神分析の創始者がウィーン大学で行なった講義の記録。フロイト理論を理解するために絶好の手引き。

新潮文庫最新刊

塩野七生著
ギリシア人の物語1
—民主政のはじまり—

名著「ローマ人の物語」以前の世界を描き、現代の民主主義の意義までを問う、著者最後の歴史長編全四巻。豪華カラー口絵つき。

吉田修一著
湖の女たち

寝たきりの老人を殺したのは誰か？ 吸い寄せられるように湖畔に集まる刑事、被疑者の女、週刊誌記者……。著者の新たな代表作。

尾崎世界観著
母《おも》影《かげ》

母は何か「変」なことをしている——。マッサージ店のカーテン越しに少女が見つめる、母の秘密と世界の歪《いびつ》。鮮烈な芥川賞候補作。

志川節子著
芽吹長屋仕合せ帖
日日是好日

わたしは、わたしを生ききろう。縁があっても、独りでも。縁が縁を呼び、人と人がつながる「芽吹長屋仕合せ帖」シリーズ最終巻。

仁志耕一郎著
凛と咲け
—家康の愛した女たち—

女子《おなご》の賢さを、上様に見せてあげましょうぞ。意外にしたたかだった側近女性たち。家康を支えつつ自分らしく生きた六人を描く傑作。

西條奈加著
金春屋ゴメス
因果の刀

江戸国からの阿片流出事件について日本から査察が入った。建国以来の危機に襲われる江戸国をゴメスは守り切れるか。書き下し長編。

脳《のう》はなにかと言《い》い訳《わけ》する
—人は幸せになるようにできていた⁉—

新潮文庫　い－101－2

平成二十二年六月一日発行
令和五年八月二十五日八刷

著者　池《いけ》谷《がや》裕《ゆう》二《じ》

発行者　佐藤隆信

発行所　株式会社新潮社

郵便番号　一六二―八七一一
東京都新宿区矢来町七一
電話　編集部(〇三)三二六六―五四四〇
　　　読者係(〇三)三二六六―五一一一
https://www.shinchosha.co.jp

価格はカバーに表示してあります。

乱丁・落丁本は、ご面倒ですが小社読者係宛ご送付ください。送料小社負担にてお取替えいたします。

印刷・株式会社三秀舎　製本・加藤製本株式会社

ISBN978-4-10-132921-5 C0195